増刊

医師・ナースのための

NPPV まるごと事典

編著
医療法人徳洲会八尾徳洲会総合病院
副院長
石原英樹

大阪はびきの医療センター 呼吸ケアセンター
副センター長／慢性疾患看護専門看護師
竹川幸恵

救急・ICU・病棟用 **6機種**
在宅用 **10機種**
ポケットブックつき

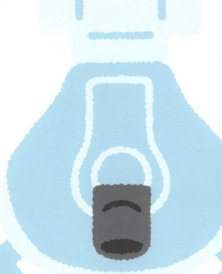

どんなとき、どう使う？
非侵襲的呼吸管理
のすべてがわかる

Non-invasive Positive Pressure Ventilation

MC メディカ出版

本書のご利用にあたって
- 本書の掲載情報は 2019 年 6 月現在のものです。
- 本書で紹介している製品は一部であり、すべての製品を紹介したものではありません。
- 人工呼吸器の使用にあたっては、必ず製造業者／製造販売業者による該当機種付属の添付文書・取扱説明書を参照し、その内容を十分に把握してください。
- 記載の製品は予告なく販売終了となる場合がございます。
- 本書の編集制作に際しては、最新の情報をふまえ正確を期すよう努めておりますが、医学・医療の進歩により記載内容は変更されることがあります。その場合、従来の治療や製品の使用による不測の事故に対し、著者および当社はその責を負いかねます。

はじめに

　わが国の呼吸不全に対する呼吸管理は、1990年頃まではまず酸素療法が行われ、それだけでは効果が不十分な場合は、侵襲的陽圧換気療法（invasive positive pressure ventilation；IPPV）が考慮されてきました。しかし1990年代初めになると、わが国でも非侵襲的陽圧換気療法（non-invasive positive pressure ventilation；NPPV）が試みられるようになり、その後さまざまな検討結果からNPPVの有用性が確立された病態もあり、2000年頃からかなりの普及が認められています。したがって、現在は呼吸不全に対する人工呼吸管理を考慮する際、まずNPPVかIPPVを選択する必要があります。またIPPVからNPPVへの移行、あるいはその逆についても考慮が必要です。さらには最近のトピックスとして、ハイフローセラピーの使用経験が集積されるようになり、従来の酸素療法とNPPVの中間的な位置づけとなっています。したがって、急性から慢性期への移行期への呼吸管理では、IPPVからの離脱、NPPV・ハイフローセラピーの適応の可否、従来の酸素療法への移行などを考慮する必要があり、これらを円滑に実施・継続するためには、多職種によるチーム医療が求められています。

　そのような背景から2014年12月に雑誌「呼吸器ケア」の冬季増刊として『この一冊でズバリ知りたい！ とことん理解！ NPPVまるごとブック』を企画・刊行いたしましたが、それから5年を経て、さらにパワーアップを目指した本書を企画し、急性から慢性期の非侵襲的な呼吸管理全般をわかりやすく解説することを目標にしました。

　本書が呼吸管理に関わるすべての職種の一助になれば幸いです。

医療法人徳洲会 八尾徳洲会総合病院　副院長
石原英樹

大阪はびきの医療センター 呼吸ケアセンター 副センター長／慢性疾患看護専門看護師
竹川幸恵

みんなの呼吸器 Respica
2019年夏季増刊

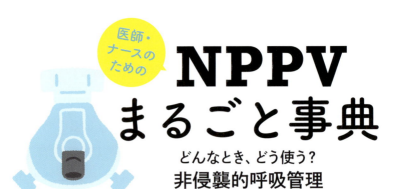

医師・ナースのための
NPPV まるごと事典

どんなとき、どう使う？
非侵襲的呼吸管理
のすべてがわかる

Contents

はじめに 3
執筆者一覧 7

1章 NPPV管理の基本をおさえよう！

1. 急性期・慢性期における非侵襲的な呼吸管理とは 10
2. NPPVの設定項目と換気モードを覚えよう 19
3. インターフェイスの特徴と基本の装着手順 37
4. 最初が肝心！マスクの導入とフィッティング術 51

2章 NPPV機器を理解しよう！

1. 救急・ICU・病棟用のNPPV機器を見てみよう 58
   ①V60　②トリロジーO_2 plus　③CARINA®　④Monnal T60
   ⑤SERVO-U　⑥HAMILTON-G5

2. これさえあればなんとかなる！機種別のトリセツ
   V60 65
   トリロジー（O_2/100/200）plus 70
   Monnal T60 75

3. 在宅用のNPPV機器を見てみよう 80
   ①ViVO50　②NIPネーザル®VE　③クリーンエアVELIA
   ④BiPAP A40 シルバーシリーズ　⑤トリロジー100/200 plus　⑥クリーンエアASTRAL®
   ⑦オールインワンVOCSNベンチレータ　⑧AirCurve™10 CS-A TJ
   ⑨PrismaCR　⑩BiPAP AutoSV Advanced System One 60 シリーズ

4　これさえあればなんとかなる！機種別のトリセツ

ViVO50 …………………………………………………………………… 90
NIPネーザル®VE/クリーンエアVELIA ……………………………… 94
BiPAP A40 ……………………………………………………………… 98
AirCurve™ 10 CS-A TJ ……………………………………………… 103

NPPV雑学コラム

①S/TモードとSIMVモード …………………………………… 32
②睡眠時呼吸障害（sleep disordered breathing；SDB）のためのNPPV …… 36
③NAVAってなんだ？ …………………………………………… 64
④NPPVの測定値やグラフィックモニターは信用できる？ …… 69
⑤急性期用NPPVと慢性期用NPPVの違い ………………… 79
⑥BiPAP A40とトリロジーシリーズの便利機能 …………… 102

3章　急性期NPPVの呼吸管理と患者ケアをマスターしよう！
〜ICUから病棟へ〜

1　急性期導入時の初期設定のポイント …………………………… 108
2　院内用機種のグラフィックモニタリング ……………………… 113
3　設定調整のアセスメント、同調不良への対応 ………………… 123
4　院内用機種のアラーム対応と設定 ……………………………… 129
5　急性期NPPVのストレスに対するケア ………………………… 134
6　薬物療法によるストレスコントロールの考え方 ……………… 140
7　急性期〜回復期の呼吸リハ・排痰介助・体位管理 …………… 146
8　NPPVとHFT〜切り替え時の注意点〜 ………………………… 154

4章　慢性期NPPVの呼吸管理と患者ケアをマスターしよう！
〜病棟から在宅へ〜

1　在宅導入の適応判断と設定のポイント ………………………… 160
2　在宅用機種（ViVO50）のグラフィックモニタリング ………… 165

3 在宅用機種におけるログデータの観察 ……………………………… 173
　　これも知っておきたい NIPネーザル®Vのグラフィックモニタリング ……… 181
4 設定調整のアセスメント、同調不良への対応 ……………………… 185
5 在宅用機器のアラーム対応と設定 ………………………………… 193
6 導入時の患者教育・退院支援・環境整備のサポート ……………… 199
7 慢性期NPPVの継続看護 …………………………………………… 205
8 NPPV持ち込み入院への対応 ……………………………………… 211

5章 マスクフィッティング技術を高めよう！

1 リーク対策のあれこれ ……………………………………………… 218
2 皮膚トラブルの予防と対処 ………………………………………… 227
3 マスクフィッティングでよくある質問Q&A ……………………… 232

6章 疾患・病態別にNPPV管理をおさえよう！

1 COPD増悪 …………………………………………………………… 236
2 COPD安定期 ………………………………………………………… 248
3 気管支喘息発作 ……………………………………………………… 260
4 ARDS、重症肺炎 …………………………………………………… 265
5 心原性肺水腫 ………………………………………………………… 273
6 間質性肺炎急性増悪 ………………………………………………… 277
7 周術期・抜管後の換気補助 ………………………………………… 282
8 拘束性胸郭疾患（RTD） …………………………………………… 289
9 小児の場合 …………………………………………………………… 296
10 神経筋疾患（ALS） ………………………………………………… 302

索引 ………………………………………………………………………… 308

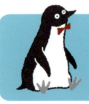

救急・ICU・病棟用 6機種 ＋ 在宅用 10機種
NPPV用人工呼吸器ポケットブック

表紙・デザイン／創基　市川 竜　　イラスト／ニガキ恵子、吉泉ゆう子

執筆者一覧

| 編著 | 石原英樹 | 医療法人徳洲会 八尾徳洲会総合病院 副院長 |
| | 竹川幸恵 | 大阪はびきの医療センター 呼吸ケアセンター 副センター長／慢性疾患看護専門看護師 |

1章	NPPV管理の基本をおさえよう！		
	1	石原英樹	
	2	石橋一馬	神戸市立医療センター中央市民病院 臨床工学技術部 呼吸治療専門臨床工学技士／呼吸ケア研究会 WARC（Workshop on Advanced Respiratory Care）代表世話人
	3	中西美貴	大阪大学医学部附属病院 専門看護室 慢性呼吸器疾患看護認定看護師
	4	鬼塚真紀子	大阪はびきの医療センター 呼吸器内科 主任／慢性呼吸器疾患看護認定看護師
2章	NPPV機器を理解しよう！		
		石橋一馬	
3章	急性期NPPVの呼吸管理と患者ケアをマスターしよう！ ～ICUから病棟へ～		
	1	横山俊樹	公立陶生病院 呼吸・アレルギー疾患内科 部長／救急部集中治療室 室長
	2　3	生駒周作	公立陶生病院 集中治療室 看護主任／集中ケア認定看護師
	4	藤原美紀	大阪市立総合医療センター 看護部 呼吸器センター 慢性呼吸器疾患看護認定看護師
	5	渡部妙子	大阪はびきの医療センター HCU病棟 慢性呼吸器疾患看護認定看護師
	6	北島尚昌	北野病院 呼吸器内科
	7	戸部一隆	大垣市民病院 リハビリテーションセンター 理学療法室 主任
		片岡竹弘	同 室長補佐
		安藤守秀	同院 呼吸器内科 部長／リハビリテーション科
	8	永田一真	神戸市立医療センター中央市民病院 呼吸器内科 副医長
4章	慢性期NPPVの呼吸管理と患者ケアをマスターしよう！ ～病棟から在宅へ～		
	1	角 謙介	独立行政法人国立病院機構 南京都病院 呼吸器センター 内科医長
	2	武知由佳子	医療法人社団愛友会いきいきクリニック 院長
		望月一将	株式会社原野メディカル
	3	浜本英昌	医療法人鳥伝白川会 ドクターゴン鎌倉診療所 臨床工学技士
		竹川幸恵	
	4	武知由佳子	
		望月一将	
	5	小山昌利	公立陶生病院 臨床工学部 室長補佐
	6	平田聡子	大阪はびきの医療センター 5A病棟 慢性疾患看護専門看護師
	7	竹川幸恵	
	8	小山昌利	
5章	マスクフィッティング技術を高めよう！		
		大澤 拓	松本協立病院 師長室 主任看護師／慢性呼吸器疾患看護認定看護師
6章	疾患・病態別にNPPV管理をおさえよう！		
	1　2	門脇 徹	独立行政法人国立病院機構 松江医療センター 呼吸器内科 医長／教育研修部 部長
	3	緒方嘉隆	広島大学大学院 救急集中治療医学 助教
	4	長谷川隆一	獨協医科大学埼玉医療センター 集中治療科 学内教授
		多田勝重	同 学内講師
		神津成紀	同 学内講師
	5	濱田 哲	京都大学大学院医学研究科 呼吸不全先進医療講座 特定助教
	6	立川 良	神戸市立医療センター中央市民病院 呼吸器内科 医長
	7	柏 庸三	大阪はびきの医療センター 集中治療科 主任部長
	8	角 謙介	
	9	石川悠加	独立行政法人国立病院機構 八雲病院 小児科 診療部長
	10	木田耕太	東京都立神経病院 脳神経内科 医長
		荻野美恵子	国際医療福祉大学医学部 医学教育統括センター 教授

New R6 クリーンエア ASTRAL®
software version 汎用人工呼吸器

一般的名称：汎用人工呼吸器　　医療機器承認番号：22600BZI00018000

新ソフトウェア"R6"によって、マウスピース換気機能の強化に加え、療養者の生活に合わせた換気プログラムを提供するためのリネーム機能が追加されました。

※ R6は、クリーンエアASTRAL本体のソフトウェア"SX544-0601"を示しています。

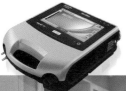

マウスピース換気をすぐにスタートできるデフォルト設定を提供

『ERS Practical Handbook of Noninvasive Ventilation』※2の情報を基に設定されたデフォルト値によりマウスピース換気のセットアップ時間を大幅に短縮いたします。

※2 Michelle Chatwin, Practicalities of and guide to cough augmentation and daytime mouthpiece ventilation. ERS Practical Handbook Noninvasive ventilation. Chapter 8, 226-232.2015.

シチュエーションに合わせた使用が可能

4つ設定が可能なプログラム機能に、任意で「夜間」、「日中」、「マウスピース」などの状況に合わせて18の名前を選択することが可能です。これにより、医療従事者と患者・家族間において各プログラムの用途が明確となり、適切な使用を促すことができます。

フクダレスキューWeb
（災害時業務支援システム）

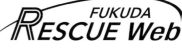

フクダ電子は、更なる安全・安心・快適な在宅医療の実現をサポートします。

24時間、365日フルサポート
万が一の緊急時・災害時に備えた24時間対応サービスでお客様へ安心をお届けします。

全国を網羅したサポートネットワーク
全国120拠点以上の自社ネットワークによるバックアップ体制で外泊から災害時の支援まで訓練された自社スタッフがサポートします。

災害時支援システムを駆使した迅速かつ確実な物品供給と安否確認
気象庁の警報・注意報と連動した予想被害地と療養者所在マッピング、最短ルートナビシステムを駆使し、災害時における物品供給と療養者の安否確認を効率良く迅速にサポートします。

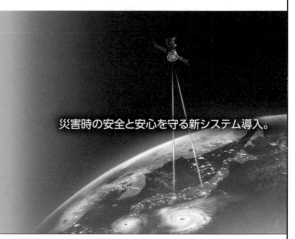

災害時の安全と安心を守る新システム導入。

〒113-8483 東京都文京区本郷3-39-4 TEL (03) 3815-2121 (代) https://www.fukuda.co.jp/
お客様窓口… ☎ (03) 5802-6600／受付時間：月〜金曜日（祝祭日,休日を除く）9:00〜18:00

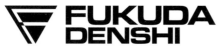

医療機器専門メーカー　フクダ電子株式会社
在宅医療の未来を考える　フクダライフテック株式会社

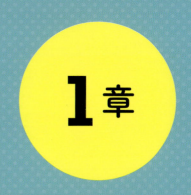

NPPV管理の基本をおさえよう！

1 急性期・慢性期における非侵襲的な呼吸管理とは
2 NPPVの設定項目と換気モードを覚えよう
3 インターフェイスの特徴と基本の装着手順
4 最初が肝心！マスクの導入とフィッティング術

1章 NPPV管理の基本をおさえよう！

1 急性期・慢性期における非侵襲的な呼吸管理とは

医療法人徳洲会 八尾徳洲会総合病院 副院長 ｜ 石原英樹 ｜ Ishihara Hideki ｜

はじめに

　非侵襲的陽圧換気療法（non-invasive positive pressure ventilation；NPPV）は侵襲的な気道確保をせずに、マスクを用いて行う陽圧換気療法です。一方、侵襲的陽圧換気療法（invasive positive pressure ventilation；IPPV）は気管挿管や気管切開などの侵襲的な気道確保下に行う陽圧換気療法です。NPPV、IPPVのいずれも"ventilation"という言葉通り換気の補助を行い、高二酸化炭素血症の改善効果があります。さらにCPAP効果で酸素化の改善効果もあります。

> CPAP効果はNPPVの場合はEPAPに相当します。
> CPAP；continuous positive airway pressure（持続気道陽圧）
> EPAP；expiratory positive airway pressure（呼気圧）

　一方、酸素療法は文字通り空気中よりも高い濃度の酸素を投与することであり、酸素吸入により吸入気酸素濃度を上げ、肺胞気酸素分圧、動脈血酸素分圧（PaO_2）を上昇させ、低酸素血症を改善・予防するのが目的となります。したがって、換気補助の効果はありません。同様にCPAP療法も換気の観点からはNPPVには含まれませんが、急性呼吸不全に対する非侵襲的呼吸管理で用いられるため、本稿ではCPAPも含めてNPPVとして概説します。

急性呼吸不全に対するNPPV

1. 急性呼吸不全にはNPPVかIPPVか？

　NPPVはIPPVと比べ、「導入の容易さ」「簡便性」「患者に対する侵襲度が低い」と

いうメリットがあります。特に、気管挿管などの侵襲的な気道確保が必要ないため、これまで躊躇していた症例にも、より早期からの介入が可能となりました。しかし、肺胞換気量確保の確実性の点では、IPPVの方が優れています。これは、NPPVでよく用いられるbilevel PAP（二相性気道陽圧）タイプの人工呼吸が、リークを許容した設計となっているためです。

　導入の容易さと簡便性、患者に対する侵襲度の低さからは、まずNPPVが選択されるべきですが、誤嚥がある場合や、喀痰などの分泌物の自己喀出が困難なため気道確保が必要である場合などは、IPPVが適切です。またNPPVはすべての患者に有効ということではありません。例えば呼吸が微弱で生命の危機が迫っている場合も、IPPVが適切です。

表1～3に気管挿管と比較したNPPVの利点・欠点を示します。

表1　NPPVの利点
1. 導入が容易で簡便
2. 会話が可能
3. 食事摂取が可能
4. 気管挿管に伴う危険性が回避可能
5. 状況に応じて、いつでも中断可能
6. 体位変換が容易（沈下性肺炎のリスクを減少）

表2　NPPVの欠点
1. 患者の協力が不可欠
2. 気道と食道が分離できない
3. 気管吸引が困難
4. マスクの不適合、マスクによる障害
5. 高い気道内圧を確保するのが困難
6. 医療スタッフの習熟と慣れが必要

表3　各種インターフェイスの比較

	経口・経鼻挿管	気管切開	NPPV
長所	・簡単、手術なしで素早く行える ・出血の危険性が少ない	・気管より上野レベルでの障害を起こさない ・気道吸引が容易 ・太い気管チューブの使用が可能 ・患者に苦痛がない ・気管チューブの交換が比較的容易 ・工夫により会話可能 ・経口摂取可能	・挿管よりも簡便で素早く行える ・挿管・気管切開に伴う合併症を起こさない ・中断・再開が容易
短所	・気管レベルより上（鼻腔、咽頭、声門、声門下）での障害が起きやすい ・気道吸引がやや困難 ・患者に苦痛 ・会話不能	・手術操作に関連した合併症（出血、感染、気胸など）の可能性が避けられない ・遅発性合併症（抜去困難、瘢痕）の可能性が避けられない	・マスクによる皮膚の発赤・潰瘍などの可能性が避けられない ・換気・酸素化の確実性の面で劣る ・患者の協力が必要

2. IPPVのデメリットに対するNPPVの有用性

一方、IPPVには、さまざまな合併症を生じ得る可能性があります。特に、人工呼吸器関連肺炎（ventilator associated pneumonia；VAP）、圧などによる気道・肺損傷などが挙げられます（<mark>人工呼吸器関連肺傷害</mark>）。VAPに関しては、ICUでは挿管患者の6〜52％に肺炎が発生し（非挿管患者の6〜21倍）、死亡率は2〜10倍になるとの報告があります。NPPVは侵襲的な気道確保を行わないため、VAPを減少させ、予後を改善する可能性があります。また、NPPVによる肺損傷の報告が非常に少ないことを考えると、この点においても有用である可能性があります。

しかし、NPPVの不適切な使用は合併症のリスクを大きくするので、患者の選択には十分な注意が必要です。

3. 急性期におけるハイフローセラピーの位置づけ

ハイフローセラピー（high flow therapy；HFT）は、特殊な鼻カニューラを用いて高流量の医療ガス（主に酸素と空気の混合ガス）を供給することが可能なシステムです。通常は30L/min以上の医療ガスを供給し、吸入気酸素濃度を21〜100％の間でコントロールすることができます。このシステムの特徴を表4に示します。

表4 ハイフローセラピーの特徴
- F_iO_2 1.0までの投与が可能
- 若干のPEEP効果
- 解剖学的死腔洗い流しによる死腔量の減少
- 呼吸仕事量の減少
- 加温加湿による気道クリアランスの向上

適応は、高二酸化炭素血症を伴わないI型呼吸不全が中心となり、これまでNPPVを適用していた病態にも有用な可能性はありますが、高いPEEPが必要な急性呼吸窮迫症候群（ARDS）などの病態は適応外と考えます。

II型呼吸不全に対する適応は、表4に示した効果は期待できますが、現時点では有用性は確立されておらず、NPPVが第一選択となります。高二酸化炭素血症の悪化を伴う慢性閉塞性肺疾患（COPD）増悪などの病態に対し、NPPVのアドヒアランス不良を理由に、安易にハイフローセラピーを使用するケースが少なからずあるようですが、安全面からも現時点ではNPPV拒否例などに限定して使用すべきであると考えます。

4. 急性期NPPVの適応と除外基準

急性期NPPVの適応疾患に関して、エビデンスレベルと推奨度を表5に示します。COPD増悪や心原性肺水腫などはエビデンスが確立されていますが、ARDSなどでは現時点でのエビデンスは確立されておらず、今後の検討が待たれます。

患者選択にあたって最も重要なことは、本療法について、患者・家族に十分説明し同

表5 急性期 NPPV のエビデンスレベルと推奨度

	エビデンスレベル	推奨度
心原性肺水腫	Ⅰ	A
COPD 増悪	Ⅰ	A
気管支喘息	Ⅱ	C1（経験が少ない施設：C2）
拘束性胸郭疾患増悪	Ⅳ	A
間質性肺炎	Ⅳ	C1
人工呼吸からの離脱支援（COPD 合併例）	Ⅰ	B
胸郭損傷	Ⅱ	C1（経験があれば B）
免疫不全	Ⅱ	A
周術期	Ⅱ	B
ARDS	欄外参照*	
重症肺炎	Ⅱ（COPD あり）	B
	Ⅳ（COPD なし）	C2

＊：ARDS に対する NPPV は慎重であるべきである（エビデンスレベル：Ⅰ、推奨度 C1）。
　軽症 ARDS に対する NPPV（エビデンスレベル：Ⅱ、推奨度 B）。

意を得ることはいうまでもありません。

　本療法は、患者の協力なしでは実施できないので、意識状態がある程度清明であることが望ましいのですが、熟練した施設では、CO_2 ナルコーシスなどで意識レベルが混濁している患者でも（実際にはそういう症例の方が多いですが）、NPPV で急性期を乗り切れることも多くあります。**表6**に除外基準を示します。

表6 除外基準

- 呼吸停止、極端に呼吸循環動態が不安定な患者
- 患者の協力が得られない場合
- 何らかの気道確保が必要な場合
　（気道分泌物が多いなど）
- 頭部・顔面に外傷あるいは熱傷がある場合
- ドレナージされていない気胸がある場合

5. 人工呼吸器離脱困難症例への適応

　COPD や肺結核後遺症などの慢性呼吸器疾患、あるいは神経筋疾患などの慢性呼吸不全患者の増悪症例に対して、IPPV を導入した場合、人工呼吸からの離脱が困難な症例があります。以前はこういった症例に、気管切開を施行し必要に応じて人工呼吸を継続していましたが、最近は抜管直後から NPPV を導入し、気管切開まで至らない症例が増加しています。また、NPPV を導入せずにウィーニングがスムーズにできた症例も含めて、IPPV を要する増悪をきたした慢性呼吸不全患者に対しては、換気補助療法を継続した方が良いと考えています。人工呼吸器離脱後、患者に必要性を説明した上で NPPV を導入し、可能な限り在宅での継続が望ましいと考えます。また、何らかの理由で早期抜管が必要な症例の場合も同様です。

6. 事故抜管症例への適応

　事故抜管症例に対して、すぐに再挿管を行うのか、しばらく挿管せず経過観察とするのかの見極めが困難な症例があります。こういった症例で、再挿管するほどでもないが、若干の人工換気を行った方が良いと判断した場合にもNPPVが有効です。しかし事故抜管は、文字通り「事故」ですから、患者の安全を最優先し、少しでも病状が不安定な場合は、躊躇することなく再挿管を行うべきです。

7. NPPVと鎮静

　IPPVの場合は、異物である気管チューブを気道内に留置するので、鎮静・鎮痛薬の投与がしばしば行われますが、NPPV時の鎮静は慎重に行うべきだと考えています。意識を保つことは、気道確保や咳反射の温存につながり、さらに患者とのコミュニケーションを保つことができるので、意識レベル、NPPVの受け入れ状態、自覚症状の改善度合いなどの判定が可能になります。

　気道確保が不完全なNPPVで鎮静薬を使用すると、舌根沈下などの気道狭窄・閉塞、嘔吐の誘発や吐物の誤嚥、反射の減弱による気道クリアランス不全などの問題が生じる可能性があります。現時点では、NPPV時の鎮静の是非に関する一定の見解はありませんが、現実には半数以上の施設で使用されているという報告もあり、使用する場合は、患者の状態に留意し慎重に行う必要があります。さらに各種鎮静薬の特性を理解した上で投与量・投与法などの検討も必要であると考えます。

8. 倫理的な側面

　急性呼吸不全患者に対する人工呼吸療法の適応は、患者本人および家族の希望、臨床経過、増悪をきたした原因の可逆性などにより、総合的に判断されるべきです。また、NPPVがうまくいかなかった場合にIPPV、気管切開下陽圧換気療法（tracheostomy positive pressure ventilation；TPPV）に移行するのか、NPPVを最大限の治療とするのかなどを、事前に（できれば安定期に）患者・家族および主治医でよく話し合っておく必要があります。

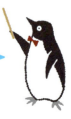

人工呼吸療法の適応に関しては、困難な選択を迫られることが少なからずあります。特にIPPVの場合、人工呼吸器からの離脱が問題となることがあります。

1）長期人工呼吸管理への移行における問題

　IPPVから離脱可能な症例はそれほど問題になりませんが、IPPVから離脱不能となった患者の場合、その後の療養生活は長期人工呼吸療法が中心となり、療養の場の問題（在宅・長期入院など）、介護の問題、患者・家族の精神的ケアの問題などさまざまな問題と向き合わざるを得なくなります。

2）終末期における問題

　特に急性増悪により安定していた患者が急変し、突然終末期の呼吸管理を考えざるを得ない状況では、「救命」ということに重きを置かざるを得ないことが多く、離脱の可否や、離脱不能な場合のさまざまな問題にまで言及し決断することは困難です。

3）TPPVまでは希望しない場合における問題

　さらに難しい問題は、気管挿管下人工呼吸（IPPV）は希望するが、気管切開下人工呼吸（TPPV）までは希望しないという意思表示をする患者・家族です。気管挿管下人工呼吸開始後ウィーニング困難と医療的に判断された患者に対して、患者・家族の希望とはいえ、気管切開をせずに抜管することの倫理的な判断は非常にデリケートな問題であり、未解決の問題です。

4）NPPVの普及における変化

　しかしNPPVの普及が、この問題の一助になる可能性があります。例えばCOPDの場合、NPPVが普及するまでは、増悪をきたした患者の呼吸管理の選択はIPPVの適否しかなく、前述のようなさまざまな問題が生じていました。しかしNPPVの普及によって、まずかなりの増悪患者がNPPVで救命でき、TPPVに至る症例がかなり減少しました。またNPPVで救命できなかった症例でも、NPPV施行中に終末期の呼吸管理について熟慮する時間が確保できるため、患者・家族の意向に沿った終末期医療が可能になる症例が少なからずあります。NPPVが普及するまでは、どうしても「救命」に重きを置いた選択をせざるを得ないことが多く、その結果、患者が望んでいなかったにもかかわらずTPPVに至った症例、あるいはTPPVとなってからの経過が予想以上に長くなり、患者本人だけでなく家族も疲弊し、TPPVという療養生活に苦痛を感じる症例を経験しました。

　NPPVはIPPV適否の中間的な位置づけとなるため、従来の選択の緩衝材的な役割が期待できると考えています。もちろんNPPVの普及が、前述のさまざまな問題をすべて解決できるわけではなく、その限界の認識も重要です。

慢性呼吸不全に対するNPPV

1. 在宅人工呼吸（HMV）の変遷と現状

　慢性呼吸不全に対するNPPVとは、すなわち在宅人工呼吸（home mechanical ventilation；HMV）に相当します。近年、患者のADLやQOLの向上を重視する在宅医療が積極的に進められる傾向があり、慢性疾患を抱える患者にとって、在宅で必要な医療が受けられることは大きなメリットであります。このような中、2005年、2010年の「在宅呼吸ケア白書」では、安全で安心な在宅呼吸ケア体制づくりなどの課題が提言されました。一方、国も「在宅医療推進」を掲げ、介護保険制度を設け、療養型病床を削減してきました。しかし、多くの難しい問題を抱えた日本の医療提供システムに正面から取り組まずに利益誘導のみで在宅医療を推進することには危惧を感じざるを得ません。例えば、在宅ケアを受けている患者が急性期医療を必要とした場合に、受け入れ先との円滑な連携体制が確保できるのか不安を感じざるを得ません。また、在宅療養を希望しながらも実現困難な理由として、介護してくれる家族の負担、経済的負担などが挙げられています。

> 今後「治療」中心主義から、患者・家族も納得して在宅療養を送れるようにする「ケア」中心の医療文化の創設、地域医療連携、在宅医療のシステムを構築する必要があります。

　高二酸化炭素血症を伴う患者に対する換気補助療法としてNPPVが普及しています。これまでも、肺胞低換気を認める患者には、酸素療法だけではなく、何らかの換気補助療法の必要性が指摘されていましたが、換気補助療法の選択肢としてはTPPVが中心であったため、多くの施設で躊躇が見られ、在宅症例数はかなり限られていました。しかし、近年のNPPVの普及により、「肺胞低換気に対する換気補助」という理にかなった治療が在宅でも比較的簡便に行えるようになり、HMVは大きな転換期を迎えました。

　わが国では、1975年頃、神経難病看護の領域で必要に迫られたHMV実践が開始されました。その後のHMV療養者数増加は長年にわたって微々たるレベルにとどまっていました。在宅酸素療法（home oxygen therapy；HOT）と異なり、全国で合意のガイドラインがないまま、1990年にHMVへの社会保険適用が開始されて以降も、HMV療養者数の増加は数年間認められませんでした。

長年停滞していたわが国のHMV療養者数は、1994年から2年ごとに診療報酬改定が進められたのと軌を一にして、加速度的な増加に転じており、図1 に示すような現状にあります。

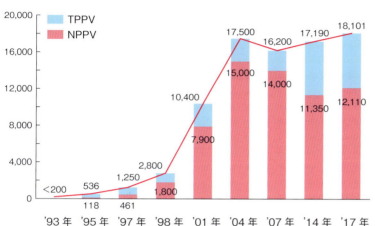
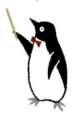

療養者数は、2017年の調査では、18,101症例と推計でき、患者数の急増と共に注目すべきは、NPPV症例数が12,110例とHMVの過半数を占め、NPPVの導入・普及がHMV療養者数急増の一因であることが推定されます。

図1 在宅人工呼吸症例数の変遷

2. 慢性期NPPVの適応と前提条件

　HMVが適応となる病態は、肺胞低換気、言い換えれば高二酸化炭素血症を伴うⅡ型呼吸不全が中心となります。表7 に慢性期NPPVの適応疾患に関して、エビデンスレベルと推奨度を示します。小児例の場合は、マスクによる顔面の変形を防ぐため、複数のインターフェイスを使い分けることもポイントになります（エビデンスレベル：Ⅴ、推奨度C1）。

表7 慢性期NPPVのエビデンスレベルと推奨度

	エビデンスレベル	推奨度
COPD	Ⅰ	C1
拘束性換気障害	Ⅳ	A
神経筋疾患	Ⅱ	B
小児	Ⅳ（神経筋疾患あり）	C1
	Ⅴ（神経筋疾患なし）	C1

3. 在宅NPPVからTPPVへの移行が考慮される場合

　誤嚥がある場合、喀痰などの気道分泌物が多く、自己喀出が困難な症例では、窒息の危険があるため、気道確保の観点からもTPPVへの移行を考慮します。ガイドラインでも、神経筋疾患の場合、「咽喉頭機能低下が著しく、気道確保が困難な場合、NPPVを使用すべきではない」と記載されています（エビデンスレベル：Ⅱ、推奨度D）。またNPPVを導入しているにもかかわらず、高二酸化炭素血症あるいは低酸素血症が改

善しない場合には、まず NPPV の条件設定の変更を試み、それでも改善が認められない場合、適応を十分考慮した上で TPPV への移行を考慮します。

4. 在宅 TPPV から NPPV へ移行となるケース

すでに気管切開が行われている症例に対し、NPPV を適用する場合があります。慢性呼吸不全患者の場合、いったん気管切開を実施した患者に関しては、==気道分泌物吸引の確実性==などのメリットを考慮すると、気管切開孔の閉鎖が困難になることがしばしばあります。また、==換気の確実性==の観点からも、TPPV の方が確実です。しかし、TPPV に伴うデメリット（発声困難、気管チューブの管理など）が、==患者の QOL を損なうこと==があります。そのような症例に NPPV を導入することで、TPPV に伴うデメリットを克服し、QOL の向上につながる可能性があります。その場合まず重要なことは、喀痰などの気道分泌物を自己喀出できることです。

しかし、気管切開孔閉鎖後に NPPV を導入すると、気道確保が必要となった場合に再挿管が必要となるため注意が必要です。

> ### TPPV から NPPV へ移行するときのポイント
>
> 患者の安全という観点から、いきなり気管切開孔を閉鎖せずに、NPPV を試みるべきです。一定期間 NPPV で問題なく呼吸管理が可能で、気道分泌物喀出能に関しても問題がないと評価した後に、気管切開孔の閉鎖を考慮します。具体的には、気管チューブをレティナに変更し、NPPV 時には、レティナボタンを装着します。しかし NPPV 実施時、圧がかかるとレティナボタンが外れる（飛ぶ）ことがあり、そのような場合はテープなどで固定するなどの工夫が必要になります。

5. 在宅におけるハイフローセラピーの位置づけ

ハイフローセラピーは高流量・高濃度酸素投与を必要とする間質性肺炎などの病態に適用されています。特に==間質性肺炎などの終末期==では、従来ならばリザーバー付きマスクで対応していた症例に使用することで会話・飲食・飲水が容易になり、患者の QOL の向上が期待できます。

さらに在宅への適応も散見されています。現状の HOT の適用流量の最大は 7〜10L/min 程度ですが、在宅で使用可能なシステムを使用することで、より高濃度酸素投与を必要とする患者の在宅療養へも対応可能となる可能性が示唆されています。

しかし、今後の本療法の健全な普及・定着のためには、保険診療適用も含めた適応基準などの検討が喫緊の課題となります。

1章 NPPV管理の基本をおさえよう！

2 NPPVの設定項目と換気モードを覚えよう

神戸市立医療センター中央市民病院 臨床工学技術部　呼吸治療専門臨床工学技士／
呼吸ケア研究会 WARC（Workshop on Advanced Respiratory Care）　代表世話人　　石橋一馬　Ishibashi Kazuma

基本の設定項目 図1

1. 吸気圧（inspiratory positive airway pressure；IPAP）

1）設定の目的

強制換気やサポート換気の吸気圧設定です。設定値を高くするほど一回換気量が増加しやすくなります。また換気量不足や呼吸筋疲労時に換気補助効果などを得るためにも設定します。

> 設定値や患者の呼吸状態によっては、一回換気量があまり増えないこともあります。

機種やモードによってはプレッシャーサポート（pressure support；PS）と表記される場合がありますが、IPAP ＝ EPAP ＋ PS となるため、機種変更時には注意が必要です。特に後述の VAPS モードや ASV モードでは PS 表記が一般的です。

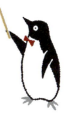

2）どんな効果が得られるか

二酸化炭素（CO_2）の排出量は肺胞換気量に反比例して変化します。動脈血二酸化炭素分圧（$PaCO_2$）を下げたいときには設定値を高く、CO_2 が過剰に排泄されている場合には設定値を下げます。また、設定値が高いほど吸気補助効果が高くなり呼吸困難を改善してくれます。

3）設定・観察のポイント

□ IPAP が高くなると不快感の増強や、マスクリークの増加、食道への空気の流入と嘔吐のリスクの上昇、肺の圧傷害などが起こる可能性があります。

□ 胸腔内圧の上昇により静脈還流量が減少すると、血圧の低下や尿量の減少を招くため注意しましょう。

□ IPAP が低くなると換気量不足や換気補助不足となり、$PaCO_2$ の上昇や呼吸困難感の増強などが起こる可能性があります。

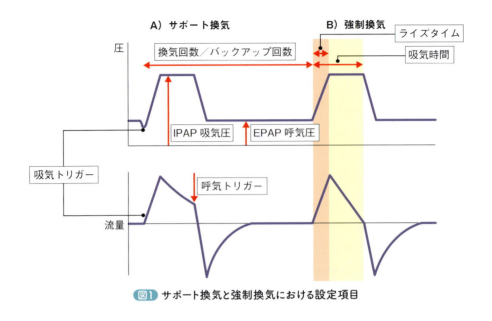

図1 サポート換気と強制換気における設定項目

2. 呼気圧（expiratory positive airway pressure；EPAP）

1）設定の目的

呼気時の圧を設定する項目で、人工呼吸器におけるPEEP（positive end-expiratory pressure：呼気終末期陽圧）に相当します。

肺や気道に常に陽圧をかけ続けることが主な目的で、肺胞虚脱の改善や予防、過剰な静脈還流の減少によるうっ血性心不全の改善、気道抵抗の減少による呼吸困難感の改善などの効果を期待して設定します。また、内因性PEEPの改善は結果として吸気トリガーの改善につながるため、吸気トリガー不全などにも効果があります。

2）どんな効果が得られるか

肺胞虚脱の改善や予防、うっ血性心不全の改善による酸素化の改善のほか、内因性PEEPが高くなりがちな閉塞性換気障害においても重要な項目です。ほかにもマスク内の二酸化炭素の洗い出し効果[1]など、さまざまな効果が期待できるNPPVの設定の中でも最も重要な設定項目ともいえます。

> CO_2のウォッシュアウトに必要なEPAPは4cmH_2O以上です。

3）設定・観察のポイント

☐ 胸腔内圧が上昇するため血圧の低下や尿量が減少するリスクが高くなります。ただし、肺動脈楔入圧（pulmonary capillary wedge pressure；PCWP）が高い場合にはEPAPを高く設定することで逆に心拍出量を増やす効果があるため、高すぎず低すぎずの設定を見つけることが重要です。

□ 呼気時の抵抗が強くなるため、呼気の呼出困難感が強くなり不快感が増強することも少なくありません。そのような場合は C-Flex や EPR（→ p.25）を併用することで不快感を軽減することができます。

3. 換気回数／バックアップ回数

1）設定の目的

換気回数は T モードの強制換気の回数になります。それに対してバックアップ回数は S/T モードや PCV モードで自発呼吸数が減少したときに入る強制換気の回数です。

ただしバックアップ換気が入ったからといって必ずしも換気が保証されるわけではありません。あくまで強制換気を行うことで自発呼吸を促すための項目です。

2）どんな効果が得られるか

最低でも設定した回数だけのサポート換気もしくは強制換気が保証されます。

3）設定・観察のポイント

□ バックアップ換気が行われる主な原因は自発呼吸の減弱化です。バックアップ換気の割合が増えてきていたら自発呼吸の回数と性状を確認しましょう。NPPV は自発呼吸がなければ使えない人工呼吸器です。自発呼吸が消失している場合は IPPV への移行も検討する必要があります。

□ T モードや PCV モードでは強制換気と自発呼吸がファイティングしていないかも重要です。ファイティングの発生は圧傷害などの合併症だけではなく不快感の増強にもつながります。

4. 酸素濃度（F_IO_2 など）

1）設定の目的

患者に供給する酸素濃度を調整します。ただし、設定できるのは高圧配管タイプの NPPV のみで、酸素流量計タイプでは項目自体がありません。

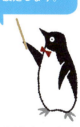

酸素流量計タイプの場合は外部の酸素流量計で設定します。

2）どんな効果が得られるか

酸素濃度を上げることで低酸素血症を改善することができます。

3）設定・観察のポイント

□ 動脈血酸素飽和度（SaO_2）が 88％を下回ると低酸素血症をきたすため酸素濃度を高く設定することで改善を図ります。ただし、酸素飽和度はあくまで動脈血中の酸化ヘモグロビンの割合を観察しているだけで、末梢組織に十分な酸素供給が行われている保証はありません。血液ガス分析などで乳酸（Lactate）の値も合わせて確認しましょう。

□ <mark>高濃度酸素</mark>には毒性があり、肺実質そのものだけでなく心血管系に対しても悪影響を与えることがわかっています。SpO$_2$が98％を上回ると高酸素血症の可能性があります。予防的な高濃度酸素投与自体が予後の改善に影響を与えない[2, 3]ことが示唆されており、必要以上の酸素投与は控えましょう。

5. 吸気トリガー（吸気感度など）

1）設定の目的

自発呼吸の始まりを見つける設定です。高感度にするほど反応が鋭敏に、低感度にするほど鈍感になります。

> 自発呼吸が出ていないのに出ていると人工呼吸器が間違えてしまうことをオートトリガーといいます。

2）どんな効果が得られるか

NPPVと患者の自発呼吸の同調性を改善することができます。感度が低すぎると自発呼吸を認識しないことが、感度が高すぎると誤認識（<mark>オートトリガー</mark>）することもありますが、基本的には誤認識しない最大の感度に設定します。

3）設定・観察のポイント

□ 患者の胸や腹を観察し、自発呼吸の始まりと換気の開始のタイミングがずれていないか観察しましょう。
□ 自発呼吸が発生していないのに換気が開始される場合はオートトリガーを疑いましょう。

6. 呼気トリガー

1）設定の目的

<mark>サポート換気時（p.26）の終了を決める項目</mark>です。サポート換気の吸気流量がある一定の割合まで低下すると呼気に転じたと判断して吸気時間を終了してくれます。

> サポート換気を行わないモードでは呼気トリガーの設定はありません。

呼気トリガーはあくまで人工呼吸器が決めたアルゴリズムに則って自発呼吸の終了を決めているだけです。実際の自発呼吸の終了と一致するとは限らないため、呼気トリガーを調整して<mark>同調性を改善</mark>する必要があります。

2）どんな効果が得られるか

高感度に設定すると通常よりも早くサポート換気を終了します。低感度に設定すると通常よりも長くサポート換気を維持してくれます。

> 肺胸郭コンプライアンスとは肺の柔軟性のことです。

3）設定・観察のポイント

□ <mark>肺胸郭コンプライアンス</mark>に変化の生じる疾患では重要な項目です。特に吸気時間が延長しやすい慢性閉塞肺疾患では高感度に、吸気時間が短縮しやすい慢性拘束性肺疾患では低感度に設定すると適切な吸気時間を得やすくなります。

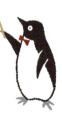

7. 吸気時間

1）設定の目的
強制換気時の吸気時間設定です。NPPV の強制換気（p.27〜）は自発呼吸がない症例に用いる設定ではありません。吸気時間を固定してあげることで十分な一回換気量を得るために設定します。

2）どんな効果が得られるか
患者の自発呼吸と同じ時間に設定することで強制換気の同調性を改善します。

強制換気を行わないモードでは吸気時間の設定はありません。

3）設定・観察のポイント
☐ 強制換気時間と患者の自発呼吸の長さが同じくらいになっているかしっかりチェックしましょう。

☐ グラフィックモニターで吸気時間の最後に気道内圧が上昇していたらファイティングかもしれません。頻発するようであれば設定を見直しましょう。吸気から呼気に移るタイミングに問題ないか、患者へ直接聞いてみることも大事です。

8. 最大吸気時間

1）設定の目的
サポート換気が必要以上に延長した場合に、設定した最大吸気時間を超えないようにサポート換気を強制的に終了します。

機種によっては最大吸気時間が固定の場合もあります。

2）どんな効果が得られるか
サポート換気時の吸気時間の延長を抑えて同調性を改善します。特に閉塞性換気障害のような肺胸郭コンプライアンスが高い症例では吸気時間が過剰に延長しやすいため、呼気トリガーと合わせて設定することで吸気時間の延長を防いでくれます。

3）設定・観察のポイント
☐ 患者の自発呼吸の終了と換気の終了のタイミングを見てファイティングを起こしていないか観察しましょう。サポート換気が極端に長い場合はこの設定の出番です。

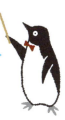

肺胸郭コンプライアンスが高い＝肺が柔らかいということです。

9. 最小吸気時間

1) 設定の目的
　サポート換気が必要以上に短縮した場合に、設定された時間はサポート換気を継続してくれます。

2) どんな効果が得られるか
　サポート換気時の同調性を改善します。特に拘束性換気障害のような肺胸郭コンプライアンスが低い症例では吸気時間が短縮しやすいため、呼気トリガーと合わせて設定することで吸気時間を確保します。

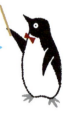

肺胸郭コンプライアンスが低い＝肺が硬いということです。

3) 設定・観察のポイント
☐ 患者の自発呼吸の終了と換気の終了のタイミングを観察しましょう。サポート換気が極端に短い場合はこの設定の出番です。

10. ライズタイム

1) 設定の目的
　気道内圧がEPAPからIPAPになるまでにかかる時間です。ライズタイムを短くすると設定IPAPになるまでの時間が短く、長くすると設定IPAPになるまでの時間が長くなります。

2) どんな効果が得られるか
　自発呼吸とサポート換気や強制換気の同調性を改善します。特に拘束性換気障害では肺が固いためゆっくりと送気するように長めに設定します。逆に閉塞性換気障害では気道内圧上昇に時間がかかるため短めに設定します。

3) 設定・観察のポイント
☐ ライズタイムが短すぎると送気流量が多くなり、一気に気道内圧が上昇するためファイティングが発生して苦しく感じることがあります。

☐ ライズタイムが長すぎると送気流量が少なくなり、吸気努力に対して送気が追いつかなくなります。患者が呼吸補助筋を使用して呼吸をしているときは、サポート圧不足のほかにライズタイムの設定の長さが関係していることもあります。

特殊な設定項目

1. C-Flex、Bi-Flex、EPR など

　NPPVの陽圧換気により呼気時に抵抗を感じてしまい、受け入れが難しい症例に対して設定する項目です。患者が吸気から呼気に転じると一時的にCPAPを少し下げることで呼気時の抵抗を軽減してくれます。

> 呼気時の抵抗が軽減されると息が吐きやすくなります。

2. Auto EPAP

　後述のauto CPAPの原理をほかのモードに併用することを目的とした設定項目です。最小EPAPと最大EPAPの2つを設定し、何もなければ最小EPAPを維持してくれますが、気道閉塞を感知すると少しずつEPAPの設定圧を自動で上げることで気道閉塞を解除してくれます。この場合EPAPとIPAPの圧較差は変化しないように一緒に挙げてくれます。

3. ランプタイム　図2-①

　在宅で睡眠時のみNPPVを使用するような症例では、装着してすぐに高い圧で換気を行うと強い不快感を感じることがあります。ランプタイムを設定すると装着直後は低いIPAPから開始し、設定した時間をかけて徐々に設定IPAPに到達するように慣らしてくれる設定です。設定可能な時間は0～30分です。ランプタイムは患者の判断で圧が上がるまでの時間やOn／Offを操作できるようになっています。後述のディレイタイムと併用することも可能です。

4. ディレイタイム　図2-②

　ディレイタイムは、ランプタイムと同様に入眠初期の不快感を軽減してくれる設定項目です。ディレイタイムを設定すると装着直後は低いIPAPから開始し、設定した時間が経過すると設定IPAPになることで入眠を促します。設定可能な時間は0～30分で、前述のランプタイムと同様に患者の判断で低いIPAPを維持する時間やOn／Offを操

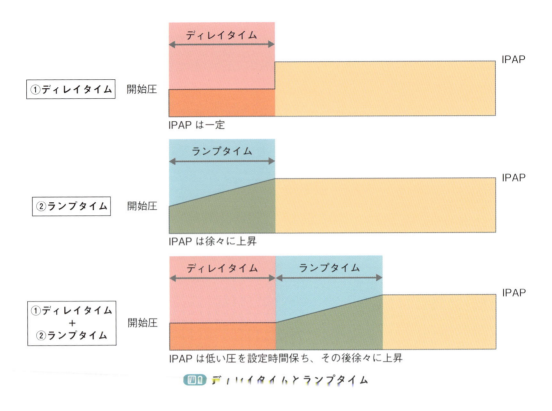

図1 ディレイタイムとランプタイム

作できるようになっています。

　ライズタイムと併用した場合はディレイタイム経過後にランプタイムが始まります。その場合は2つの時間を足した時間（最長60分）になります。

NPPVの換気様式

　NPPVの換気補助動作はサポート換気と強制換気の2種類しかなく、モードはこの2つをどのようなタイミングで行うかで決まります。どちらも吸気時にはIPAP、呼気時にはEPAPで設定した圧になります。

1. サポート換気 図1-A

　吸気時間が患者の吸気努力によって変わります。吸気の終了は呼気トリガーによって行われますが、極端に吸気時間が短い場合や長い場合は最小および最大吸気時間によって制限されます。自発呼吸との同調性が高いため、マスク換気を行うNPPVではサポート換気が換気補助動作のメインとなります。

　また、あくまで自発呼吸に対するサポートしか行わないため自発呼吸が減弱でトリガーできないような場合は何もしてくれません。

2. 強制換気 図1-B

患者の吸気努力にかかわらず吸気時間が設定値で固定となっています。TモードおよびPCVモードではすべての換気が強制換気となります。S/Tモードではバックアップ換気となった場合のみ強制換気が行われます。

NPPVの強制換気は自発呼吸がない症例が対象ではなく、安定した吸気時間の確保が困難な症例や自発呼吸が減弱で吸気トリガーが困難な症例が対象になります。

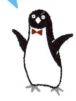

NPPVは自発呼吸があるのが絶対条件です。

基本のモード

NPPVで用いられるモードはIPPVとは異なるアルゴリズムを持っており、似たような名称や同じ名称であっても動作が異なることがあるため注意が必要です（NPPV雑学コラム①参照p.32）。

1. CPAP（continuous positive airway pressure）モード 図3-①

- 気道内圧を常に一定に保つことを目的としたモードです。サポート換気や強制換気は一切行いません。IPPV（invasive positive pressure ventilation；侵襲的陽圧換気）のCPAPと名前は同じですが換気ができないため実際は違うモードです。
- 一部の機種には、呼気のタイミングで一時的に圧を下げることにより呼気を行いやすくする設定（C-Flex、EPR）があります。

CPAPモードはEPAPだけを使いたいときに選択するモードです。

1）どんなときに使う？

主にⅠ型呼吸不全や心原性肺水腫のように低酸素血症のみをきたした症例に用います。特に心原性肺水腫では、胸腔内圧の上昇によって心負荷が軽減されるためガイドラインでも第一選択となっています。

2）必要設定項目

CPAP（機種によってはEPAPもしくはPEEP）　**酸素濃度**

3）設定・観察のポイント

☐ CPAPモードはサポート換気や強制換気を一切行わないため、自発呼吸のみで十分な一回換気量が確保できることが必須です。

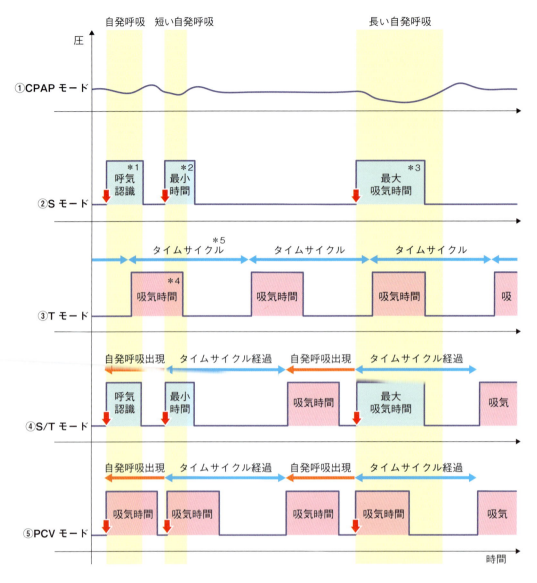

* 1 呼気認識：自発呼吸の終了を認識した場合
* 2 最小時間（最小吸気時間）：自発呼吸が最小吸気時間より短い場合
* 3 最大吸気時間：自発呼吸が最大吸気時間を超えた場合
* 4 吸気時間：設定した吸気時間
* 5 タイムサイクル（秒）：60÷バックアップ回数（換気回数）

図3 各モードにおける動作と気道内圧波形

☐ 高いCPAP（EPAP）を設定する場合は静脈還流が減少するため血圧の低下や尿量の減少にも注意しましょう。

2. S(Spontaneous)モード 図3-②

- 自発呼吸に同期してサポート換気のみを行うモードです。<mark>強制換気を行わないため自発呼吸がなければ換気補助を行いません。</mark>

1)どんなときに使う?

<mark>Ⅱ型呼吸不全</mark>のように高二酸化炭素血症を伴う症例や、呼吸筋疲労などにより十分な換気量が確保できない症例が主な対象となります。ただし、SモードではバックアップÓ換気がないことや、後述のS/Tモードで代替が可能なため、Sモードはあえて選択しない場合が多いです。

2)必要設定項目

`IPAP` `EPAP` `換気回数/バックアップ回数` `酸素濃度`
`吸気トリガー` `呼気トリガー`
`吸気時間` `最大吸気時間` `最小吸気時間` `ライズタイム`

3)設定・観察のポイント

☐ Sモードはバックアップ換気を一切行わないので<mark>自発呼吸が安定していることが条件</mark>になります。

☐ 自発呼吸が安定していない場合は、後述のS/TモードやPCVモードなどバックアップ換気の設定できるモードに変更することも検討しましょう。

☐ 呼吸補助筋を使っていないか、呼吸苦がないかなども観察しましょう。使っている場合はサポート圧が不足しているかもしれません。

3. T(Timed)モード 図3-③

- 設定した換気回数で強制換気を行うモードで、<mark>自発呼吸にはあえて同期しません。</mark>常に非同期で強制換気を行うため自発呼吸がなくても使えるモードや同調性の非常に悪いモードと勘違いされやすいですが、実際は強制換気に合わせて自発呼吸を行うモードです。

> NPPVに自発呼吸を感知させるにも呼吸努力が必要です。

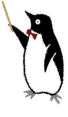

- <mark>過度の呼吸筋疲労</mark>がある症例や<mark>神経筋疾患</mark>などによってNPPVがトリガーするだけの吸気努力を行えない患者に対して使用し、強制換気が発生したら自発呼吸を行うことで、<mark>吸気トリガーさせるだけの努力呼吸を必要とせず</mark>呼吸筋を休ませるモードになります。

1)どんなときに使う?

慢性閉塞性換気障害や慢性拘束性換気障害の安定期や長期使用症例、<mark>呼吸筋疲労によ</mark>

って自発吸気をトリガーさせることが困難な症例が主な対象となります。Tモードはこういった疾患に対して使用することでS/Tモードと比較して長期導入時の継続率が高いとする報告[4, 5]があります。

2）必要設定項目

`IPAP` `EPAP` `換気回数／バックアップ回数` `酸素濃度` `吸気トリガー` `呼気トリガー` `吸気時間` `最大吸気時間` `最小吸気時間` `ライズタイム`

3）設定・観察のポイント

□ 完全に自発呼吸に同期しない強制換気なので、導入の際には頑張って呼吸をするのではなく、NPPVの送気に合わせて呼吸するように促します。

□ 設定で重要となるのは換気回数です。必ず自発呼吸数よりも多め（20～30回/min）に設定するのがポイントとなります。導入後に呼吸補助筋を使用した呼吸が改善しているかなども観察していきましょう。

□ 頻繁にファイティングを起こすようであればS/TモードやPCVモードなど自発呼吸をトリガーできるモードへの変更を検討します。

4. S/T（Spontaneous/Timed）モード 図3-④

- 前述のSモードとTモードの特徴を併せ持ったモードで、自発呼吸があれば同期してサポート換気を、自発呼吸が感知できない場合はタイムサイクル経過後に強制換気を行います。
- バックアップ換気が設定できるため、設定換気回数が少なければSモードに、多ければTモードに近い動作になる汎用性の高いモードです。
- IPPVのCPAPモードと近い換気方法です。

> タイムサイクル（秒）は「60÷バックアップ回数」で計算します。

1）どんなときに使う？

Sモードと同様、Ⅱ型呼吸不全のように高二酸化炭素血症を伴う症例や呼吸筋疲労などにより十分な換気量が確保できない症例が主な対象となります。Sモードと異なりバックアップ換気が設定できることから、S/Tモードを選択するケースの方が多いと思われます。

2）必要設定項目

`IPAP` `EPAP` `換気回数／バックアップ回数` `酸素濃度` `吸気トリガー` `呼気トリガー` `吸気時間` `最大吸気時間` `最小吸気時間` `ライズタイム`

3）設定・観察のポイント

- 自発呼吸に対するサポートが主な目的となるため、目標とする換気量が得られていること、呼吸回数が減少していること、動脈血二酸化炭素分圧（PaCO$_2$）が低下していること、呼吸補助筋を使用した努力呼吸が改善していることなどを評価します。
- 閉塞性換気障害や拘束性換気障害なども適応となるため、こういった疾患がある場合は呼気トリガー設定にも配慮して設定することで同調性を高めることができます。

5. PCV（pressure control ventilation）モード 図3-⑤

- すべての換気が強制換気となるモードです。
- 自発呼吸があれば同期して強制換気を行い、自発呼吸がなければタイムサイクル経過後に強制換気を行います。
- 換気の入るパターンはS/Tモードと同じですが、常に吸気時間が固定される点が異なります。

1）どんなときに使う？

　現在のところPCVモードが絶対的に優位とされる病態などの報告はありませんが、自発呼吸が不安定で、呼気トリガーや最大吸気時間、最小吸気時間を調整しても安定した吸気時間を確保することが困難な症例が対象と考えられます。

2）必要設定項目

IPAP　EPAP　換気回数／バックアップ回数　酸素濃度
吸気トリガー　呼気トリガー
吸気時間　最大吸気時間　最小吸気時間　ライズタイム

3）設定・観察のポイント

- すべての換気が強制換気となるため、吸気時間の設定が重要です。患者が実際に息を吸っている時間と設定した吸気時間が同じ程度となるように設定し、ファイティングを起こさないように注意しましょう。

NPPV雑学コラム①

S/TモードとSIMVモード

　NPPVでよく用いられるS/TモードとIPPVでおなじみのSIMVモードはどちらも①強制換気とサポート換気を設定すること、②換気回数を設定すること、③名前が「S」から始まることなどから同じモードもしくは近いモードと捉えられがちですが、実は全然違うアルゴリズムを持っているためそんなに近くありません。むしろS/TモードはIPPVのCPAPモードの方が非常に近いのです。

　SIMVモードは設定した回数だけ強制換気を行い、設定回数以上の自発呼吸に対してサポート換気を行ってくれます。強制換気を行う直前で自発呼吸が発生すると自発呼吸に同期して強制換気を行います。換気の主体となるのは強制換気になります。

　それに対してS/Tモードは自発呼吸が出現すると同期してサポート換気を行い、自発呼吸がなくなるとバックアップ換気を行ってくれます。換気の主体となるのはあくまでサポート換気になります。

　むしろ、IPPVのCPAPモードは自発呼吸が出現すると同期してサポート換気を行い、自発呼吸がなくなり無呼吸時間が経過するとバックアップ換気が入ります。換気の主体となるのはもちろんサポート換気です。こうやって比較してみるとNPPVのS/Tモードに近いIPPV用人工呼吸器のモードはCPAPであるとわかります。

　ちなみにNPPVにはSIMVモードに相当するモードはありません。気道確保をしていないNPPVでは自発呼吸に併せてサポート換気を行うことが大前提になっており、強制換気も自発呼吸がない症例に使うのが目的ではなく、あくまで吸気時間を固定することが目的になります。勝手な想像ですが、だからこそサポート換気と強制換気が入り乱れるSIMVモードはNPPVには不要なのかもしれませんね。

特殊なモード

1. VAPS（volume assured pressure support）モード

- 基本的な動作はS/Tモードと同じで、自発呼吸をトリガーするとサポート換気を、自発呼吸をトリガーできなかった場合は強制換気を行います。
- 大きく異なる点は通常の目標一回換気量とPSの最大サポート圧（PS max）、最小サポート圧（PS min）を設定し、その目標一回換気量を維持するようにPSが変化することです。通常のNPPVでは吸気圧はIPAPが一般的ですが、VAPSモードに限りPSの方を用います。
- 後述のauto CPAPのアルゴリズムを追加したVAPS + auto EPAPでは、さらに気道閉塞にも対応できるようになりました。
- メーカーや機種によってはモードではなく設定項目の一つになっていることもあります。その場合、「VAPS-S/T」や「VAPS-A/C」のようにモード名が変わります。

1）どんなときに使う？

睡眠時や安静時に一回換気量が減少するなど、換気量に日内変動がある症例に対して安定した一回換気量を確保したい場合に選択します。また、auto EPAPを併用することで睡眠時の上気道閉塞を解除し換気量を確保してくれます。

2）必要設定項目

- IPAP
- EPAP（最小EPAP／最大EPAP）
- 換気回数／バックアップ回数
- 酸素濃度（機種によってはないことも）
- 吸気トリガー
- 呼気トリガー
- 吸気時間
- 最大吸気時間
- 最小吸気時間
- ライズタイム
- 一回換気量
- PS（最大サポート圧／最小サポート圧）
- 最大気道内圧

3）設定・観察のポイント

☐ 常に設定換気量にぴったりと収まるわけではなく、時間をかけてゆっくりと調整していくのでずれているとしても慌てる必要はありません。逆にすばやい反応も期待できません。

☐ あくまで自発呼吸に対するサポート圧を変化させているだけなので必ずしも設定した目標一回換気量となるとは限らず、吸気努力によっては最大サポート圧でも換気量不足になることや最小サポート圧でも目標一回換気量を上回ることもあります。

☐ Auto EPAPを併用すると最大EPAPと最大サポート圧を合計したものが最高気道内圧となるため、場合によっては気道内圧が非常に高くなることがあります。そのため

「最大気道内圧」という設定項目で圧力の上限を設定する必要があります。

2. Auto CPAP

- 基本的な動作はCPAPと同じです。
- 舌根沈下により気道が閉塞すると、設定した最低圧から最大圧の範囲内で圧が段階的に上昇し気道閉塞を改善してくれます。

1）どんなときに使う？

閉塞性睡眠時無呼吸症候群（obstructive sleep apnea syndrome；OSAS）による夜間睡眠時の気道閉塞を解除することを目的として使います。

2）必要設定項目

最小 CPAP　　最大 CPAP

3）設定・観察のポイント

☐ 適切に装着できていれば気道閉塞時に設定圧が上昇し、いびきや呼吸停止が改善されます。改善が認められない場合は設定やマスクの見直しが必要となることがあります。

☐ Auto CPAP の保険診療上の区分は「人工呼吸器」ではなく「在宅持続陽圧呼吸療法」となります。入院中は診療報酬の請求はできないので注意しましょう。

3. ASVモード（Adaptive Servo Ventilation、Auto Servo Ventilation、Anti cyclic Servo Ventilationなど）

- 吸気圧設定が最低吸気圧と最大吸気圧の2つから成り、平均換気量を常に計測し自発呼吸が弱くなると強いサポートを、強くなると弱いサポートを行うことで換気量の安定化を図ります。
- 目標換気量の項目がなく、平均換気量を基準に行われる点がVAPSモードとの最も大きな違いです。また、最近はauto CPAPのアルゴリズムを活用したauto EPAPを併用できる機種も増えており、閉塞性および中枢性の無呼吸に対応できるようになっています。

ASVモードを搭載したNPPVはASV専用機だけです。

1）どんなときに使う？

心不全が慢性化し長期化すると、肺うっ血や交感神経活動の亢進、CO_2受容体感受性の亢進などの影響で呼吸停止状態から一回換気量が少しずつ大きくなり、その後徐々に小さくなり停止するサイクルを繰り返すチェーン・ストークス呼吸（cheyne stokes respiration；CSR）と呼ばれる呼吸パターンになります。

ASVをCSRに対して使用すると大きな呼吸のときは弱いサポートを、小さな呼吸のときは強いサポートを行うことで安定した換気パターンに戻してくれます（図4）。

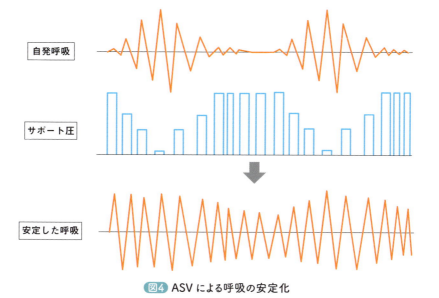

図4 ASVによる呼吸の安定化

2）設定項目

- EPAP（最小EPAP／最大EPAP）
- PS（最小サポート圧／最大サポート圧）
- バックアップ回数

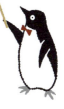

ASVモードを搭載したNPPVに酸素濃度を調整できる機種はありません。

3）設定・観察のポイント

☐ CSRの無呼吸と大きな呼吸のサイクルは1〜2分ほどの間隔で繰り返します。CSRが改善しているかを観察するには1〜2分ほど観察する必要があります。

☐ Auto EPAPは圧が上昇したタイミングで静脈還流が減少することで血圧が低下する可能性があります。ASV + auto EPAPを使用するには最大EPAP時にも血行動態が破綻しないことが絶対条件となります（NPPV雑学コラム②参照 p.36）。

引用・参考文献

1) Ferguson, GT. et al. CO2 rebreathing during BiPAP ventilatory assistance. Am J Respir Crit Care Med. 151 (4), 1995, 1126-35.
2) Girardis, M. et al. Effect of Conservative vs Conventional Oxygen Therapy on Mortality Among Patients in an Intensive Care Unit: The Oxygen-ICU Randomized Clinical Trial. JAMA. 316 (15), 2016, 1583-9.
3) Panwar, R. et al, Conservative versus Liberal Oxygenation Targets for Mechanically Ventilated Patients. A Pilot Multicenter Randomized Controlled Trial. Am J Respir Crit Care Med. 193 (1), 2016, 43-51.
4) Dellweg, MD. Short-term effect of controlled instead of assisted noninvasive ventilation in chronic respiratory failure due to chronic obstructive pulmonary disease. Respir Care. 52 (12), 2007, 1734-40.
5) Tsuboi, T. et al. Importance of ventilator mode in long-term noninvasive positive pressure ventilation. Respir Med. 103 (12), 2009, 1854-61.
6) Palrikter, G. et al. Obstructive sleep apnea in adults Identifying risk factors and tailoring therapy. Medicine Today. 13 (8), 2012, 14-23.
7) ASV使用に関する日本呼吸器学会ステートメント. 日本呼吸器学会会誌. 6 (4), 2017, 300-3. https://www.jrs.or.jp/uploads/uploads/files/guidelines/300-304_ASV.pdf
8) 日本循環器学会・日本心不全学会. 心不全症例におけるASV適正使用に関するステートメント（第2報）. 2016. http://www.j-circ.or.jp/information/ASV_tekiseiriyou_rep2.pdf

NPPV雑学コラム②

睡眠時呼吸障害 (sleep disordered breathing；SDB) のための NPPV

　睡眠時呼吸障害とは睡眠中に一過性の呼吸停止（apnea）や低換気が（hypopnea）が発生する病態です。2003年に山陽新幹線の運転士が居眠り運転をし、岡山駅で緊急停止した事故で非常に有名になりました。睡眠呼吸障害が発生すると日中の突発的な眠気のほかにも集中力の低下や朝方の頭痛、憂鬱感や疲労などさまざまな症状が発生します[6]。

　睡眠時呼吸障害には主に①閉塞性睡眠時無呼吸症候群（obstructive sleep apnea syndrome；OSAS）②中枢性睡眠時無呼吸症候群（central sleep apnea syndrome；CSAS）③混合性睡眠時無呼吸症候群（complex sleep apnea syndrome；Comp SAS）の3つに分類されます。

　OSASは気道閉塞、CSASは呼吸停止、Comp SASはその両方を併発した状態であり、それぞれ治療方法が異なります。OSASとCSASは相互に悪化させる傾向があり、OSASを放置するとCSASに、CSASを放置するとOSASとなることも少なくありません。基本的にはauto CPAPを用いた治療を第一選択として実施して、無効症例に対してはASVモードを選択します。

　中枢性睡眠時無呼吸症候群（CSAS）に伴うチェーン・ストークス呼吸の治療に対してNPPVを使用する際はASVモードを選択します。わが国では心不全患者に対して多く使用されていましたが、中枢型優位の睡眠時無呼吸を伴い、安定状態にある左室収縮能低下（左室駆出率≦45%）を認める心不全患者に対するASV使用群の全死亡率や心血管死亡率が対照群と比較して有意に高い報告があり、現在のところ導入は慎重に行うべきであるとされています[7, 8]。循環器領域での活躍を期待されるASVモードですが、現状では高圧配管型NPPVを用いたCPAPモードが第一選択で、呼吸状態や心不全が安定してからASVを検討しましょう。

1章 NPPV管理の基本をおさえよう！

3 インターフェイスの特徴と基本の装着手順

大阪大学医学部附属病院 専門看護室
慢性呼吸器疾患看護認定看護師　**中西美貴**　Nakanishi Miki

NPPVにおけるインターフェイスとは

インターフェイス（interface）には「接合部分」「接点」いう意味があります。

したがって、NPPVにおけるインターフェイスとは、患者と人工呼吸器を「つなげるもの」を指し、呼吸経路である鼻か口、または鼻口両方を覆うものとなります。

このインターフェイスが、ある程度の密着性を保ち、患者の呼吸経路を覆うことができなければ有効な人工呼吸を行うことができません。また、患者のインターフェイスへの忍容性も大切な要素となります。ですので、NPPV導入の成功にはインターフェイス選びとフィッティングが要であると言っても過言ではありません。

近年、これらの問題を解決すべく、多くの種類のインターフェイスが販売されるようになりました。だからこそ、われわれ医療者はインターフェイスの特徴を知り、患者の顔の特徴や呼吸状態に見合ったインターフェイスの選択を行わなければなりません。

インターフェイスの基本構造

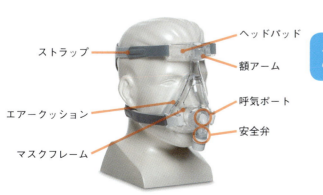
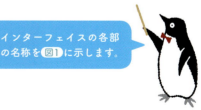

インターフェイスの各部の名称を図1に示します。

図1　インターフェイス各部の名称
画像提供／フィリップス・ジャパン

1. ストラップ 図2

マスクを顔に固定するためのものです。ストラップがずれないように頭頂部を保護する「ヘッドギア」がついているものといないものがあります。

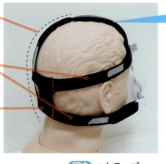

- 頭頂と後頭部の正中を通るようにします。
- 平行になるように、また指1本程度入る緩さにします。
- 後頸部の下にくるように、企業名やロゴは上向きになるようにします。

図2 ストラップ

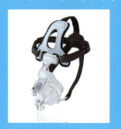

ヘッドギアは、下の写真のようなしっかりしたものもあります。

2. エアークッション 図3

エアークッションは、陽圧をかけたときにエアーによって膨らみ、皮膚への圧迫を軽減させます。また、フィッティングが強すぎるとエアークッションがつぶれて、かえってリークの原因にもなります。陽圧をかけたときに必ず、エアークッションが上手につくれているか、しわなどができていないかを確認しましょう。

どうしてもきつめのフィッティングが必要な場合は、ジェルタイプのマスクを使用することで皮膚トラブルを回避できるときもあります。

- 芯となる部分（硬い）が直接皮膚に当たらないようにします。

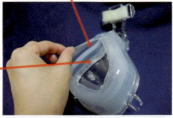

エアークッションとなる部分（軟らかい）が膨らむようなフィッティングをします。

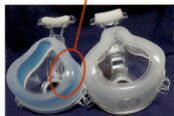

芯となる部分がジェルでできていて軟らかく、エアークッションもあります。

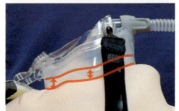

つぶれたエアークッション

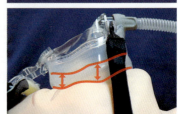

膨らんだエアークッション

図3 エアークッション

3. 額アーム（額アームがないマスクもあります）

　額と鼻根部の角度を変えることで鼻根部への圧迫を軽減させます（図4、5）。患者の鼻根部とマスク下の接地部が顔と平行になるように調整することで、目元へのリークを減らすことができます（図6）。

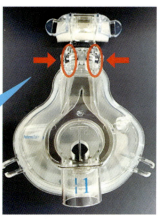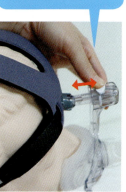

図4 額アームの調整方法

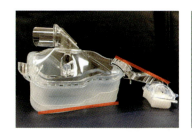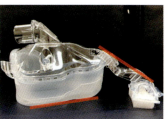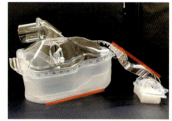

図5 額アームの角度の違い

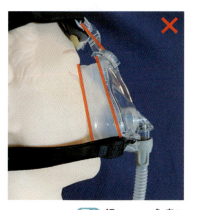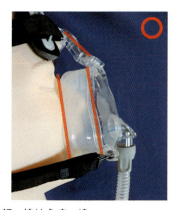

図6 額アームの角度とマスクと顔の接地角度の違い

4. 呼気ポート 図7

　NPPV専用機で使用するときは1本の回路のため、患者の呼気を回路の外に逃がす「呼気ポート」が必要となります。マスクについていない場合は、回路内に装着しなければなりませんので、呼気ポートがどこにあるのかは必ず把握しておきましょう。

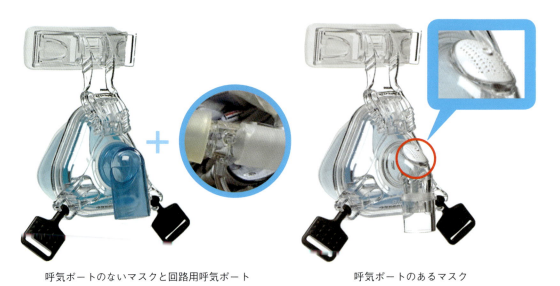

呼気ポートのないマスクと回路用呼気ポート　　　呼気ポートのあるマスク

図7　呼気ポート

5. 安全弁 図8

　陽圧がかかることで弁が開き、開口部分を閉鎖します。安全弁は、停電などで機器が自動停止した際に呼気を再呼吸しないよう、また、吸気経路の確保のためにあります。

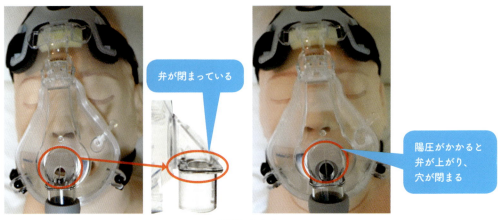

図8　安全弁

インターフェイスの特徴と基本の装着手順

1. 鼻マスク（ネーザルマスク）図9

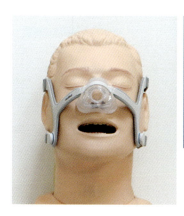
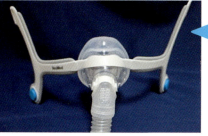

鼻だけを覆うマスクです。マスクが小さいため、死腔量も最も少なく、軽量です。患者の忍容性が最も高いマスクです。

Air Fit® N20（レスメド社製）

図9 鼻マスク（ネーザルマスク）

1）メリットとデメリット

鼻マスクのメリットとデメリットを表1に示します。

表1 鼻マスクのメリットとデメリット

メリット	デメリット
・マスク装着中でも飲食が可能 ・痰の喀出がしやすい ・吐瀉物を誤嚥しにくい ・呑気（消化管へのガス流入）が少ない ・圧迫感や装着感が少ない	・口呼吸や開口で換気量と吸入酸素濃度が不安定となる ・高い圧には耐えられない ・鼻腔内の乾燥や炎症 ・乳幼児・小児では鼻の変形を起こす

2）対象となる患者

鼻マスクの対象になるのは、以下に示すような患者です。
- 慢性期で呼吸状態が安定している患者
- 睡眠時無呼吸症候群などで気道閉塞時に圧がかかればよい患者
- 鼻呼吸が確立している患者

3）注意点

鼻マスクから導入開始した場合、フルフェイスマスクなどほかのマスクへの移行時の忍容性が悪くなってしまいます。

4）マスクサイズの選び方 図10

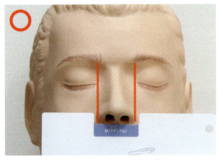
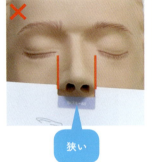
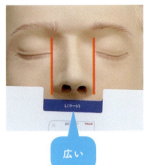

鼻翼が収まる幅のものを選びます。

図10 鼻マスク（ネーザルマスク）のサイズ

5）装着手順 図11

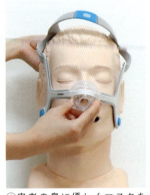
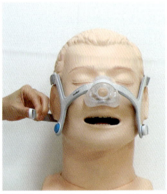
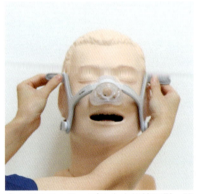

①患者の鼻に優しくマスクを当て、ヘッドギアを頭の上から被せます。

②下側のストラップをマグネットと吸着させます。

③上側のストラップを左右均等に引っ張り、マスクフィッティングの良いところで面テープを固定します。

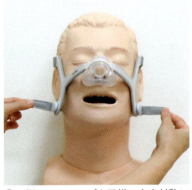
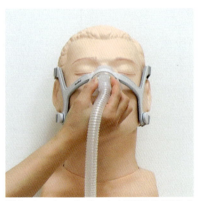

④下側のストラップも同様に左右対称に引っ張り調整します。

⑤クイックエルボーとNPPVの回路をマスクに接続します。

図11 AirFit® N20の装着手順

2. ピローマスク 図12

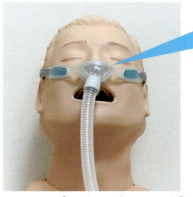

ニュアンスプロ ジェルピローマスク®
（フィリップス・ジャパン社製）

鼻孔を覆うマスクです。患者の顔との接地面積と死腔が少ないなど利点が多くあります。

図12 ピローマスク

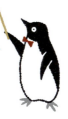

ピローマスクのメリットとデメリット、対象となる患者、注意点については鼻マスク（→p.41）と同じです。

1）ピローのサイズの選び方 図13

商品にはSMLサイズのピローマスクが同封されています。

ピロークッション先端部は鼻孔内に挿入できるサイズを選びます。

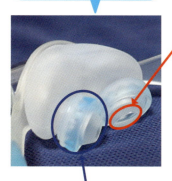

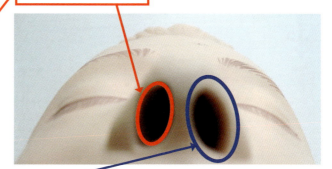

ピロークッションジェルは鼻に隙間なく固定されるサイズを選びます。

図13 ピローのサイズの選び方

2）装着手順 図14

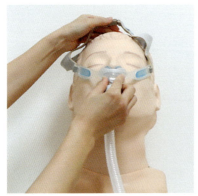

①ヘッドギアを頭に被せます。

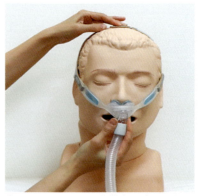

②ピロークッション先端部を鼻孔に挿入します。

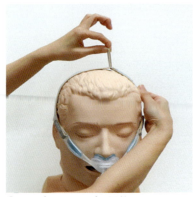

③トップストラップを調整します。

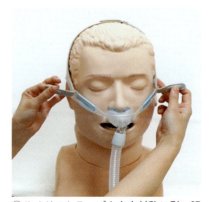

④サイドストラップを左右対称に引っ張り鼻プラグマスクの位置を調整します。

図14 ニュアンスプロジェルピローマスク®の装着手順

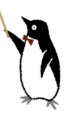

ポイント!
ピローマスクは、ずれやすいため、テンションが直接ピローマスクにかからないように NPPV 回路を頭側で固定することをお勧めします。

3. 鼻口マスク（フルフェイスマスク）

患者の鼻と口を覆うマスクです。日本では最も多く使用されています。顔の凹凸があるところに接地させるためリークが起こりやすく、フィッティング技術が必要となります。

鼻梁部の褥瘡問題から Over-The-Nose タイプ（図15-ⓐ）と Under-The-Nose タイプ（図15-ⓑ）があります。

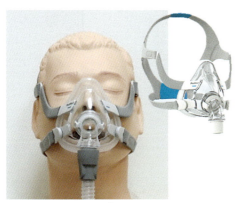
Over-The-Nose タイプ
（Air Fit® F 20／レスメド社製）

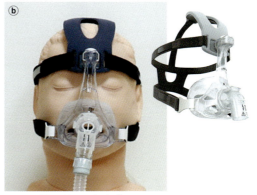
Under-The-Nose タイプ
（AF541 フルフェイスマスク®／フィリップス・ジャパン社製）

図15 鼻口マスクの種類

1) メリットとデメリット

鼻口マスクのメリットとデメリットを表2に示します。

表2 鼻口マスクのメリットとデメリット

メリット	デメリット
・口呼吸や開口にも対応できる ・多くの種類のマスクが販売されている ・高い圧でも使用できる	・飲食やマウスケア、吸引などでマスクを外さなければならない ・会話時にマスクの中に声がこもったり、陽圧のために口腔内圧が高くなり会話がしにくい ・吐瀉物の誤嚥のリスクがある ・呑気（消化管へのガス流入）が起こる ・褥瘡などのスキントラブルを起こしやすい ・フィッティングの技術が必要とされる

2) 対象となる患者

急性期から慢性期まですべての患者が対象となります。

3) 注意点

最初からきついフィッティングに慣れてしまうと緩めのフィッティングに対して不安が強くなり、フィッティングの修正が困難となります。したがって、導入初期から緩めのフィッティングを心掛けましょう。

4）マスクサイズの選び方と装着手順

① Over-The-Nose タイプ 図16、17

鼻梁～下口唇下までの長さと口角の幅に合ったマスクを選択します。

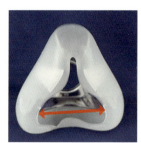
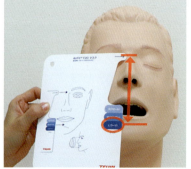

図16 Over-The-Nose タイプのマスクサイズ

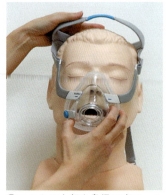

①マスクの上部を鼻梁に当て、ヘッドギアを頭の上から被せます。

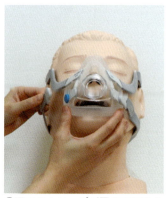

②下のストラップが耳の下になるように装着し、マグネットと吸着させます。

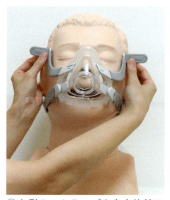

③上側のストラップを左右均等に引っ張り、マスクフィッティングの良いところで面テープを固定します。

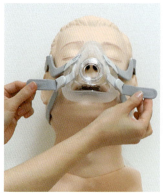

④下側のストラップも同様に左右対称に引っ張り調整します。

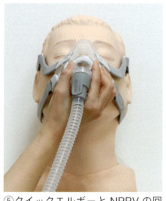

⑤クイックエルボーと NPPV の回路をマスクに接続します。

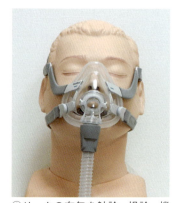

⑥リークの有無を触診・視診、機器のリーク量から確認し、リーク部位のフィッティングを調整します。

図17 AirFit®F 20 の装着手順

② Under-The-Nose タイプ 図18、19

鼻の高さと口角までの幅を合わせます。窪みの範囲で鼻翼周囲が包み込まれるよう鼻の幅と高さに合ったものを選択しましょう。

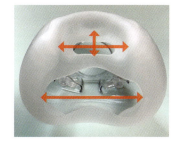
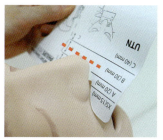

図18 Under-The-Nose タイプのマスクサイズ

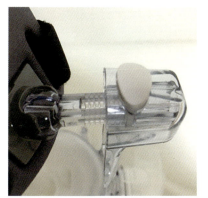

①額アーム（フォーヘッドアジャスタ）は伸ばしておきます。

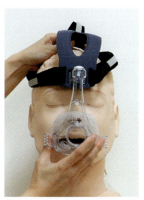

②患者の顔に優しくマスクを当て、ヘッドギアを頭の上から被せます。

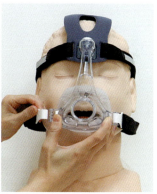

③下側のストラップを装着します。

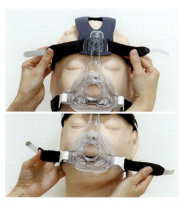

④ヘッドギアの位置を合わせ、上下のストラップを左右対称に引っ張りマスクフィッティングの良い位置で調整します。

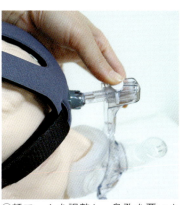

⑤額アームを調整し、鼻孔を覆います。

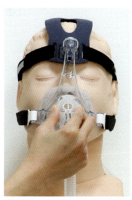

⑥回路を装着し、リークの有無を触診・視診、機器のリーク量から確認し、ストラップと額アームを再調整します。

図19 AF541 フルフェイスマスク® の装着手順

4. 顔マスク（トータルフェイスマスク）図20

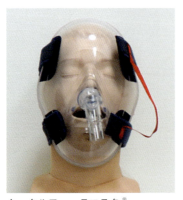

トータルフェースマスク®
（フィリップス・ジャパン社製、在庫がなくなり次第提供終了）

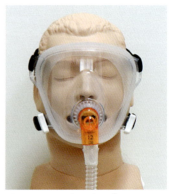

パフォーマックス SPU®
（フィリップス・ジャパン社製）

図20 顔マスク（トータルフェイスマスク）

1）メリットとデメリット

顔マスク（トータルフェイスマスク）のメリットとデメリットを表3に示します。

表3 顔マスク（トータルフェイスマスク）のメリットとデメリット

メリット	デメリット
・顔型による影響を受けにくい ・視野が保たれている ・装着が短時間でできる	・死腔が多い ・眼の乾燥 ・飲食やマウスケア、吸引などでマスクを外さなければならない ・吐瀉物の誤嚥のリスクがある

2）対象となる患者

顔マスクの対象になるのは以下のような患者です。

・救急患者などマスクフィッティングに時間がとれない患者
・鼻梁に皮膚トラブルのある患者
・ほかのマスクでフィッティングがうまくいかなかった患者

3）注意点

死腔量が多いため呼気の再呼吸やトリガーエラーとなりやすく、「トータルフェースマスク®」でEPAP 5cmH$_2$O以上、「パフォーマックス」は4cmH$_2$O以上が推奨されています。

4）マスクサイズの選び方 図21

眉上〜下口唇下の長さと目尻までの幅に合ったものを選びましょう。
「トータルフェースマスク®」はワンサイズ展開となっていますが、インナーフラップ

（マスク内にある薄い膜）の幅が大きく、比較的多くの患者にフィットします。

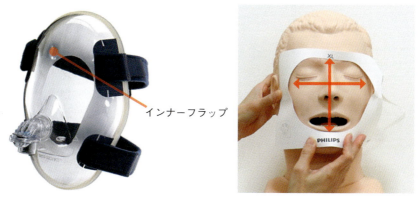

図21 顔マスク（トータルフェイスマスク）のマスクサイズ

5）装着手順 図22

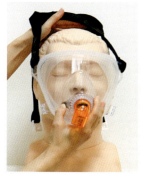

①患者の顔を覆うようにマスクを当て、後頭部にストラップを回します。

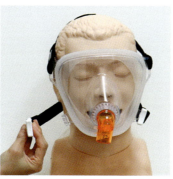

②マスクにクリップを装着します。

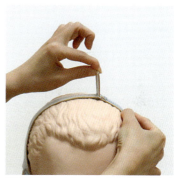

③頭頂部のストラップは、ずれやすいため、緩めに締めます。

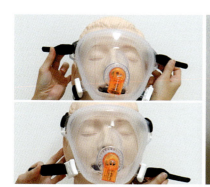

④上下のストラップを左右対称に引っ張りマスクフィッティングのを調整します。

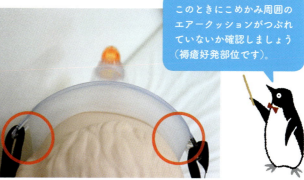

⑤額からリークしやすいので、陽圧をかけてから必要であれば上のストラップを再調整します。

このときにこめかみ周囲のエアークッションがつぶれていないか確認しましょう（褥瘡好発部位です）。

図22 パフォーマックス SPU® の装着手順

5. 小児用マスク 図23

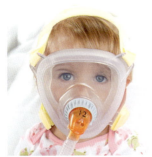
パフォーマックス SPU 小児用
トータルフェイスマスク®

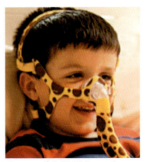
ウィスプ小児用ネーザルマスク®

図23 小児マスク（画像提供／フィリップス・ジャパン）

　以前は、小児専用マスクは非常に少なく、成人用の鼻マスクを鼻口マスクとして使用したりしていましたが、近年、さまざまなタイプの専用マスクが販売されるようになりました。また、ウィスプ小児用ネーザルマスク®のように親と子ども双方からの審美性に配慮された商品も販売されています。

　装着方法は成人マスクと同様ですが、体動によりフィッティングが困難なため、母親に抱いてもらったり、臥床した状態の方が装着しやすくなります。

　なお、きつめのフィッティングは、顔面の変形の原因にもなりますので、緩めのフィッティングを心掛けましょう。そして、変形予防として、ピローマスクの使用やマスクローテーションを実施します。しかし、小児用のマスクは軟らかいものが多く、壊れやすくもあります。そのため、使用前に破損がないか確認してから使用するようにしましょう。最近では顔面変形への配慮や忍容性の問題から NPPV よりもハイフローセラピーの使用率が増えてきています。

引用・参考文献
1) 石原英樹, 竹川幸恵 編著. NPPV まるごとブック. 大阪, メディカ出版, 2014, 78, 103, 110-26.
2) 日本褥瘡学会 編. MDRPU 医療関連機器の圧迫創傷の予防と管理. ベストプラクティス. 東京, 照林社, 2016, 39-49.

1章 NPPV管理の基本をおさえよう！

4 最初が肝心！マスクの導入とフィッティング術

大阪はびきの医療センター 呼吸器内科 主任／
慢性呼吸器疾患看護認定看護師　鬼塚真紀子　Onizuka Makiko

　NPPV導入時には、患者が治療の必要性を理解できていなかったり、強い不快や苦痛を体験し、ネガティブなイメージを持っていたりすると、導入が困難となります。そのため、患者が理解・納得できる説明と適切なマスクフィッティング、設定を含む細やかな調整が重要となります。
　ここでは、NPPVをスムーズに導入するために必要な患者への説明と導入の手順、基本のマスクフィッティングについて解説します。

NPPV導入時の説明

　NPPV導入の際は、患者がNPPVに対してポジティブなイメージを持てるように、期待される効果や換気補助の必要性を、患者に理解できる言葉で説明することが大切です。具体的には、「呼吸を楽にしてくれるすばらしい機械」「狭くなった気管を広げて、息をしやすくしてくれる」「二酸化炭素を排出してくれる」「低酸素状態を改善してくれる」「心臓の負担を取ってくれる」など患者の病態やレディネスに合わせて説明をします。また、呼吸困難や呼吸困難からくるADLの低下、頭痛、眠気など患者が感じている苦痛症状の改善が期待できることを伝えることも理解を得るためには有用です。

NPPV初回導入の手順

1. 患者・家族への十分な説明

　病態、NPPVの必要性、実際の方法、今後の見通しなどを患者・家族の理解力に合わせて説明します。また、病態が悪化した際に、NPPVを最大の治療とするのか、気管挿管下の人工呼吸管理へ移行するのかなどの治療方針も確認しておくことが大切です。

2. 患者に合ったマスク・機器の選択

マスクは患者に合った種類（1章-3→p.41～）、サイズを選択します。適切なサイズの選択にはサイズシートを使用します。マスクサイズ選択の目安を図1に示します（2章→p.58～）。

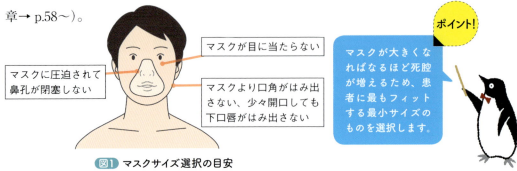

図1 マスクサイズ選択の目安

3. 気道分泌物の有無の確認

気道分泌物は気道抵抗上昇の原因となるため、ある場合は事前に除去します。

4. 体位の調整

患者にとって安全・安楽かつ換気効率の良い体位に調整します。急性期NPPV導入時の体位は、換気効率や誤嚥予防を考え、坐位もしくはセミファーラー位を基本とします[1]。

5. マスクの装着

①いきなりマスクを当ててストラップで固定するのではなく、まず、「こんな風が来ます」と声を掛けて、患者の手や顔、鼻などでマスクからの送気の感触を体感してもらいます。

②医療者がマスクを手で保持した状態で患者の顔に当て、患者が慣れるのを待ちます。Tモード以外のモードであれば、呼吸は自分のペースで行ってよいことを説明します。呼吸のペースがつかめない（同調性が図れない）場合は、呼吸法の指導や用手的呼吸介助を併用することも効果的です。

導入時には、チームで意識して「○○さんならできます」、あるいはうまく呼吸ができているときは「うまくできています」と励ましの声掛けや力強い称賛を行い、患者の自己効力感が高まるよう支援します。

③患者が送気やマスクの感触に慣れてきたら、マスクを固定します。基本的なマスクフィッティングを図2に示します。

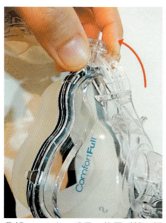
①額アームを一番長い位置（額と額アーム間を最大）に伸ばします。

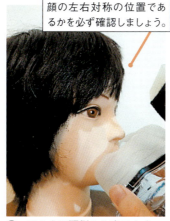
顔の左右対称の位置であるかを必ず確認しましょう。
②マスクを下顎側から当てます。

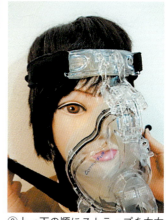
③上→下の順にストラップを左右均等に引っ張り、固定します。

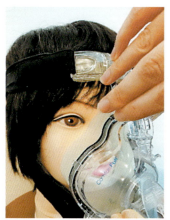
④目元へのリークがないように額アームの角度を調整します。

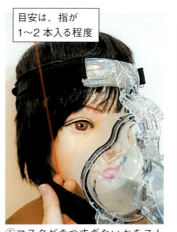
目安は、指が1〜2本入る程度
⑤マスクがきつすぎないかをストラップの下に指を入れて確認し、調整します。

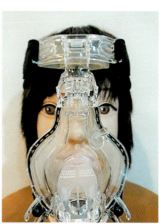
⑥最終確認・調整をします。

図2 マスクフィッティングの手順

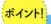
ポイント！
- マスクが左右対称か？
- 送気時にマスクが軽く浮き上がっているか（エアクッションが機能しているか）？
- 顔を左右に動かしてもマスクがずれたり、リークが増強しないか？

6. 観察・評価・調整

　NPPV装着後は、患者のそばに付き添い、励ましながら、観察・評価・調整を続けます。患者の臨床評価には、NPPVの快適度、意識レベル、胸郭の動き、呼吸補助筋の動き、自発呼吸と人工呼吸器との同調性、呼吸数、心拍数をモニターし[2]、動脈血ガス分析の測定結果とともに治療に対する反応を確認し、適宜設定や不具合箇所を調整します（初期設定、アセスメント、同調不良への対応→3章→p.108〜）。

　気管挿管までの治療を希望している患者の場合、設定を変更しても改善を認めなければ、気管挿管を考慮します。

　反対に、SpO_2や呼吸数、心拍数、動脈血ガス分析結果が改善・安定してきた場合には、モニターや動脈血ガス分析の数値を患者と一緒に確認し、自覚症状と照らし合わせることで効果の実感が高まるよう働きかけます。

マスクフィッティングの基本　図3、4

　マスクフィッティングのポイントは、適切なマスクの選択と、いかに「<mark>吸くかつ漏れない</mark>」フィッティングをチーム全体で実践できるかにかかっています。マスクのきつい締めつけは、皮膚トラブルのリスクを高めるだけでなく、マスクのシリコン部分にしわをつくり、かえってリークを増やすことにもつながります。したがって、マスクのエアクッションが押しつぶされず、送気（IPAP）時にマスクが軽く浮き上がる程度の緩めのマスクフィッティングを行うことが大切です。

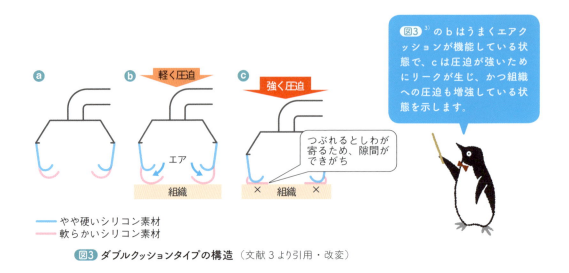

図3[3]のbはうまくエアクッションが機能している状態で、cは圧迫が強いためにリークが生じ、かつ組織への圧迫も増強している状態を示します。

図3　ダブルクッションタイプの構造（文献3より引用・改変）

目元へのリークは、目の乾燥の要因となるため、額アームを調整し、完全になくします。

上下のヘッドギアは水平に、後頭部分は首にかかるまで深くかぶります。

IPAP時にマスククッションにしわがなく、きれいに膨らんでいる（エアクッションが機能している）。

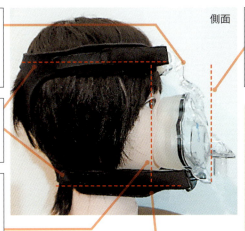

側面

マスクと顔が平行になるように調整します（ただし、マスクの種類や患者の鼻の高さ、顔の形状などにより平行にすることができない場合も多々あります）。

ストラップは指が1〜2本入る程度で調整します。

ポイント！

平行にこだわるのではなく、皮膚とマスクのシリコン部分が「面全体」で接することができるように装着することが大切。

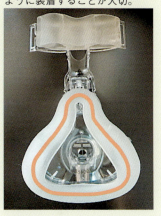

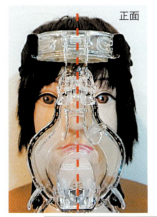

正面

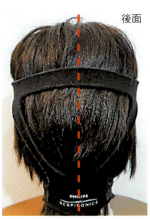

後面

正面・後面ともに左右対称にくるようにします。

図4 マスクフィッティングの基本

引用・参考文献
1） 清水孝宏. 急性期NPPV実施時の患者ケア・指導の実際. 呼吸器ケア. 5（12）, 2007, 90.
2） 日本呼吸器学会NPPVガイドライン作成委員会 編. NPPV（非侵襲的陽圧換気療法）ガイドライン. 改訂第2版. 東京, 南江堂, 2015, 17.
3） 小尾口邦彦. こういうことだったのか!! NPPV. 東京, 中外医学社, 2017, 55-56.

memo

2章

NPPV機器を理解しよう！

1 救急・ICU・病棟用のNPPV機器を見てみよう
2 これさえあればなんとかなる！機種別のトリセツ
3 在宅用のNPPV機器を見てみよう
4 これさえあればなんとかなる！機種別のトリセツ

2章 NPPV機器を理解しよう！

1 救急・ICU・病棟用のNPPV機器を見てみよう

神戸市立医療センター中央市民病院 臨床工学技術部　呼吸治療専門臨床工学技士／
呼吸ケア研究会 WARC（Workshop on Advanced Respiratory Care）　代表世話人 | **石橋一馬** | Ishibashi Kazuma

1 V60　トリセツ→p.65

メーカー　フィリップス・ジャパン

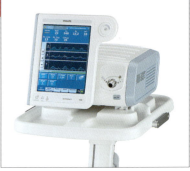
（画像提供／フィリップス・ジャパン）

急性期用 NPPV の代表といっても過言ではないほど優秀かつ有名な装置です。大型のディスプレイに表示されるグラフィックモニターや高度なトリガーシステムを搭載、さらに設定変更時には動作にどのような変化が起こるかを図で表示してくれるため、より使いやすくなっています。サイズがとても大きいのが玉に瑕ですが、それに見合った性能を持っています。

適応
NPPV および IPPV／成人および小児（20kg 以上）

主な使用場面
集中治療室／救急室 など

搭載モード
S/T　CPAP　PCV　AVAPS

各項目の設定可能範囲
- IPAP　4～40hPa（cmH$_2$O）
- EPAP　4～25hPa（cmH$_2$O）
- CPAP　4～25hPa（cmH$_2$O）
- 呼吸回数　4～60 回/min
- 吸気時間　0.3～3.0s

マスク／回路タイプ
マスクもしくは回路内に呼気ポートおよびプロキシマルライン（圧測定ライン）が必要

ココが優秀！
❶ **AVAPS モード**：→ p.33 参照
❷ **C-Flex 機能**：CPAP モードにのみ付与可能な機能です。呼気時に圧を一時的に下げることで、楽に呼出できるようになります。
❸ **Auto-Trak ＋機能**：シェイプシグナル（呼吸予測パターンから逸脱した点）を吸気呼気として認識します。また、本機に搭載されている Auto-Trak ＋はさらに吸気、呼気トリガーが調整可能となり、呼吸パターンに合わせた微調整が行えるようになりました。

ココに注意！
❶ プロキシマルライン（圧測定ライン）が必要です。
❷ ジョグダイヤルがタッチ式のナビゲーションリングに変更され、操作感に慣れが必要です。
❸ バッテリー搭載ではありますが本体のサイズやトロリーも大型のため、搬送には不向きです。

各種規格
サイズ　幅 394×奥行き 429×高さ 337mm	内部バッテリー駆動時間　6時間	AC 電源　100～240V、50/60Hz、300VA
重量　10.9kg	外部バッテリー駆動時間　－（非搭載）	DC 電源　14.4V、11A

2 トリロジー O_2 plus （トリセツ→p.70）

メーカー フィリップス・ジャパン

非常に多彩なモードを持ち、Bi-Flex 機能や Sensitive Auto-Trak 機能なども搭載した基本的な性能の高い NPPV/IPPV 汎用型人工呼吸器です。用途によって3タイプあるトリロジーシリーズの中で、本機は唯一、高圧配管対応で酸素濃度の設定が可能です。また、簡易ながらもグラフィックモニターが搭載されています。コンパクトながら高い汎用性のおかげで使用場所を問わない点もポイントです。

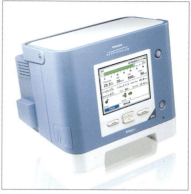
（画像提供／フィリップス・ジャパン）

適応
NPPV および IPPV ／成人および小児（5kg 以上）

主な使用場面
集中治療室／救急室／一般病棟／搬送 など

搭載モード
- PCV（CPAP、S、S/T、T、PC、PC-SIMV）
- VCV（AC、SIMV、SIMV、PS、CV）
- AVAPS-AE

各項目の設定可能範囲

【パッシブ回路】
EPAP	4〜25hPa（cmH_2O）
CPAP	4〜20hPa（cmH_2O）
PEEP	4〜25hPa（cmH_2O）

【アクティブ（アクティブフロー）回路】
| EPAP | 0〜25hPa（cmH_2O） |
| PEEP | 0〜25hPa（cmH_2O） |

【各回路共通】
IPAP	4〜50hPa（cmH_2O）
吸気圧	4〜50hPa（cmH_2O）
PS	0〜30hPa（cmH_2O）
呼吸回数	1〜60 回/min（AC のみ 0〜60）
吸気時間	0.3〜5.0s

マスク／回路タイプ
呼気ポートを用いる「パッシブ回路」、呼気弁を用いる「アクティブ回路」、呼気換気量測定も行える「アクティブフロー回路」から選択
※アクティブ・アクティブフロー回路では呼気ポートなしマスクを使用

ココが優秀！

1. **Digital Auto-Trak 機能**：シェイプシグナル（呼吸予測パターンから逸脱した点）を吸気呼気として認識します。通常の「Auto-Trak」と高感度な「Sensitive Auto-Trak」の2種類が搭載されています。パッシブ回路でのみ使用可能です。
2. **マウスピース（MPV）**に対応。
3. **Bi-Flex 機能**：Sモードで吸気終了から呼気開始時に圧を一時的に下げることで、楽に呼出できるようにする機能です。
4. **C-Flex 機能**：CPAP モード時に呼気圧を下げて楽に呼気を行いやすくする機能です。
5. **AVAPS-AE モード**で気道閉塞にも対応可能に。
6. **アクティブフロー回路**は呼気換気量が測定可能。

ココに注意！

1. 回路タイプとマスクの組み合わせに注意が必要です。
2. アクティブ回路はパッシブ回路と比較して CO_2 の再呼吸が増加するリスクがあります。

各種規格

サイズ	幅 285×奥行き 211×高さ 235mm
重量	6.1kg
内部バッテリー駆動時間	3 時間
外部バッテリー駆動時間	3 時間
AC 電源	100〜240V、50/60Hz、最大 2.1A
DC 電源	12V、3.0A

3 CARINA®

メーカー ドレーゲルジャパン

ドレーゲルジャパンが販売しているNPPV/IPPV汎用型人工呼吸器です。モードはIPPV時と同じモードを用いるため、NPPVとして使用するためには多少の慣れが必要です。非常に高い感度を持ちながらも誤認識を起こしにくいSync Plus®というシステムが搭載されています。基本性能も高いため院内で広く使いやすく、専用のトロリーはワンタッチで外れるため搬送にも便利です。

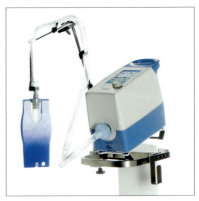

（画像提供／ドレーゲルジャパン）

適応
NPPVおよびIPPV／成人および小児（一回換気量100mL以上）

主な使用場面
救急室／搬送／集中治療室 など

搭載モード（NPPV時）
SPN-CPAP/PS　PC-AC　VC-SIMV
VC-AC　PC-BIPAP

各項目の設定可能範囲

Pinsp（IPAP）	5〜40hPa（cmH$_2$O）（呼気ポート） 5〜50hPa（cmH$_2$O）（呼気弁）
PS	0〜37hPa（cmH$_2$O）（呼気ポート） 0〜47hPa（cmH$_2$O）（呼気弁）
PEEP（EPAP）	3〜20hPa（cmH$_2$O）
呼吸回数	5〜50回/min
吸気時間	0.3〜8.0s

マスク／回路タイプ
基本的には呼気ポートなしマスク＋呼気弁を用いたシングルブランチ回路もしくは呼気ポート付き回路
※呼気ポート付きマスクの場合は呼気ポートなし回路を使用

ココが優秀！

❶ **Sync Plus®機能**：主な特徴は次の3つです。「サイクルラーニングテクノロジー」呼吸パターンを学習し、パターンに応じ感度を変化させます。「マルチセンストリガー」フロー、圧、フロー変化率の3段階でトリガーを行います。「自動リーク補正」トリガーポイントの基点の再定義を行います。

❷ **Auto Flow®機能**：量規定に付加する機能です。気道内圧を最小限にしつつ、設定換気量を維持するよう働きかけます。

❸ **回路構成**：呼気ポートもしくは呼気弁を選択できます。呼気ポートは回路構成がシンプルで再呼吸が少なく、呼気弁は酸素使用量が少なくて済みます。

⚠ ココに注意！

❶ 呼気弁ポートと呼気弁を切り替えるには本体底部で切り替える必要があります。

❷ Auto Flow®は換気量補正機能とは違い、量規定では換気量の維持が優先されます。

各種規格

サイズ	幅175×奥行き385×高さ275mm	内部バッテリー駆動時間	1時間	AC電源	100〜240V、50/60Hz
重量	5.5kg	外部バッテリー駆動時間	8時間	DC電源	100VAで最大1.1A、240VAで最大0.5A

4 Monnal T60　トリセツ→p.75

メーカー　アイ・エム・アイ

とても汎用性の高い NPPV/IPPV 汎用型人工呼吸器です。コンパクトなサイズでありながら酸素濃度調整も可能です。特に軽量かつバッテリー搭載であることから救急室や搬送などにも強く、さらに航空輸送規格の RTCA-160F を取得しているので航空機を用いた搬送にも使用可能です。NPPV から挿管への移行が多い救急室ではシームレスに移行でき、使い勝手の良い装置です。装置の進化はまだまだ止まらず、酸素療法（ハイフローセラピー）モードや CPV（心肺蘇生）モードまで追加され、ますます何でもできる人工呼吸器となっています。

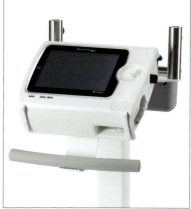

（画像提供／アイ・エム・アイ）

適応
NPPV および IPPV／成人および乳幼児・小児（3kg 以上）

主な使用場面
救急室／搬送／集中治療室 など

搭載モード（NPPV 時）
PSV　CPAP　(A) PCV　(A) VCV　SIMV (VCV)　Dou-Levels（オプション）

各項目の設定可能範囲
IPAP	5〜60hPa（cmH₂O）
EPAP	0〜20hPa（cmH₂O）
CPAP	0〜20hPa（cmH₂O）
呼吸回数	1〜80 回/min
吸気時間	0.25〜5.0s

※ Duo-Levels モードのみ最大 30s

マスク／回路タイプ
呼気ポートなしマスクと呼気弁を用いたダブルブランチ回路専用

ココが優秀！
1. 低圧コネクターに酸素流量計や酸素濃縮器を接続することでも**酸素濃度設定が可能**です（最大 10L/min）。
2. **航空輸送規格を取得**しており、飛行機やヘリコプターでの搬送、救急現場から ICU まで幅広く使えます。
3. **Duo-Levels モード**：オプションで二相性 CPAP モードが使用可能です。
4. **酸素療法モード**：ハイフローセラピーとしても使用可能です。
5. **CPV モード**：心肺蘇生モードは胸骨圧迫中でも効率良く換気を行います。

ココに注意！
1. 低圧酸素を用いる場合、供給酸素流量が少ないと設定値に達しないこともあるため、最大流量で設定することが推奨されます。
2. 低圧酸素を用いる場合、流量計に圧力がかかるため恒圧式の酸素流量計を用いる必要があります。
3. 回路が呼気弁タイプであるため、CO_2 の再呼吸に注意が必要です。

各種規格
サイズ	幅 290×奥行き 110×高さ 250mm	内部バッテリー駆動時間	2.5 時間	AC 電源	100〜240V、50/60Hz、115VA
重量	3.7kg（補助バッテリー取り付け時は 4kg）	外部バッテリー駆動時間	2.5 時間	DC 電源	12〜24V、11A

5 SERVO-U

メーカー フクダ電子

集中治療室などで活躍する代表的な急性期用人工呼吸器のSERVOシリーズの最上位機種であるSERVO-UはNPPVにももちろん対応しています。IPPV用人工呼吸器を用いたNPPVの欠点の一つに応答性が悪い点が挙げられますが、SERVO-Uは独自機能であるNAVA（NPPV雑学コラム③→ p.64）モードを用いることでそのデメリットを完全に克服しました。高額なEdiカテーテルを使うことを差し引いても優秀なモードです。

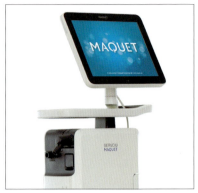

（画像提供／フクダ電子）

適応
NPPVおよびIPPV／成人および乳幼児・小児（3kg以上）

主な使用場面
集中治療室

搭載モード（NPPV時）
`NIV PC` `NIV PS` `NIV NAVA` `Nasal CPAP` `ハイフロー`

各項目の設定可能範囲
- **IPAP** 成人：1～120cmH₂O
  小児・新生児：1～8cmH₂O
- **EPAP** 1～50cmH₂O
- **CPAP** 1～50cmH₂O
- **換気回数** 成人：4～100回/min
  小児・新生児：4～150回/min
- **吸気時間** 0.1～5.0s

マスク／回路タイプ
呼気ポートなしマスクと呼気弁を用いたダブルブランチ回路専用

ココが優秀！
横隔膜電位測定を活用した**NAVAモード**は唯一無二の性能です。オートPEEPが高い症例や自発呼吸が非常に弱い症例への適応が非常に期待されています。NPPVの大敵であるリークが多くてもNAVAなら応答性への影響は問題になりません。

⚠ ココに注意！
❶ NAVAモードに必要なEdiカテーテルは高額で、適切な場所に設置しなければその性能を生かせなくなるため注意が必要です。
❷ 回路が呼気弁タイプであるためCO₂の再呼吸に注意が必要です。

各種規格

サイズ（ユーザーインターフェイス）	幅366×奥行き106×高さ300mm
サイズ（ペイシェントユニット）	幅300×奥行き205×高さ420mm
重量	23kg
内部バッテリー駆動時間	1時間（バッテリーパック追加で最大3時間）
AC電源	100～120V、2A
DC電源	12～15V、10A

6 HAMILTON-G5

メーカー 日本光電工業

日本光電工業が販売するHAMILTONシリーズの最上位機種にあたるHAMILTONG-5です。人工呼吸器としても非常に優秀ですが、NPPVとしてももちろん使用可能です。NPPVを使用する際のモードは、SモードとCPAPに相当する「NIV」とS/Tモードに相当する「NIV-ST」の2つから選択可能です。肺の状態をわかりやすく表示してくれるダイナミックラングはほかの人工呼吸器の先駆け的存在です。人工呼吸器と連動してくれる加温加湿器も地味ですが意外と便利です。

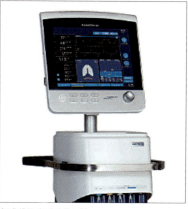
（画像提供／日本光電工業）

適応
NPPVおよびIPPV／成人および小児（3〜42kg）・新生児（0.2〜15kg以上）

主な使用場面
集中治療室

搭載モード（NPPV時）
`NIV` `NIV-ST`

各項目の設定可能範囲
サポート圧	成人・小児：0〜100cmH$_2$O 新生児：0.0〜25.0cmH$_2$O
PEEP/CPAP	成人・小児：0〜50cmH$_2$O 新生児：0.0〜25.0cmH$_2$O
換気回数	成人・小児：5〜120回/min 新生児：5〜150回/min
吸気時間	0.1〜10.0s

マスク／回路タイプ
呼気ポートなしマスクと呼気弁を用いたダブルブランチ回路専用

ココが優秀！
1. **ダイナミックラング画面**は肺の硬さや気道抵抗値をグラフィック化し、現在の状態をイメージしやすいように肺や気道の状況を図で具体的にディスプレイ表示してくれます。
2. **専用の加温加湿器**は人工呼吸器の駆動状態に連動して動いてくれます。

ココに注意！
1. CPAPはNIVモードのプレッシャーサポートを0cmH$_2$Oにすることで設定可能です。
2. 回路が呼気弁タイプであるためCO_2の再呼吸に注意が必要です。
3. 口元差圧センサーをつける必要があるため口元にチューブが多くなり、回路の取り外しに若干難があります。

各種規格
サイズ	幅580×奥行き600×高さ1,500mm
重量	57kg（トロリー含む）
内部バッテリー駆動時間	1時間
外部バッテリー駆動時間	1時間
AC電源	100V、2.7A

NPPV雑学コラム③

NAVAってなんだ？

　NAVA（Neurally Adjusted Ventilatory Assist）とはMAQUET社製人工呼吸器であるサーボベンチレーターシリーズに搭載された換気モードのひとつです。私達が呼吸を行おうとすると、脳の呼吸中枢から横隔神経を通り呼吸筋である横隔膜を動かすように電気的活動が行われます。NAVAは横隔膜の電気的活動（electrical activity of diaphragm；Edi）を専用のEdiカテーテルで補足することで非常に高い応答性と精度を獲得することができるようになりました。

　通常の人工呼吸器は回路内圧の低下や吸気流量の発生をもとに自発呼吸をトリガーしますが、自発呼吸が非常に減弱な症例や、閉塞性呼吸器疾患のように内因性PEEPの高い症例では、回路内圧の低下や吸気流量の発生に遅延が生じることで人工呼吸器の応答性が下がります。しかしEdiカテーテルは呼吸によって発生する電気的活動を捉えるため、回路内圧の低下や吸気流量の発生を待たずに横隔膜が動き始めればすぐに反応してくれます。

　IPPVを用いたNPPVはNPPV専用機と比較すると応答性の低さが問題として挙げられますが、NAVAを用いたNPPVであるNIV-NAVAであれば応答性も高く、リーク発生時の誤認識対策としても期待されています。

　NIV-NAVAを使用するには対応した人工呼吸器を準備する必要や専用で非常に高額なEdiカテーテルを購入し挿入しなければ使用できないなど問題点もありますが、NIV-NAVAだからこそ対応できる症例などに期待が持たれています。

> 2章 NPPV機器を理解しよう！

2 これさえあればなんとかなる！機種別のトリセツ

神戸市立医療センター中央市民病院 臨床工学技術部　呼吸治療専門臨床工学技士／
呼吸ケア研究会 WARC（Workshop on Advanced Respiratory Care）代表世話人　　石橋一馬　｜　Ishibashi Kazuma

V60のトリセツ

V60の準備

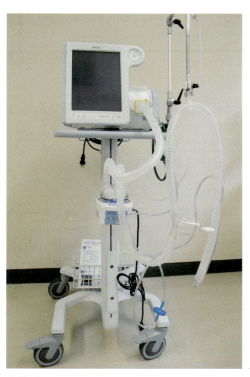

全体図

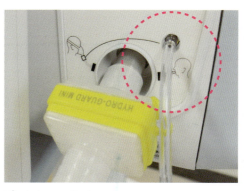

プロキシマルポート

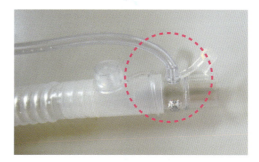

プロキシマル圧ライン接続口（患者口元側）

・回路を装着する場合、必ずプロキシマル圧ラインをプロキシマルポートと患者口元（マスクの場合もあり）に装着する必要があります。

> 呼気ポート付きマスクを使用する場合は回路内に呼気ポートは必要ありません。

起動方法

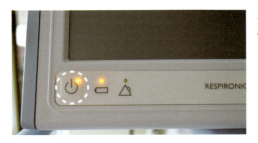

正面左下の「スタート／シャットダウンボタン」を押すと起動または終了します。

一時停止（スタンバイ）方法

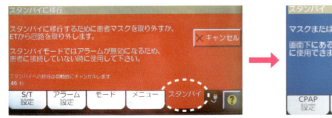 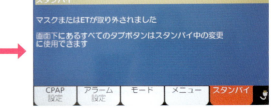

- 「スタンバイ」を選択しマスクを患者から外すとスタンバイ状態に移行します。
- 「スタンバイ」を選択後、マスクを外さずに一定時間経過するとスタンバイはキャンセルされます。
- スタンバイ中もタッチパネルは有効になっており設定変更を行うことができます。
- 装置を患者に装着し自発呼吸を開始するか、「○○モードを再起動」ボタンを押すと再開します。

終了（シャットダウン）方法

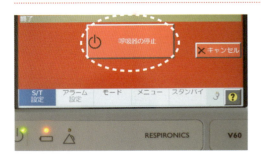

- 換気を終了する場合は左下の「スタート／シャットダウンボタン」を押し「呼吸器の停止」を選択します。
- 再開するときは「スタート／シャットダウンボタン」を押して再起動する必要があります。

操作方法

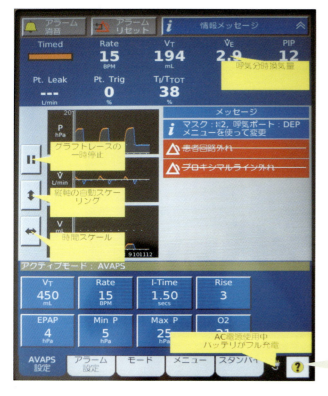

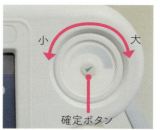

- 操作方法はタッチパネルを使う方法とナビゲーションリングを使う方法があります。
- 画面のボタン様の部分がすべてタッチパネルになっています。

- **ナビゲーションリング**を指でなぞると数値などの変更、中央の確定ボタンで確定します。
- 数値は右回りで大きく、左回りで小さくなります。

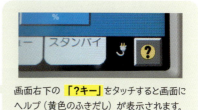

画面右下の**「?キー」**をタッチすると画面にヘルプ（黄色のふきだし）が表示されます。

設定変更

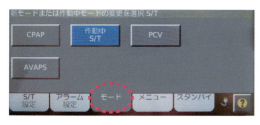

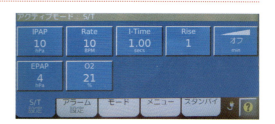

①画面下から**「モード」**を選択し、設定したいモードを選びます（写真ではS/Tモードを選択）。

②必要設定項目が表示されますので、変更したい項目を選択します。

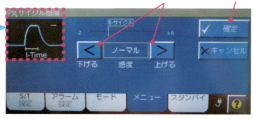

設定を変更するとどのように換気が変化するかが視覚的にわかりやすく表示されます。

③**調整キー**で設定したい値に変更した後、**確定キー**を押して確定します。

※数値の変更／確定はナビゲーションリングでも行えます。

パラメーターの見方

・波形の一時停止
・レンジの変更
・時間軸の変更

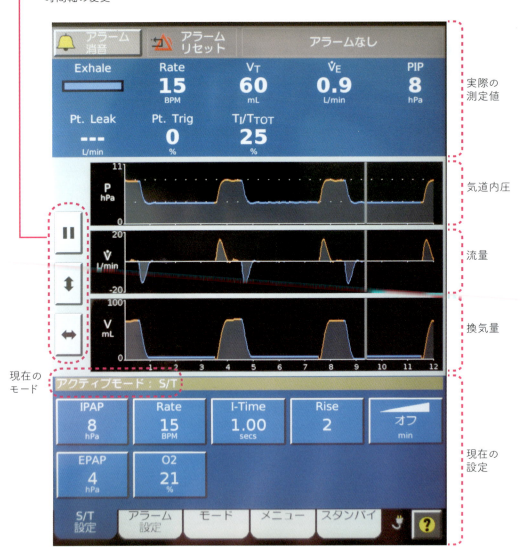

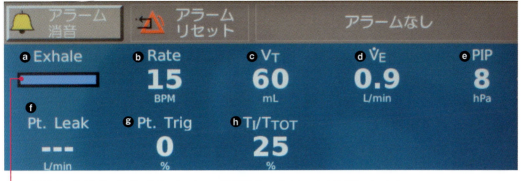

ⓐ最新の測定値が自発呼吸によるものか強制換気によるものかを表示しています。
Exhale：呼気
Spont：吸気
Timed：強制換気

ⓑ Rate：呼吸回数
ⓒ V_T：換気量
ⓓ V̇_E：吸気分時換気量
ⓔ PIP：最高気道内圧
ⓕ Pt. Leak：一分間のリーク量
ⓖ Pt. Trig：呼吸回数の中の自発呼吸の割合
ⓗ T_I/T_TOT：一回の呼吸時間中の吸気時間の割合

NPPV雑学コラム④

 NPPVの測定値やグラフィックモニターは信用できる？

　最近の急性期用NPPVにはIPPV用人工呼吸器にも負けないようなグラフィックモニターが搭載された機種が増えています。これを見ればIPPV用人工呼吸器のように設定も観察もバッチリ！……とはなかなかうまくはいきません。

　NPPVは意図的な漏れ（インテンショナルリーク）があるのが前提になるため、圧による漏れを計算して波形や測定値を出してくれます。しかし、意図的でない漏れ（アンインテンショナルリーク）が発生すると話が変わります。アンインテンショナルリークが増えれば増えるほど測定値の誤差が大きくなり、計算で補正できなくなってしまいます。そうすると計算値から波形を描出しているグラフィックモニターもやはり波形の精度が落ちてしまいます。

　NPPVの測定値やグラフィックモニターを見るときはリーク量に問題がないことをきちんと確認しておきましょう。

トリロジー（O_2/100/200）plus のトリセツ

トリロジーの準備

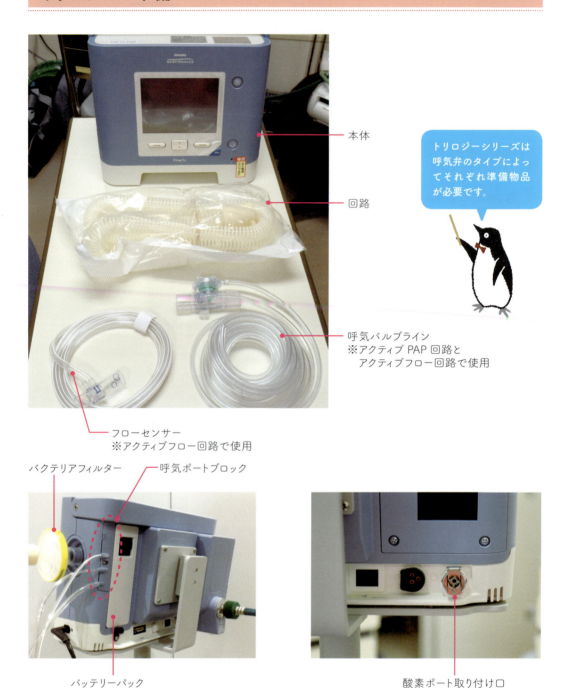

- 本体
- 回路
- 呼気バルブライン
  ※アクティブPAP回路と
  アクティブフロー回路で使用
- フローセンサー
  ※アクティブフロー回路で使用
- バクテリアフィルター
- 呼気ポートブロック
- バッテリーパック
- 酸素ポート取り付け口

トリロジーシリーズは呼気弁のタイプによってそれぞれ準備物品が必要です。

パッシブ回路（呼気ポートタイプ）

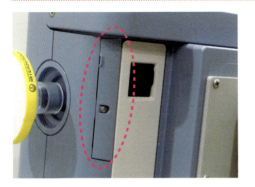

呼気ポートブロックには何も接続しません。

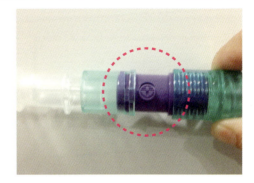

回路には呼気ポートを接続します。※呼気ポート付きマスクを使用する場合は必要ありません。

アクティブPAP回路（呼気弁＋圧ライン）

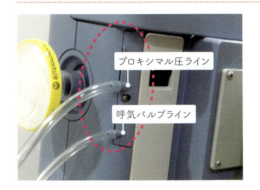

呼気ポートブロックの接続口は2つ以上必要です。

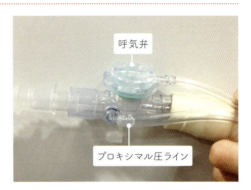

回路には呼気弁（上）とプロキシマル圧ライン（下）を接続します。

アクティブフロー回路（呼気弁＋フローセンサー）※トリロジー200/O₂のみ

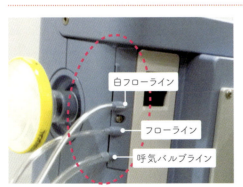

呼気ポートブロックは接続口が3つ必要です。

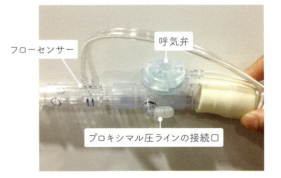

回路にはフローセンサー（左）と呼気弁（右）を接続します。※**プロキシマル圧ラインの接続口にはキャップをしておきます。**

操作方法

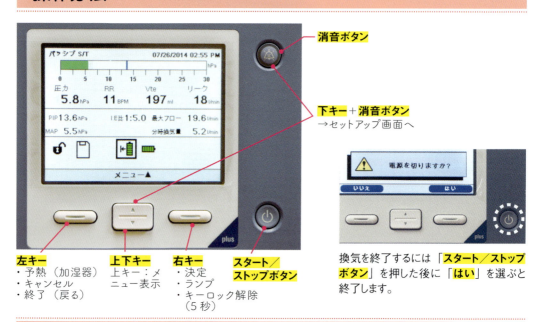

左キー
・予熱（加湿器）
・キャンセル
・終了（戻る）

上下キー
上キー：メニュー表示

右キー
・決定
・ランプ
・キーロック解除（5秒）

スタート／ストップボタン

換気を終了するには「**スタート／ストップボタン**」を押した後に「**はい**」を選ぶと終了します。

設定変更

メニューアクセス権限：「最大」の場合（フルアクセス）

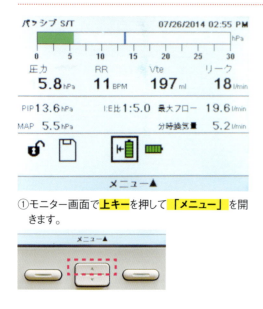

① モニター画面で**上キー**を押して「**メニュー**」を開きます。

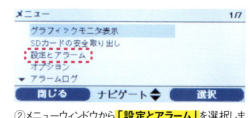

② メニューウィンドウから「**設定とアラーム**」を選択します（アクセス権限を変更するときは「**オプション**」を選択します）。

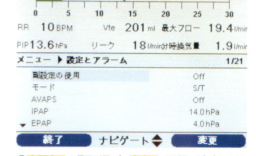

③ **上下キー**で項目を選び、**右キー**で選択／決定します。数値や項目も同様に変更し、**左キー**で「**終了**」を押すと設定変更完了です。

メニューアクセス権限:「限定」の場合（設定変更制限あり）

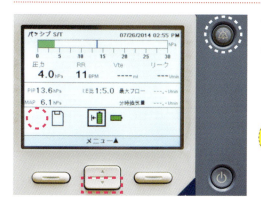

- 「限定」の状態ではモニター／スタンバイ画面の左下に鍵マークは表示されません。
- モニター画面で「下キー」と「消音ボタン」を長押しするとメニューウィンドウが開きます。この操作によって一時的に設定変更が可能になります。

注意!! メニューアクセス権限が「限定」の場合、メニューウィンドウに「設定とアラーム」の項目は表示されません。

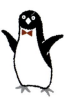

セットアップ画面の入り方

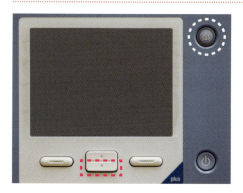

スタンバイ状態（画面に何も表示されていない状態）で下キーと消音ボタンを押し続けるとセットアップ画面が表示されます。

セットアップ画面では通常の設定だけでなく、回路タイプとMPV（マウスピース）の変更も行えます。

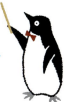

キーパッドロックを設定している場合

右キーを5秒長押しすると解除できます。

パラメーターの見方

モニター画面（メニュー＞オプション＞詳細＞On の場合）

「off」の場合は表示内容が限定されます。

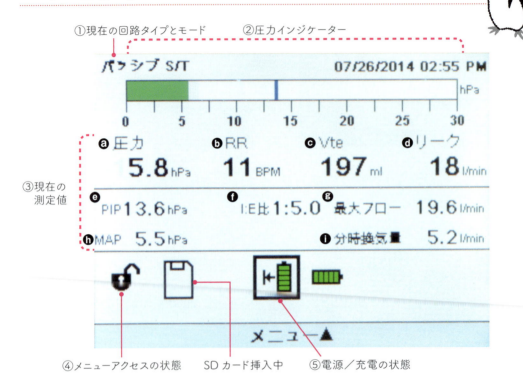

① 現在の回路タイプとモード
② 圧力インジケーター：回路内圧に合わせて動きます。
③ 現在の測定値
　ⓐ 圧力：現在の回路内圧
　ⓑ RR：呼吸回数
　ⓒ Vte：呼気一回換気量
　ⓓ リーク：1 分間のリーク量
　ⓔ PIP：最大気道内圧
　ⓕ I：E 比：吸気と呼気の比
　ⓖ 最大フロー
　ⓗ MAP：平均気道内圧
　ⓘ 分時換気量：1 分間の換気量
④ メニューアクセスの状態：鍵マークがあれば「最大」、なければ「限定」の状態です。
⑤ 電源／充電の状態：イナズマのマークがあれば充電中。

Monnal T60 のトリセツ

Monnal T60の準備

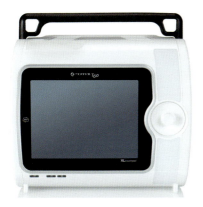

右側面

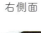

吸気回路接続部

呼気回路接続部

Monnal T60 は基本は人工呼吸器なのでダブルブランチ回路を使います。

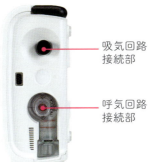

操作方法

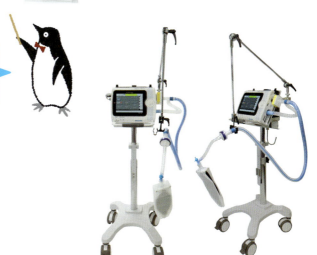

左側面

低圧酸素入力口

電源 ON／OFF ボタン

Monnal T60 はタッチパネルとコントロールホイールの操作のみで、ほぼすべての操作を行うことができます。

コントロールホイール

タッチパネル

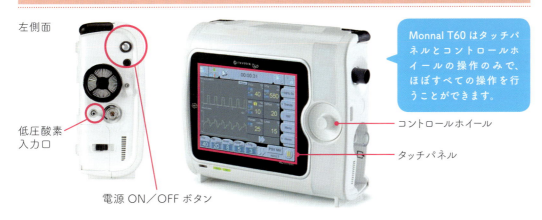

設定変更方法

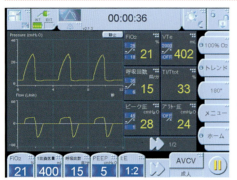
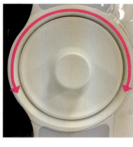

①タッチパネルで変更したい項目を選択します。
②コントロールホイールを回して数値を変更します。
③押し込んで確定します。

アラーム設定変更方法

・アラーム設定は関連したモニター項目から行います。
・変更したい測定値の左にある上限値／下限値の数字をタッチすれば値が変更できます。
・アラームが発生すると項目とアラーム上下限値が赤くハイライトされます。

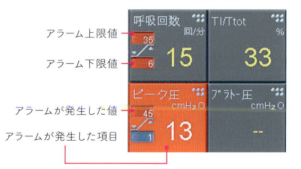

アラームメニュー

モニター項目をタッチすることでアラームメニューが開きます。

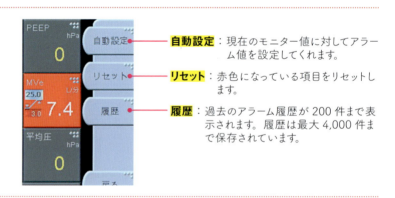

自動設定：現在のモニター値に対してアラーム値を設定してくれます。

リセット：赤色になっている項目をリセットします。

履歴：過去のアラーム履歴が200件まで表示されます。履歴は最大4,000件まで保存されています。

アラーム発生時

アラームメッセージはアラームの優先度に応じて色分けされています。

青 低優先
黄 中優先
赤 超優先・高優先

消音キー

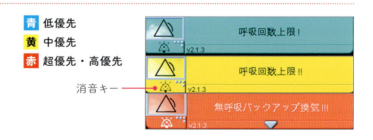

Monnal T60

オートテスト

新しい患者に装置を使用する前に「オートテスト」を実施します。

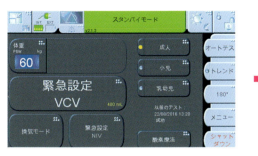

①ホーム画面から **「オートテスト」** を選択します。

②呼吸回路を塞ぎ、**「確定」** を押します。
③テスト完了後、**「完了」** を押します。

開始方法（ホーム画面）

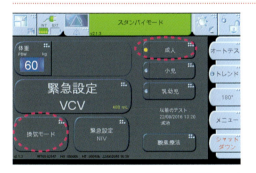

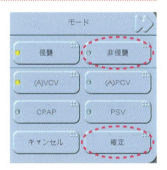

①患者カテゴリーから **成人・小児・乳幼児** のいずれかを選びます。
②**換気モード** を選択します。

③**「非侵襲」** を選択し、モードを選び **「確定」** を押すと開始します。

終了方法

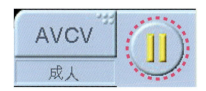

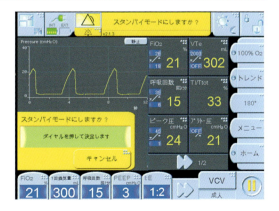

①**「スタンバイボタン」** をタッチします。
②コントロールホイールを押して確定します。

パラメーターの見方

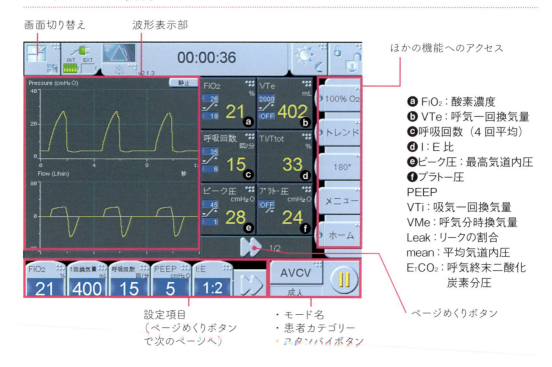

- ⓐ FiO₂：酸素濃度
- ⓑ VTe：呼気一回換気量
- ⓒ 呼吸回数（4回平均）
- ⓓ I：E比
- ⓔ ピーク圧：最高気道内圧
- ⓕ プラトー圧
- PEEP
- VTi：吸気一回換気量
- VMe：呼気分時換気量
- Leak：リークの割合
- mean：平均気道内圧
- E₁CO₂：呼気終末二酸化炭素分圧

そのほかの機能

低圧酸素入力

低圧酸素入力口より酸素流量計を用いて最大 10L/min で添加できます。

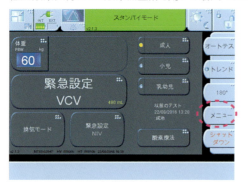

① **「メニュー」** を選択します。

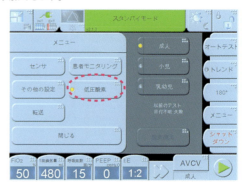

② **「低圧酸素」** を選択し、左側が点灯すれば ON の状態です。

酸素療法（ハイフローセラピー）

高圧配管を使用すればハイフローセラピーを行うことが可能です。

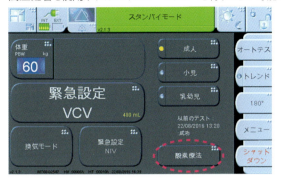

①ホーム画面から**「酸素療法」**を選択します。

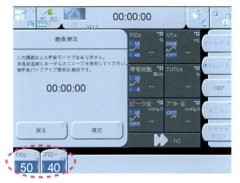

② FiO₂ とフローを設定します。

注意! ※無呼吸バックアップ機能や回路外れアラームは無効になります。
※必ず加温加湿器とネーザルカニューラを使用する必要があります。

NPPV雑学コラム⑤

急性期用 NPPV と慢性期用 NPPV の違い

　NPPV に用いる人工呼吸器は急性期用と慢性期用の大きく 2 つに分かれます。同じメーカーが同じようなアルゴリズムを用いて販売している機種があるにも関わらずなぜでしょうか。

　一つは高圧配管の有無が理由になります。急性期用として用いる NPPV は低酸素血症に対応すべく安定した酸素濃度を供給するために高圧酸素配管に接続します。しかし、おそらく日本の大部分の一般的な家庭には高圧酸素配管はありません。そのため、急性期用 NPPV は在宅では使えないのが一つです。

　もう一つはその大きさです。急性期用 NPPV はその性能を作り上げるために非常に大きなサイズになっています。やはり一般的な家庭には持ち込むのも移動するのも大変です。

　逆に慢性期用 NPPV は酸素濃縮器と酸素流量計で酸素を添加するため在宅でも酸素を用いることができます。酸素濃縮器の場合、設定上限は最大 7L/min までとなるため、在宅で NPPV を用いる症例は 7L/min 以下の酸素で対応可能な症例が適応とも言えます。さらにサイズもとてもコンパクトで軽く、専用のキャリーバッグを使えば車いすで移動中も使用することができます。

　どちらが良い悪いではなく、それぞれの得意分野に応じた使い方をすることで最大限の効果を発揮できると言えます。

2章 NPPV機器を理解しよう！

3 在宅用のNPPV機器を見てみよう

神戸市立医療センター中央市民病院 臨床工学技術部　呼吸治療専門臨床工学技士／
呼吸ケア研究会 WARC（Workshop on Advanced Respiratory Care）代表世話人　**石橋一馬**　Ishibashi Kazuma

1 ViVO50　トリセツ→p.90

メーカー チェスト

以前主力であった ViVO40 の上位にあたる NPPV/IPPV 汎用型人工呼吸器で、PCV や VCV、MPV など非常に多くのモードに対応が可能となりました。回路も呼気弁付き回路とリークポート付き回路から症例に応じて選択できるようになっています。またトリガー設定が9段階から設定でき、細やかな調整ができるのも魅力です。

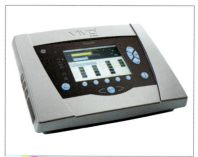
（画像提供／チェスト）

適応
NPPV および IPPV／成人および小児（5kg 以上）

主な使用場面
一般病棟／在宅 など

搭載モード
- PSV（TgV）
- PCV（TgV、A、TgV＋A、SIMV、MPV）
- VCV（A、SIMV、MPV）　CPAP

各項目の設定可能範囲
- **IPAP**　4〜50cmH₂O
- **EPAP**　呼気弁付き回路使用時：0〜30cmH₂O
　リークポート付き回路使用時：2〜30cmH₂O
　マウスピースインターフェース付き回路使用時：切
- **CPAP**　4〜20cmH₂O
- **呼吸回数**　4〜40 回/min
- **吸気時間**　0.3〜5.0s

マスク／回路タイプ
呼気ポート付きマスク
※ IPPV で用いるときは呼気ポート付き回路を使用

ココが優秀！
1. 各トリガー、ライズタイムが **9段階設定** で細かく設定できます。
2. 表示項目が基本的に **日本語** で表記されており、わかりやすくなっています。
3. Target Volume は PSV、PCV モードに付加可能です。
4. **MPV（マウスピースベンチレーション）** に対応可能になりました。

ココに注意！
Vivo40 と比較するとサイズが大きくなっています。

各種規格
サイズ	幅 348 × 奥行き 264 × 高さ 120mm
重量	約 5.2kg（バッテリー装着時 6.7kg）
内部バッテリー駆動時間	4 時間
外部バッテリー駆動時間	8 時間
AC 電源	100〜240V、3A
DC 電源	24V、7A

2　NIPネーザル®VE　トリセツ→p.94

メーカー　帝人ファーマ

　レスメド社製のNIPネーザル®Vの後継機になります。同タイプのNPPVをクリーンエアVELIAとしてフクダ電子社が販売しています。基本性能に違いはありませんが、こちらはiVAPSモードが搭載されています。さらにNIPネーザル®VEではAutoEPAPも追加され、上気道閉塞にも対応可能となりました。

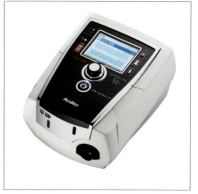

（画像提供／帝人ファーマ）

適応
NPPV／成人および小児（13kg以上）

主な使用場面
一般病棟／在宅／搬送　など

搭載モード
S　S/T　T　PAC　CPAP　iVAPS

各項目の設定可能範囲

IPAP	2〜40hPa（cmH$_2$O）
EPAP	2〜25hPa（cmH$_2$O）
CPAP	4〜20hPa（cmH$_2$O）
呼吸回数	5〜60（サポート8〜30）回/min
吸気時間	0.2〜4.0s

マスク／回路タイプ
呼気ポート付きマスク

ココが優秀！

❶ **iVAPSモード**：→p.184参照。

❷ **Vsync®機能**：回路のリークを常に監視し、急激なリークの変化にも対応しつつも高い感度を誇ります。

❸ **高流量酸素**：背面の酸素ポートは30L/minまで対応可能です。

❹ オプションで酸素濃度が測定可能です。

❺ **AutoEPAP**で上気道閉塞にも対応可能になりました。

ココに注意！

NIPネーザル®VEにはマスクタイプに「気管切開」が搭載されていません。TPPVで用いるときはクリーンエアVELIAを選びましょう。

各種規格

サイズ	幅170×奥行き230×高さ120mm
重量	2.1kg

内部バッテリー駆動時間	2時間

AC電源	100〜240VAC、50/60Hz、2.2A
DC電源	24V、3A

3 クリーンエア VELIA （トリセツ→p.94）

メーカー フクダ電子

レスメド社製のNPPVです。同タイプの装置をNIPネーザル®VEとして帝人ファーマ社が販売しています。基本性能に違いはありませんが、こちらはマスクタイプに「気管切開」が選択できるようになっており、NPPVだけでなく在宅用TPPVとして用いることができます。

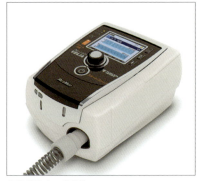

（画像提供／フクダ電子）

適応
NPPVおよびTPPV／成人および小児（13kg以上）

主な使用場面
一般病棟／在宅／搬送 など

搭載モード
S　S/T　T　PAC　CPAP

各項目の設定可能範囲

IPAP	2～40hPa（cmH$_2$O）
EPAP	2～25hPa（cmH$_2$O）
CPAP	4～20hPa（cmH$_2$O）
呼吸回数	5～60（サポート8～30）回/min
吸気時間	0.2～4.0s

マスク／回路タイプ
呼気ポート付きマスク

ココが優秀！
❶ **気管切開**を選択することでTPPVにも対応可能です。
❷ **Vsync®機能**：回路のリークを常に監視し、急激なリークの変化にも対応しつつも高い感度を誇ります。
❸ **高流量酸素**：背面の酸素ポートは30L/minまで対応可能です。
❹ オプションで酸素濃度が測定可能です。

ココに注意！
クリーンエアVELIAにはiVAPSモードは搭載されていません。iVAPSを使用したい場合はNIPネーザル®VE（→p.81）もしくはクリーンエアASTRAL®を選びましょう。

各種規格

サイズ	幅170×奥行き230×高さ120mm	内部バッテリー駆動時間	2時間	AC電源	100～240VAC、50/60Hz、2.2A
重量	2.1kg	外部バッテリー駆動時間	8時間	DC電源	24V、3A

4 BiPAP A40 シルバーシリーズ （トリセツ→p.98）

メーカー フィリップス・ジャパン

同社の人工呼吸器に従来から搭載されているAVAPSモードだけでなく、発展型のAVAPS-AEモードを搭載したことで閉塞性の無呼吸にも対応できるようになりました。また、Bi-Flex機能により楽に呼気を呼出しやすくなっているなど、快適性の向上が図られています。さらにシルバーシリーズは新しい加温加湿器を搭載することでヒーターワイヤーに対応可能となり、在宅での結露対策も図られるようになりました。

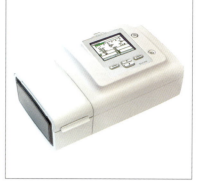

（画像提供／フィリップス・ジャパン）

適応
NPPV／成人および小児（10kg以上）

主な使用場面
一般病棟／在宅 など

搭載モード
S　T　S/T　CPAP　PC　AVAPS-AE

各項目の設定可能範囲

IPAP	4～40hPa（cmH$_2$O）
EPAP	4～25hPa（cmH$_2$O）
CPAP	4～20hPa（cmH$_2$O）
呼吸回数	0～40回/min（S/TおよびPC） 4～40回/min（T） オートまたは0～40回/min（AVAPS-AE）
吸気時間	0.5～3.0s

マスク／回路タイプ
呼気ポート付きマスク

各種規格

サイズ	幅300×奥行き184×高さ108mm（着脱式バッテリー含む）
重量	約2.9kg（着脱式バッテリー含む）
内部バッテリー駆動時間	なし
外部バッテリー駆動時間	3時間（標準搭載、着脱式）
AC電源	100～240V、50/60Hz、1.2A
DC電源	12V、5.0A

ココが優秀！

❶ **AVAPS-AEモード**：→p.33参照
❷ **Bi-Flex機能**：Sモードで吸気終了から呼気開始時に圧を一時的に下げることで、楽に呼出できるようにする機能です。
❸ **Digital Auto-Trak機能**：シェイプシグナル（呼吸予測パターンから逸脱した点）を吸気呼気として認識します。通常のAuto-Trakと高感度なSensitive Auto-Trakの2種類が搭載されています。
❹ **着脱式バッテリー・加温加湿器**：外部バッテリーと加温加湿器は着脱式で、ワンタッチで脱装着ができます。
❺ 外部バッテリーパックはトリロジーシリーズと共有可能です。
❻ シルバーシリーズから**ヒーターワイヤー回路**に対応可能になりました。

ココに注意！

❶ AVAPS-AEモードは小児では使用できません。
❷ Auto EPAPのために呼気時に振動波を送るため違和感を感じる人もいます。
❸ IPPV機能は搭載されていますが、日本では未承認のため設定できません。
❹ 内部バッテリーが非搭載のため、バッテリー駆動中に着脱・交換はできません。

5 トリロジー 100/200 plus （トリセツ→p.70）

メーカー フィリップス・ジャパン

基本的な性能はトリロジー O_2 plus（→ p.59）と同等ですが、「O_2」に搭載されている高圧酸素配管用のホースの代わりに、酸素添加用の専用ポートが搭載されています。院内での使用に主眼を置いた「O_2」に対し「100」「200」は在宅や慢性期の管理により適しています。「200」は「100」の上位機種にあたり、回路タイプが追加されています。

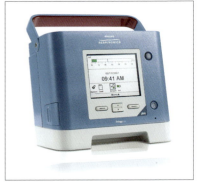

（画像提供／フィリップス・ジャパン）

適応
NPPV および IPPV／成人および小児（5kg 以上）

主な使用場面
一般病棟／在宅／搬送 など

搭載モード
- PCV（CPAP、S、S/T、T、PC、PC-SIMV）
- AVAPS-AE
- VCV（AC、SIMV、SIMV＋PS、CV）

各項目の設定可能範囲
【パッシブ回路】
- EPAP　4〜25hPa（cmH_2O）
- CPAP　4〜20hPa（cmH_2O）
- PEEP　4〜25hPa（cmH_2O）

【アクティブ（アクティブフロー）回路】
- EPAP　0〜25hPa（cmH_2O）
- PEEP　0〜25hPa（cmH_2O）

【各回路共通】
- IPAP　4〜50hPa（cmH_2O）
- 吸気圧　4〜50hPa（cmH_2O）
- PS　0〜30hPa（cmH_2O）
- 呼吸回数　1〜60回/min（AC のみ 0〜60）
- 吸気時間　0.3〜5.0s

マスク／回路タイプ
トリロジー100：呼気ポートを用いる「パッシブ回路」と呼気弁を用いる「アクティブ回路」から選択

トリロジー200：上記に加え、呼気量測定も行える「アクティブフロー回路」も選択可

※アクティブ・アクティブフロー回路では呼気ポートなしマスクを使用

ココが優秀！
1. **Digital Auto-Trak 機能**：パッシブ回路では Auto-Trak または Sensitive Auto-Trak が使用可能です。
2. 「plus」から**マウスピース（MPV）**に対応。
3. **Bi-Flex 機能**：→ p.59 参照
4. **C-Flex 機能**：CPAP モード時に呼気圧を下げて楽に呼気を行いやすくする機能です（→ p.25）。
5. 「plus」から **AVAPS-AE モード**を搭載。
6. トリロジー200では**アクティブフロー回路**が選択でき、呼気換気量の測定が可能です。

ココに注意！
1. 回路タイプとマスクの組み合わせに注意が必要です。
2. アクティブ回路はパッシブ回路と比較して CO_2 の再呼吸が増加するリスクがあります

各種規格

サイズ	幅285×奥行き167×高さ235mm
重量	5.0kg
内部バッテリー駆動時間	3時間
外部バッテリー駆動時間	3時間
AC電源	100〜240VAC、50/60Hz、最大 2.1A
DC電源	12V、3.0A

6 クリーンエア ASTRAL®

メーカー フクダ電子

フクダ電子社から販売されているクリーンエア ASTRAL® は IPPV/NPPV 汎用型人工呼吸器です。その重量はわずか 3.2kg と人工呼吸器としては世界最軽量を誇ります。A4 サイズの小さい本体に対して 7 インチのカラータッチパネルを搭載しており、日本語表記も相まって使いやすい人工呼吸器となっています。また、同社が販売しているクリーンエア VELIA にはなかった iVAPS モードも搭載されています。

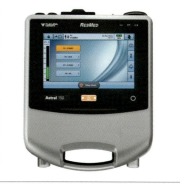

（画像提供／フクダ電子）

適応
NPPV および IPPV／成人および小児（5kg 以上）

主な使用場面
一般病棟／在宅 など

搭載モード
CPAP　S　iVAPS　S/T　PAC　T　PC

各項目の設定可能範囲

IPAP	4～50hPa（cmH$_2$O）
EPAP	2～25hPa（cmH$_2$O）
CPAP	3～20hPa（cmH$_2$O）
呼吸回数	成人：オフまたは 2～50 回/min 小児：オフまたは 5～80 回/min
呼吸時間	0.3～4.0s

マスク／回路タイプ
呼気ポート付きシングル回路
呼気弁付きシングル回路
ダブルブランチ回路

各種規格

サイズ	幅 215×奥行き 285×高さ 93mm	内部バッテリー駆動時間	8 時間	AC 電源	100～240V、1.0～1.5A
重量	3.2kg	外部バッテリー駆動時間	8 時間	DC 電源	12～24V、7.5A／3.75A

ココが優秀！
1. **iVAPS モード**（→ p.184）が使用可能です。
2. 人工呼吸器としては**世界最軽量**です。
3. **回路タイプ**の組み換えでさまざまなパターンに対応可能です。
4. **バッテリー駆動時間**が非常に長く搬送にも便利です。

ココに注意！
1. 回路とマスクの組み合わせを間違えると正しく作動しません。
2. 回路タイプを変更するには回路アダプターの組み換えが必要になります。

7 オールインワン VOCSN ベンチレータ

メーカー カフベンテック（製造販売／スカイネット）

カフベンテック社から販売されている VOCSN は、その名前の由来となる① Ventilator（人工呼吸器）、② Oxygen（酸素濃縮器）、③ Cuff Assist（排痰補助装置）、④ Suction（吸引）、⑤ Nebulizer（吸入）の5つの機能が搭載された汎用型人工呼吸器です。本来は IPPV がメインですが NPPV としても活用でき、1台で5役の大活躍をしてくれます。

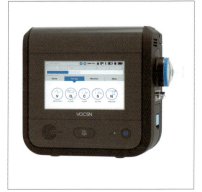

（画像提供／カフベンテック）

適応
NPPV および IPPV／成人および小児（5kg 以上）

主な使用場面
一般病棟／在宅 など

搭載モード
Bi-Level　Spontaneous
AC-Pressure　AC-Volume
SIMV-Pressure　SIMV-Volume

各項目の設定可能範囲
【アクティブ回路（呼気弁）】
- IPAP　4～40hPa（cmH₂O）
- EPAP　0～25hPa（cmH₂O）

【パッシブ回路（呼気ポート）】
- IPAP　4～40hPa（cmH₂O）
- EPAP　4～25hPa（cmH₂O）

【各回路共通】
- CPAP　4～40hPa（cmH₂O）
- 呼吸回数　0～60回/min
- 吸気時間　0.3～5.0s

マスク／回路タイプ
呼気ポートを用いる「パッシブ回路」と呼気弁を用いる「アクティブ回路」から選択

ココが優秀！
1. 人工呼吸器以外にも**酸素濃縮器**、**排痰補助装置**、**吸引器**、**ネブライザー**としても使用可能。
2. **搬送時**や、ちょっとした外出先のケアで多くの装置を必要としません。
3. **ハイフローセラピー機能**も搭載されています。
4. **バッテリー駆動が8時間**と非常に長時間耐用になっています。

ココに注意！
1. 酸素濃縮器を使用するとバッテリー駆動時間が大幅に減少します。
2. 酸素濃縮器はあくまで短時間での使用を想定しており、単独での使用は想定していません。
3. プリセットからモードを設定する必要があるなど、設定方法が独特です。
4. 多機能ですが使いこなすにはしっかりとした教育が必要になります。

各種規格

サイズ	幅260×奥行き190×高さ280mm	内部バッテリー駆動時間	1時間	AC電源	100～240V、1.2～2.5A
重量	8.3kg（外部バッテリー含む）	外部バッテリー駆動時間	8時間	DC電源	24V、9.17A

8 AirCurve™ 10 CS-A TJ （トリセツ→p.103）

メーカー 帝人ファーマ

帝人ファーマ社から販売された心不全に伴う呼吸障害に対する治療を主目的とした人工呼吸器です。AirCurve™ 10 CS-A TJ の ASV モード（→ p.34）はオーシャンウェーブフォームという独自のテクノロジーを用いた圧波形パターンを呈し、自然な呼吸に近いサポート圧を供給してくれます。さらに ASV Auto モードは ASV に Auto EPAP を附加することで閉塞性換気障害にも対応できるようになりました。

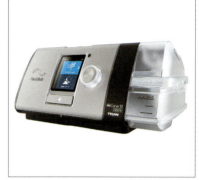

（画像提供／帝人ファーマ）

適応
NPPV／成人（30kg 以上）

主な使用場面
一般病棟／在宅 など

搭載モード
CPAP　ASV　ASV Auto

各項目の設定可能範囲
CPAP	4〜20hPa（cmH$_2$O）
PSmin	0〜6hPa（cmH$_2$O）
PSmax	0〜20hPa（cmH$_2$O）
EPAP	2〜15hPa（cmH$_2$O）
EPAP（min〜max）	4〜15hPa（cmH$_2$O）

マスク／回路タイプ
呼気ポート付きマスク

ココが優秀！
❶ **オーシャンウェーブフォーム**で快適性がとても高いです。
❷ **加温チューブ採用**で回路内の結露が大幅に減少します。
❸ 専用のポートから**酸素投与が可能**です。

ココに注意！
❶ バッテリー非搭載です。
❷ CSAS を伴う心不全患者への ASV 導入は慎重な評価が必要です（→ p.36）。
❸ Auto EPAP 使用時は血圧低下に注意が必要です。

各種規格
サイズ	幅 255 ×奥行き 150 ×高さ 116mm
重量	1.336kg（水チャンバー装着時）
バッテリー駆動時間	－（非搭載）
AC 電源	100〜240V、1.2〜2.5A
DC 電源	24V、3.75A

9 PrismaCR

メーカー チェスト

チェスト社から販売された心不全に伴う呼吸障害に対する治療を主目的とした人工呼吸器です。AcSV モード（→ p.34）は SCOPE ボタンにチェーン・ストークス呼吸（cheyne stokes respiration；CSR）と混合型呼吸障害（MIXED）に対応した AcSV-CSR と AcSV-MIXED が既定値として準備されており、患者の状態に応じて設定しやすくなっています。さらに第 3 の圧と呼ばれる EEPAP（呼気終末時の圧）や PDIEF（= pressure support；PS）の調整を行う TRI Level 機能で快適性が向上しています。

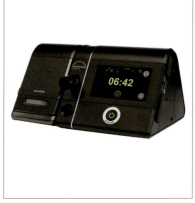

（画像提供／チェスト）

適応
NPPV／成人（30kg 以上）

主な使用場面
一般病棟／在宅 など

搭載モード
CPAP **AcSV**

各項目の設定可能範囲
- **AcSV** 4～30hPa（cmH$_2$O）
- **CPAP** 4～20hPa（cmH$_2$O）
- **呼吸回数** 6～20 回/min（自動）
- **吸気時間** 自動

マスク／回路タイプ
呼気ポート付きマスク

ココが優秀！
❶ **TRI Level** で EPAP と PS を自動調整することで快適性を向上してくれます。
❷ オプションの **prismaCONNECT** と接続することでリモート操作が可能になります。
❸ **prismaPSG** を使用することで PSG 装置し接続が可能となり、タイトレーション（調整）にも便利です。

ココに注意！
❶ バッテリー非搭載です。
❷ CSAS を伴う心不全患者への ASV 導入は慎重な評価が必要です（→ p.36）。

各種規格
サイズ 幅 170 ×奥行き 180 ×高さ 135mm	バッテリー駆動時間 —（非搭載）	AC 電源 100～240V、1.5A
重量 1.4kg		DC 電源 37V、2.5A

10 BiPAP AutoSV Advanced System One 60 シリーズ

メーカー フィリップス・ジャパン

フィリップス・ジャパン社から販売された心不全に伴う呼吸障害に対する治療を主目的とした人工呼吸器です。autoSVモード（→p.34）はAuto EPAPとAuto PSを搭載することで安定したサポートを提供します。また、同社が開発したBi-Flex機能で陽圧換気の不快感を低減してくれます。さらに、ヒートワイヤー入りのヒーテッドチューブは結露減少にも活躍してくれます。

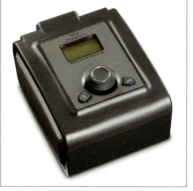
（画像提供／フィリップス・ジャパン）

適応
NPPVおよびIPPV／成人（30kg以上）

主な使用場面
一般病棟／在宅 など

搭載モード（NPPV時）
autoSV

各項目の設定可能範囲
- **IPAP** MaxPressure：4〜25hPa（cmH_2O）
  PSmin：0〜21hPa（cmH_2O）
  PSmax：0〜21hPa（cmH_2O）
- **EPAP** EPAPmin：4〜25hPa（cmH_2O）
  EPAPmax：EPAPmin〜25hPa（cmH_2O）
- **呼吸回数** オフまたは4〜30回/min オート
- **吸気時間** 0.3〜3.0s

マスク／回路タイプ
呼気ポート付きマスク

ココが優秀！
❶ **Auto PS** と **Auto EPAP** で快適性がアップします。
❷ **Bi-Flex機能** で陽圧による不快感を軽減します。
❸ **ヒーテッドチューブ** 専用の加温加湿器を使用することで高い加温加湿効果が得られ、在宅で問題となる結露を減らすことができます。

ココに注意！
❶ バッテリー非搭載です。
❷ CSASを伴う心不全患者へのASV導入は慎重な評価が必要です（→p.36）。

各種規格
サイズ	幅140×奥行き180×高さ100mm
重量	1.53kg
バッテリー駆動時間	−（非搭載）
AC電源	100〜240V、2.0〜2.1A
DC電源	12V、5.0A

2章 NPPV機器を理解しよう！

4 これさえあればなんとかなる！機種別のトリセツ

神戸市立医療センター中央市民病院 臨床工学技術部　呼吸治療専門臨床工学技士／
呼吸ケア研究会 WARC（Workshop on Advanced Respiratory Care）代表世話人　　石橋一馬　Ishibashi Kazuma

ViVO50 のトリセツ

ViVO50の準備

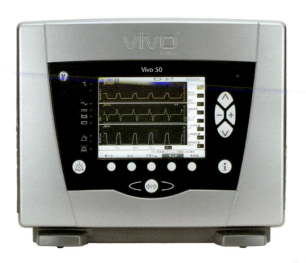

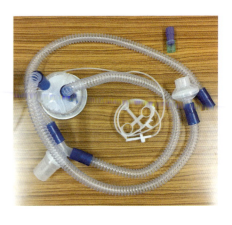

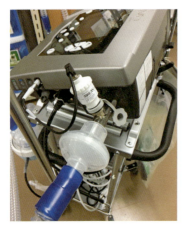

本体右側面の送気口にバクテリアフィルター、パッシブ回路、呼気ポートを装着します。

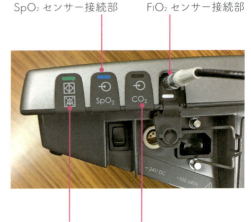

SpO₂センサー接続部　　FIO₂センサー接続部

ナースコール接続部　　E₁CO₂センサー接続部

操作方法

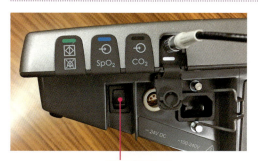
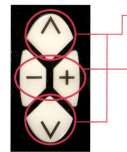

項目選択ボタン
上下のボタンでカーソルの移動を行います。

設定値変更ボタン
メニュー内のリストを左右に移動します。
数値を変更する際にも使用します。
＋キー：増加
ーキー：減少

主電源ボタン

アラーム音消音ボタン
アラーム発生時に押すと60秒間消音します。

インフォメーションボタン

治療開始／停止ボタン

ファンクションボタン　①モード ②設定 ③アラーム ④モニター ⑤その他

治療の開始

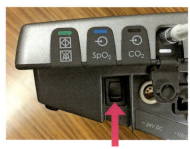
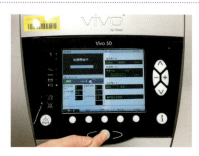

①サイドパネルの **「主電源ボタン」** を1秒以上長押しして装置の電源を入れます。

②**「治療開始／終了ボタン」** を押し、画面に表示される進展バーがいっぱいになるまで押し続けます。
③進展バーがいっぱいになると音が鳴って治療が開始されます。

治療の終了

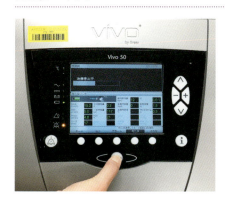

①**「治療開始／終了ボタン」** を押し、画面に表示される進展バーがいっぱいになるまで押し続けます。
②進展バーがいっぱいになり **「入／切（右側）を押して停止」** と表示されたら、5秒以内に **「主電源ボタン」** をしっかり押すとスタンバイモードになります。

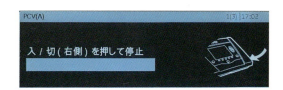

設定変更

モード画面（ファンクションボタン①）

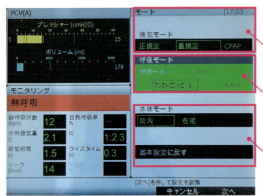

ファンクションボタン（→ p.91）の①を押すとモード画面になります。

換気モード
圧規定・量規定・CPAP から選択します。

呼吸モード
「サポート」「MPV」「アシスト／コントロール」「SIMV」から選択します。

本体モード
院内・在宅モードを選択します。
在宅モードにすると解除するまで設定変更ができなくなります。

設定画面（ファンクションボタン②またはモード画面で「次へ」）

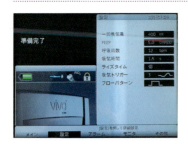 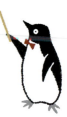

表示される設定項目はモードにより異なります。設定値の詳細は1章-2（p.19～）を参照してください。

モニター画面（ファンクションボタン③）

現在のモード　　圧力と換気量の表示

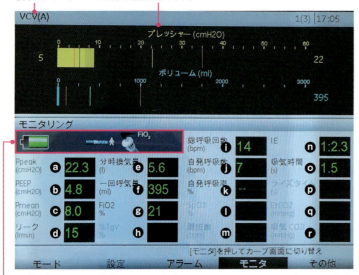

記号／アラーム：使用している回路やセンサーのアイコンが表示されます。

- ⓐ Ppeak：最高気道内圧
- ⓑ PEEP：EPAP に相当
- ⓒ Pmean：平均気道内圧
- ⓓ リーク：1分間のリーク量
- ⓔ 分時換気量：1分間の換気量
- ⓕ 一回換気量
- ⓖ FiO₂：酸素濃度
- ⓗ %TgV：実際の換気量と設定した TgV（ターゲットボリューム：目標換気量）が一致した割合
- ⓘ 総呼吸回数：強制換気を含めた呼吸回数
- ⓙ 自発呼吸数：自発呼吸の回数
- ⓚ 自発呼吸率：100 呼吸中の自発呼吸数の割合
- ⓛ SpO₂　ⓜ 脈拍数　ⓝ I：E
- ⓞ 吸気時間　ⓟ ライズタイム
- ⓠ EtCO₂
- ⓡ 吸気 CO₂：吸気に含まれる二酸化炭素分圧

在宅モード切替（設定のロック）方法

在宅モードは誤って設定が変更されるのを防ぐ機能です。

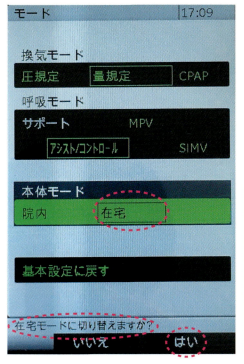

① **ファンクションボタン①（モード）** を押します。
② 本体モードから **「在宅」** を選択します。
③ 「在宅モードに切り替えますか?」と表示されたら「はい」を選択します。

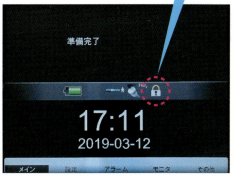

鍵マークが表示されていれば在宅モードになっています。

院内モード切替（ロックの解除）方法

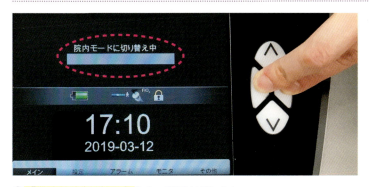

① **「設定値変更ボタン」** を2つ同時に押します。
② 画面内の「院内モードに切り替え中」のゲージが右端まで到達すると院内モードに切り替わります。

NIP ネーザル®VE／クリーンエア VELIA のトリセツ

NIPネーザル®VE／クリーンエアVELIAの準備

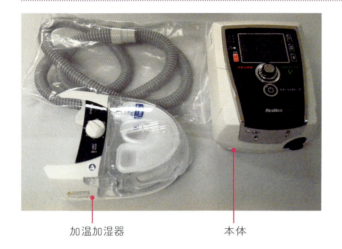

加温加湿器　　本体

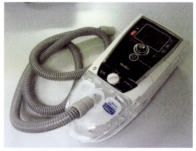

本体と加温加湿器はワンタッチで装着できます。

低圧酸素コネクター

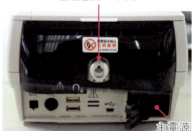

主電源は AC ケーブルの横にあります。

主電源

操作方法

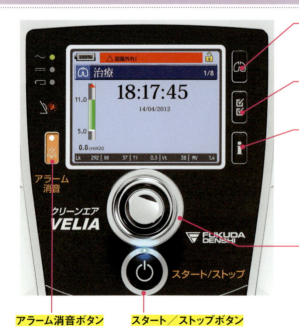

モニターメニューボタン
それぞれの項目の測定値と直近 20 秒の波形が表示されます。

設定メニューボタン
設定値およびアラームが設定、確認できます。

情報メニューボタン
治療効果の確認ができます（→ p.97）。

プッシュダイヤル
・回転→カーソル移動／数値変更
・押し込み→確定

アラーム消音ボタン　　スタート／ストップボタン

医療者モードへの切り替え

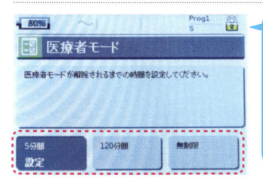
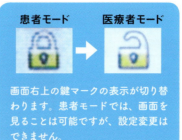
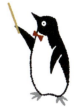
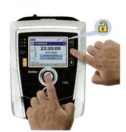

画面右上の鍵マークの表示が切り替わります。患者モードでは、画面を見ることは可能ですが、設定変更はできません。

- 「**プッシュダイヤル**」と「**設定メニューボタン**」を同時に長押しすると、医療者モード設定画面が開きます。
- 医療者モードが解除されるまでの時間は 5 分、120 分、無制限で設定できます。

回路抵抗測定の手順

回路抵抗を測定することで圧力の補正を行います。

回路抵抗測定を実施するタイミング
- 初回使用時
- マスク変更時（マスクの設定も変更する必要があります）
- チューブ変更時
- 加温加湿器を着脱したとき

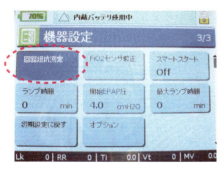
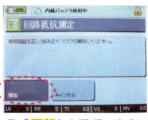
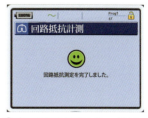

① 呼吸回路とマスクを接続し、マスクの開口部を開放します。
② 設定メニューボタンを押し、3 ページ目の機器設定画面から「**回路抵抗測定**」を選択します。
③ 「**開始**」を選択・確定して、回路抵抗の測定を開始します。
④ 完了画面が出たら、ボタンを押すと画面が切り替わります。

注意!! 補正値に影響が出るので測定中はマスクを塞がないでください。

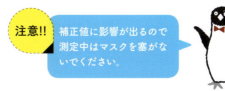

設定変更

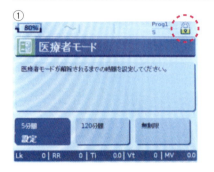
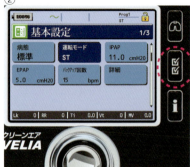

①医療者モード設定画面を開き、設定変更可能時間を設定します。

②「**設定メニューボタン**」を押して基本設定画面を開きます。
「**プッシュダイヤル**」で変更したい項目を選び、ダイヤルを押し込んで確定します。

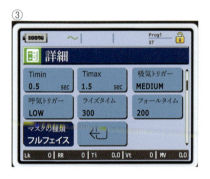
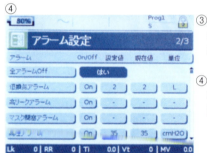

③詳細項目を設定するときは、②で「**詳細**」を選択します。

④「**設定メニューボタン**」を2回押すとアラーム設定画面が開きます。

パラメーターの見方

モニタリング画面

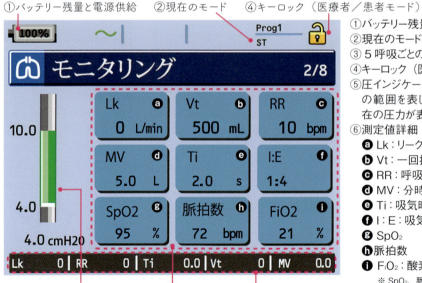

①バッテリー残量と電源供給
②現在のモード
③5呼吸ごとの平均測定値
④キーロック（医療者／患者モード）
⑤圧インジケーター：緑色は設定圧の範囲を表し、バーの下には現在の圧力が表示されます。
⑥測定値詳細
　ⓐ Lk：リーク量
　ⓑ Vt：一回換気量
　ⓒ RR：呼吸回数
　ⓓ MV：分時換気量
　ⓔ Ti：吸気時間
　ⓕ I：E：吸気呼気比
　ⓖ SpO₂
　ⓗ 脈拍数
　ⓘ FiO₂：酸素濃度
　※ SpO₂、脈拍数、FiO₂ はオプション

情報メニューボタン

イベントサマリー

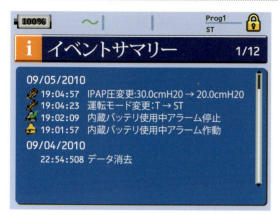

設定変更履歴、アラームの作動停止、システムイベントを各200件表示できます。

トレンドデータ

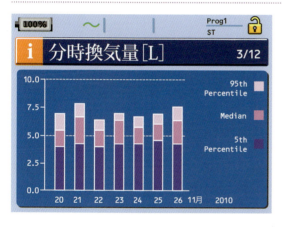

- プッシュダイヤルを押して反時計回りに回転させることで最大365日分のデータをさかのぼって表示することが可能です。
- トレンドデータは1日ずつ蓄積され、0時から24時までの間に10分以上の換気を継続した場合にのみ保存されます。

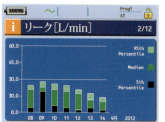
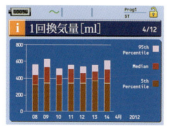
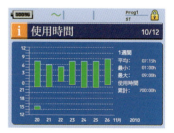

BiPAP A40 のトリセツ

BiPAP A40 の準備

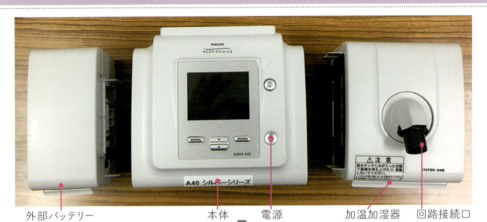

外部バッテリー　本体　電源　加温加湿器　回路接続口

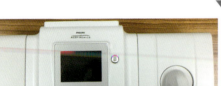

- 外部バッテリー、本体、加温加湿器はワンタッチで装着できます。
- 電源はディスプレイ横のスイッチのみです。

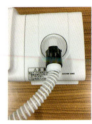

専用のヒーター回路を接続できます。

操作方法

下キー＋消音ボタン→セットアップ画面へ　　消音ボタン

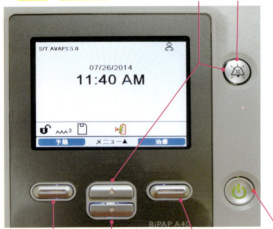

左キー
・予熱（加湿器）
・キャンセル
・終了（戻る）

上下キー
上キー：
メニュー表示

右キー
・治療スタート
・決定
・ランプ
・キーロック解除
（5秒）

スタート／
ストップボタン

換気を終了するには「**スタート／ストップボタン**」を押します。

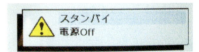

運転中：「**スタンバイ**」と「**電源 Off**」からそれぞれ選びます。

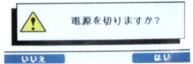

スタンバイ中：「**はい**」を選ぶと終了します。

メニューアクセス権限とは？

- 条件に応じて設定変更操作に制限をかける設定で、設定変更の権限を持つ「最大」と主要な項目の設定変更が行えない「限定」の2種類から選択します。

- メニューアクセス権限が「限定」となっている場合は「設定とアラーム」の項目がメニューウィンドウには表示されないようになります。

- 設定変更を行う場合は「下キー」＋「消音ボタン」を長押しすることで表示される「セットアップ」画面内の「オプション」から変更可能です。

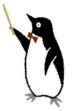

メニューアクセス権限：「最大」（フルアクセス）

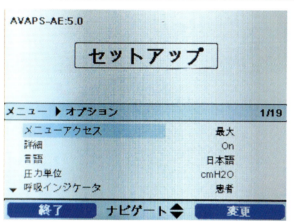

- すべての設定項目の変更を行うことができます。

- 院内での導入期のように頻繁に設定を変更する場合はメニューアクセス権限を「最大」にしておくと便利です。

メニューアクセス権限：「限定」（設定変更制限あり）

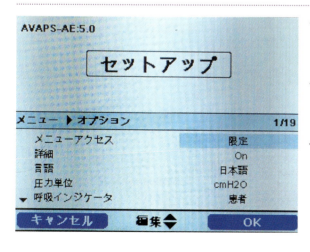

- メニュー内から設定とアラームの項目が非表示となり、一部の設定を除き主要な設定項目が変更できません。

- 設定が決定し導入期を過ぎればメニューアクセス権限を「限定」にすることで意図しない設定変更を防ぐことができます。

- 「限定」であっても設定の閲覧や患者の快適性に影響を与える設定項目（ランプタイムなど）の変更は可能です。

設定変更

メニューアクセス権限：「最大」（フルアクセス）の場合

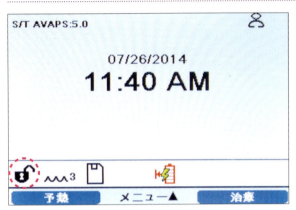

モニター／スタンバイ画面

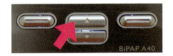

① 「最大」の状態ではモニター／スタンバイ画面の左下に鍵マークが表示されています。**上キー**を押して**「メニュー」**を開きます。

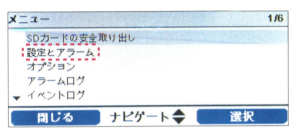

メニューウィンドウ

② メニュー画面から**「設定とアラーム」**を選択します。
※アクセス権限を変更するときは**「オプション」**を選択します。

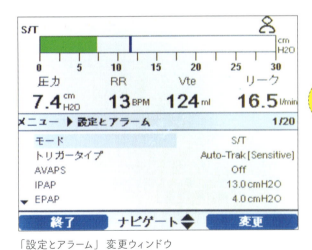

「設定とアラーム」変更ウィンドウ

③ **上下キー**で項目を選び、**右キー**で選択／決定します。数値や項目も同様に、変更後に**左キー**で**「終了」**を押すと設定変更完了です。

注意!!
メニューアクセス権限が「限定」（次ページ参照）の場合、メニューウィンドウに「設定とアラーム」の項目は表示されません。

メニューアクセス権限：「限定」（設定変更制限あり）の場合

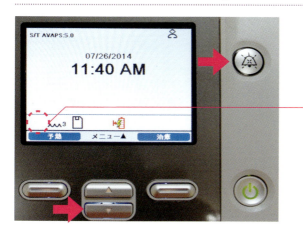

- **「下キー」**と**「消音ボタン」**を長押しするとメニューウィンドウが開きます。この操作によって一時的に設定変更が可能になります。

- 「限定」の状態ではモニター／スタンバイ画面の左下に鍵マークは表示されません。

キーパッドロックを設定している場合

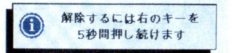

右キーを5秒長押しすると解除できます。

キーパッドロックとは？
メニューアクセス権限とは異なり、操作キーを誤って触ってもすぐには反応しないようにする機能です。この設定ではスタート以外のすべてのキー操作の前に解除操作を要求するように設定することができます。

メニューアクセス権限とキーパッドロックを上手に組み合わせよう！

ICU・救急病棟など：NPPV 導入時
メニューアクセス権限 **「最大」** ＋キーパッドロック **「off」**
→すぐに設定変更が可能です。

一般病棟など：設定変更はしないが確認が必要な状況
メニューアクセス権限 **「限定」** ＋キーパッドロック **「off」**
→設定項目の確認は可能ですが、設定は変更できません。

在宅管理
メニューアクセス権限 **「限定」** ＋キーパッドロック **「off」**
→誤って触っても設定画面に入ることができないため、主要項目は変更できません。

> 「メニューアクセス権限」と「キーパッドロック」は組み合わせることで利便性の向上と誤操作防止につながります。
> 左記の例を参考に状況に応じて上手に組み合わせてみましょう。

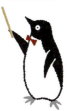

パラメーターの見方

メイン画面

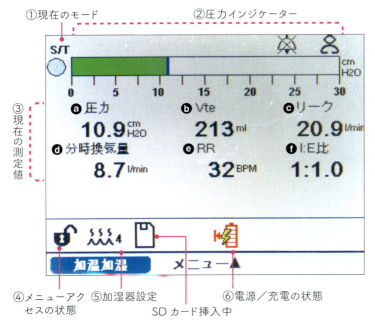

① 現在のモード
② 圧力インジケーター：回路内圧に合わせて動きます。
③ 現在の測定値
  ⓐ 圧力：現在の回路内圧
  ⓑ Vte：呼気一回換気量
  ⓒ リーク：1 分間のリーク量
  ⓓ 分時換気量
  ⓔ RR：呼吸回数
  ⓕ I：E 比：吸気と呼気の比
④ メニューアクセスの状態：鍵マークがあれば最大（フルアクセス可）、なければ限定の状態です。
⑤ 加湿器設定
⑥ 電源／充電の状態：イナズマのマークがあれば充電中。

NPPV雑学コラム⑥

✎ BiPAP A40 とトリロジーシリーズの便利機能

　NPPV を装着している患者さんの管理の一つとして、設定が指示通りにされているかを確認する業務があると思います。BiPAP A40 とトリロジーシリーズで、「メニュー」→「設定とアラーム」の項目から確認していませんか？ この項目は確かに設定値とアラーム設定の両方が確認できますが、操作を誤ると設定を変えかねないリスクをはらんでいます。

　そこで安全に設定を確認するおすすめの方法が「下キーを 5 秒以上長押し」です。下キーを 5 秒以上長押しすると「メニュー」の中の「情報」という項目にショートカットしてくれます。「情報」では①現在の設定、②アラーム設定、③ NPPV の装置情報などを表示してくれるだけで、設定変更ができません。誤操作によるインシデントやアクシデントを防ぐためにもぜひ活用してみましょう。

AirCurve™ 10 CS-A TJ のトリセツ

AirCurve™ 10 CS-A TJの準備

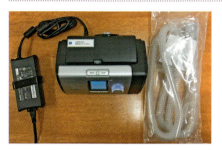

本体と回路のほかに、必要に応じて専用の「水チャンバー」を準備します。

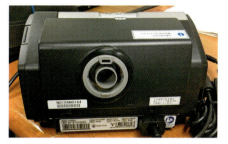

回路は本体背面にある「エアチューブ接続口」に装着します。

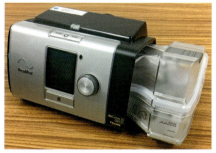

加温加湿器を使用する場合は本体右側のカバーを外し、専用の「水チャンバー」を挿入します。

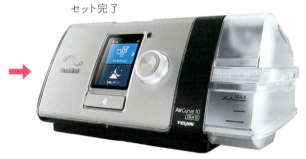

セット完了

操作方法

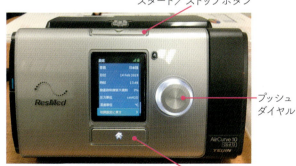

スタート／ストップボタン
プッシュダイヤル
ホームボタン

換気の開始

①マスクを装着します。
②「スタート／ストップボタン」を押すと運転を開始します。
③「スマートスタート」が有効になっている場合は、呼吸を検知すると自動で運転を開始します。

換気の終了

①マスクを取り外します。
②「スタート／ストップボタン」を押すと運転を停止します。
③「スマートスタート」が有効になっている場合は、マスクを取り外すと数秒後に自動で停止します。

設定変更

医療者メニューへのアクセス

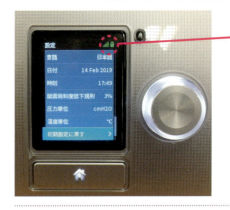
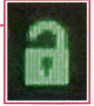

ロック解除アイコン

① 「プッシュダイヤル」および「ホームボタン」を3秒間長押しします。
② 画面右上部に「ロック解除アイコン」が表示されます。

操作方法

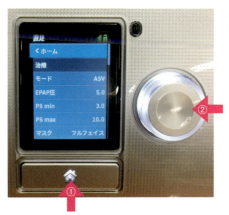

① ホームボタンを押してホーム画面を開きます。
② 変更・確認したいメニューをプッシュダイヤルを回して選択し、押し込んで確定します。

医療者メニューの終了

① 「プッシュダイヤル」および「ホームボタン」を3秒間長押しします。
② ホーム画面から「医療者メニューを終了」を選択します。

モード選択・設定変更 （ホーム画面＞設定＞治療）

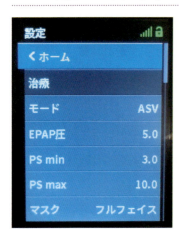

モードは「CPAP」「ASV」「ASV Auto」から選択します。

選択するモードによって必要な設定項目は異なります。

パラメーター	ASV	ASV Auto	CPAP
EPAP 圧（呼気時の圧）	○		
EPAP min（最小 EPAP）		○	
EPAP max（最大 EPAP）		○	
PS min（最小圧力サポート）	○	○	
PS max（最大圧力サポート）	○	○	
CPAP（CPAP の圧）			○

患者メニュー　スタンダード（ホーム画面＞設定＞オプション）

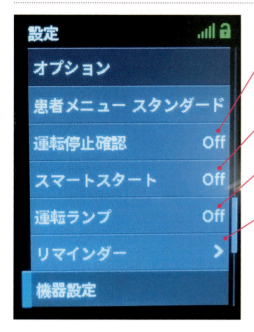

運転停止確認：有効にするとスタート／ストップボタンを押したときに、運転を停止したいか確認するメッセージを表示させることができます。

スマートスタート：有効にするとマスクの装脱着で換気の開始と停止を自動で行うことができます。

運転ランプ：有効にすると運転ランプが使用できるようになります。

リマインダー：マスクやチューブ、フィルターなどの交換時期を知らせる設定を行えます。

アラーム（ホーム画面＞設定＞アラーム）

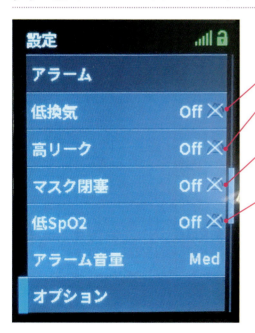

低換気：換気量が設定値を下回ると作動します。

高リーク：40L/min 以上のリークが 10～30 秒持続すると作動します。

マスク閉塞：呼気ポートが閉塞すると 20～40 秒で作動します。

低 SpO₂：SpO₂ が設定値を 20～40 秒下回ると作動します。

マイオプション

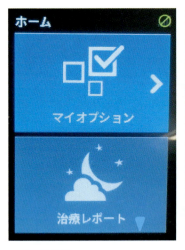
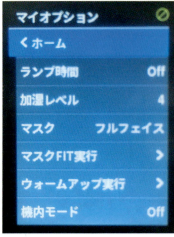

マイオプションは、治療をより快適にするための設定変更で、患者が変更できるようにするため、医療者メニューにアクセスする必要がありません。

- **ランプ時間**：低い開始圧から指定された治療圧力になるまで圧力を徐々に挙げていく設定です。
- **加湿レベル**：数字が大きいほど加湿量が多くなります。
- **マスク**：フルフェイスマスクやネーザルマスクなど複数のマスクを使用する場合はマスクを取り替える際にマスクの種類を設定します。
- **マスクFIT 実行**：マスクフィッティングの良し悪しを評価してくれます。
- **ウォームアップ実行**：運転開始前にあらかじめ水を加温してくれます。

マスクFIT 実行

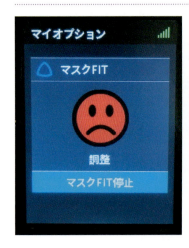
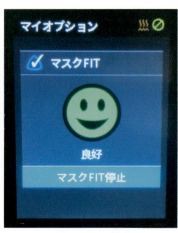

① マスクを装着します。
② **「マイオプション」**から**「マスクFIT 実行」**を選択します。
③ 装置から送気が開始され、マスクフィッティングを評価してくれます。
④ 「良好」の結果が出るまで、マスクやマスククッション、ヘッドギアを調整します。

3章

急性期NPPVの呼吸管理と患者ケアをマスターしよう！
～ICUから病棟へ～

1. 急性期導入時の初期設定のポイント
2. 院内用機種のグラフィックモニタリング
3. 設定調整のアセスメント、同調不良への対応
4. 院内用機種のアラーム対応と設定
5. 急性期NPPVのストレスに対するケア
6. 薬物療法によるストレスコントロールの考え方
7. 急性期～回復期の呼吸リハ・排痰介助・体位管理
8. NPPVとHFT～切り替え時の注意点～

3章 急性期NPPVの呼吸管理と患者ケアをマスターしよう！
～ICUから病棟へ～

1 急性期導入時の初期設定のポイント

公立陶生病院 呼吸器・アレルギー疾患内科　部長／救急部集中治療室　室長　**横山俊樹** | Yokoyama Toshiki

> **急性期 NPPV 初期設定のポイント**
> ・急性期 NPPV を行う前に急性呼吸不全の病態を理解する。
> ・NPPV を導入する目的を明確にした上で治療戦略を立てる。
> ・設定は緩めから開始し、徐々に上げていく。
> ・急性期 NPPV を成功させるためには患者の協力が必須である。

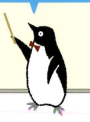

ここではこの4つのポイントについて解説します。

急性期 NPPV 導入における病態生理の理解

　NPPV を急性期に導入するにあたって、どのような疾患が対象となるのか、十分に理解しておくことは極めて重要です。当然、急性期 NPPV の対象病態は「急性呼吸不全」ということになりますが、一般に急性呼吸不全には CO_2 貯留を伴わない I 型呼吸不全と CO_2 貯留を伴う II 型呼吸不全の2種類があります。共に急性呼吸不全においては NPPV の適応となる病態ですが、それぞれに設定方法などが異なるため、これら呼吸不全の病態は十分に理解しておく必要があります（表1）。

1. I 型呼吸不全

　CO_2 貯留を伴わない I 型呼吸不全では、低酸素血症が主体となります。I 型呼吸不全による低酸素血症をきたす病態生理としては、①拡散能低下、②シャント、③換気／血流比の不均衡、の3つが知られています。これらの病態を呈した場合には十分な酸素化を維持するため、また PEEP による病態の改善や呼吸仕事量の軽減を行うため NPPV が有効となります。通常は換気補助は必要としないため、CPAP モードを用いますが、呼吸筋疲労を伴う場合や強い頻呼吸がある場合には呼吸仕事量を軽減し、II 型呼吸不全への進行を防ぐためにも圧補助を有するモード（S/T モード、PSV モードな

表1 呼吸不全の病態とNPPV設定

	Ⅰ型呼吸不全	Ⅱ型呼吸不全
動脈血ガス所見	・$PaO_2 < 60mmHg$ ・$PaCO_2 < 45mmHg$	・$PaO_2 < 60mmHg$ ・$PaCO_2 > 45mmHg$
病態生理	・拡散能障害 ・シャント ・換気血流比不均衡	・肺胞低換気
主な病態の特徴	・低酸素血症	・換気不全
NPPVの目標	・酸素化の改善 ・呼吸仕事量の軽減	・酸素化の改善 ・換気不全の改善 ・呼吸仕事量の軽減
主に用いるNPPVモード	・CPAPモード	・S/Tモード、PCVモードなど
一般的なNPPV初期設定	・CPAP 4～5cmH₂O	・PEEP 4～5cmH₂O ・圧補助 4～5cmH₂O

ど）を用いることがあります。

2. Ⅱ型呼吸不全

　Ⅱ型呼吸不全による低酸素血症をきたす病態は肺胞低換気が主となります。有効肺胞換気量の減少はCO_2貯留を招き、状態が重篤化すれば呼吸性アシドーシスを呈します。これらの改善にはNPPVは有効ですが、Ⅰ型呼吸不全と異なり、換気量を増加させることが最も呼吸不全の改善には有効であるため、通常は圧補助を有するモード（S/Tモード、PSVモードなど）を用います。ただし、慢性閉塞性肺疾患（COPD）などの一部の疾患では内因性PEEPの存在が呼吸不全増悪の原因となっていることがあるため、CPAPモードとしてPEEPをかけるだけで気流制限が改善され、換気不全が改善する場合があります。

急性期NPPVの目標設定

　NPPVは呼吸管理の一手段であり、原疾患の根本的な治療ではありません。このため、メリット・デメリットを十分に勘案しながら使用する必要があります。すでにさまざまな過去の知見から、急性期NPPVの臨床効果は疾患によりさまざまであることが知られており、ガイドラインにおいても疾患ごとに根拠や推奨度はさまざまです（表2）[1]。これら疾患ごとの根拠・推奨度は十分に意識した上でNPPVの治療戦略を計画することが重要です。では、どのような治療戦略を計画するのでしょうか？

1. NPPV 推奨度の高い疾患

例えば NPPV 推奨度の高い、COPD や心原性肺水腫における急性期 NPPV の位置づけは明確です。これら推奨度の高い疾患の多くは、過去の研究から、NPPV の使用は生命予後の改善が得られることが示されています。つまり、積極的な NPPV の使用により患者の「いのち」を救う可能性が高くなるということです。急性期 NPPV をうまく、適切に使用し、患者の忍容性やストレスをなるべくコントロールし、可能な限りしっかりと NPPV を装着することが重要です。

2. NPPV 推奨度の低い疾患

一方、推奨度の低い疾患では、無理に NPPV を継続しても生命予後を改善する保証はありません。急性呼吸窮迫症候群（ARDS）や肺炎などでは急性期 NPPV の位置づけは定まっていませんが、少なくとも頑張って NPPV を継続したとしても患者の「いのち」を救うことにはつながらないかもしれません。そこで重要になってくるのが NPPV の治療戦略です。生命予後に結びつかなかったとしても、あくまで治療の一手段としてであれば、さまざまな集学的治療の一部分として、NPPV を選択するべきでしょう。例えば、現在までに肺炎や ARDS において NPPV の有効性が議論されている点は、「挿管回避」を目的として有効かどうかという点が主体です。NPPV の主な目的は不必要な挿管を回避することであり、挿管人工呼吸を凌駕する効果は期待できません。このため、必要と考えられる挿管人工呼吸は早急に行うべきです。また、NPPV は特殊な管理であり、合併症も少なからずあります（表3）[2]。に示すようにさまざまな頻度で、特にマスク関連のトラブルを起こすことがあります。有効性の確立されていない疾患に対してはこれら合併症と NPPV 継続のいずれが良いのかについても考慮すべきと考えられます。

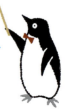

> このように急性期 NPPV を開始するにあたっては、NPPV の目標が「救命」なのか、「挿管回避」なのか、それとも「症状緩和」なのか、またそのほかなのか、明確にしておくことが重要です。

表2 疾患ごとによるNPPVのエビデンスレベルと推奨度[1]

疾患		レベル	推奨度
COPD増悪		I	A
気管支喘息		II	C1
	経験少ない施設		C2
拘束性胸郭疾患		IV	A
間質性肺炎		IV	C1
心原性肺水腫		I	A
胸郭損傷		II	C1
	経験ある施設		B
人工呼吸離脱支援（COPD合併例で）		I	B
周術期		II	B
免疫不全下急性呼吸不全		II	A
軽症ARDS[*1]		II	B
COPD合併重症肺炎[*2,3]		II	B
DNI患者	COPD or 心不全	IV	B
	悪性腫瘍[*4]	II	C1
小児	肺炎	II	B
	喘息発作	II	C1
	その他	IV	C2

*1：一般のARDSに対しては慎重であるべき。 *2：非COPDでは明らかではない。 *3：インフルエンザでは推奨されない。 *4：その他では根拠は乏しい。

表3 NPPVによる合併症の頻度[2]

マスク関連	不快感	30〜50%
	顔面の皮膚の紅斑	20〜34%
	閉所恐怖症	5〜10%
	鼻根部潰瘍	5〜10%
	にきび様皮疹	5〜10%
圧・流量関連	鼻のうっ血	20〜50%
	副鼻腔・耳の痛み	10〜30%
	鼻・口の乾燥	10〜20%
	眼への刺激	10〜20%
	腹部膨満	5〜10%
漏れ		80〜100%
重篤な合併症	誤嚥性肺炎	＜5%
	低血圧	＜5%
	気胸	＜5%

急性期NPPV導入におけるコツ

1. モード設定は緩めから徐々に

　気管挿管による人工呼吸とは異なり、NPPVはマスクを介した人工呼吸管理です。このため、原則的には患者は深い鎮静をかけられることはなく、意識を持ったままでNPPVが開始されます。特に、急性期NPPVの場合には、覚醒したままで厳密な急性期人工呼吸が導入される形となってしまいます。本来であれば病態から必要と判断されるNPPV設定を早急に達成し、呼吸不全を速やかに改善させるべきではありますが、意識下での管理であるがゆえに、患者の忍容性を十分考慮に入れながらの呼吸器設定を行う必要があります。このため、通常はNPPV導入時には可能な限り低い圧での設定から開始する方が良いと考えられます。CPAPモードで開始する場合には4〜5cmH$_2$O程度、

圧補助を要する場合には PEEP 4〜5cmH$_2$O、圧補助 4〜5cmH$_2$O 程度から開始します。導入初期の状態を十分観察した上で、患者の忍容性や治療効果を見ながら徐々に設定を強化し、目標とする設定にたどり着くようにしていきます。

　その後徐々に圧を上げていくことになります。通常、EPAP（PEEP）では 12〜15cmH$_2$O 程度、IPAP では 20〜24cmH$_2$O 程度が圧を上げるにあたっての上限と考えられますが、高気道内圧の管理ではリークの増加や不快感が問題となる可能性が高くなります。また、含気による腹部膨満や、場合によっては嘔吐が問題となる可能性もあるでしょう。患者とよくコミュニケーションをとりながら、忍容性の許す範囲で圧設定を考えていくべきです。

2. いかに患者と協力できるか

　急性期 NPPV 導入において最も重要な点は細かな設定やインターフェイスの選択ではありません。もちろんこれらも重要ですが、それ以上に最も重要なのは患者の協力が得られるように「うまく導入する」ということです。NPPV は挿管人工呼吸と異なり、深い鎮静を行うわけではありません。このため、いかにストレスの多い急性期人工呼吸管理をスムーズに覚醒した患者に導入するか、というコツが重要なのです。

　中でも最も重要なのは、NPPV 導入時における十分な説明です。急性期 NPPV 導入を行う場面では、何らかの急性呼吸不全により病状が非常に不安定な状況です。NPPV 導入に至る経緯や根拠、何を行い、何を NPPV に期待しているのか、十分に患者と理解を共有することが必要です。具体的には、まず患者に今から着けるマスクを実際に見せ、今からどういう機械を着けるのかを説明します。途中、休憩や飲水・食事なども可能であり、会話をすることも十分にできることを説明しておくのがよいでしょう。この際のマスクフィッティングのやり方も非常に重要ですが、別稿（→ P.37〜）に詳細がありますので参照してください。

　急性期 NPPV において、きちんと休憩時間が確保できるかどうかは極めて重要です。挿管人工呼吸とは異なり覚醒下での管理であり、急性期人工呼吸によるさまざまな負担は多大なものとなっているでしょう。飲水・食事のみならずマウスケアやマスク・皮膚ケアを行うにあたっても一時的な NPPV の離脱は必須です。また患者と適切なコミュニケーションをとるためにもマスクを適宜外して会話することは、ストレス軽減やケアプランを立てるにあたっても極めて重要です。

引用・参考文献
1) 日本呼吸器学会 NPPV ガイドライン作成委員会 編. NPPV（非侵襲的陽圧換気療法）ガイドライン. 改訂第 2 版. 東京, 南江堂, 2015, 157p.
2) Mehta S. et al. Noninvasive ventilation. Am J Respir Crit Care Med. 163, 2001, 540-77.

3章 急性期NPPVの呼吸管理と患者ケアをマスターしよう！ ～ICUから病棟へ～

2 院内用機種のグラフィックモニタリング

公立陶生病院 集中治療室　看護主任／集中ケア認定看護師　**生駒周作**　Ikoma Shusaku

まずは正常波形を学ぼう

　NPPVでは、治療を行う機種により表示画面に多少の違いはありますが、急性期で用いられる機器のほとんどで圧・流量・換気量の3種類の波形（またはいずれかの波形）がモニタリング可能です。そのため、私たち医療者は、これら3種類の波形の変化から異常を読み取り、対応していくスキルを身につける必要があります。まずは、それぞれの正常波形とチェックポイントを確認しましょう。

1. NPPV専用機（V60）のグラフィックの見方

　図1にNPPV専用機のグラフィックの例を挙げます。

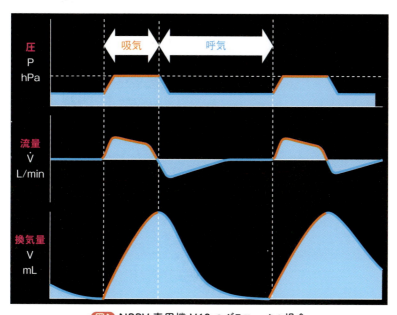

図1 NPPV専用機 V60のグラフィックの場合

2. 圧波形のチェックポイント 図2

- まず、全体の形は台形で波形に大きな乱れがなく、IPAP（吸気圧）やEPAP（呼気圧）が設定圧まで到達していることを確認します。
- 加えて、吸気は自発か強制のどちらによるものか（V60の場合、自発は青色、強制はオレンジ色の波形）、トリガーエラーの有無や過剰な吸気努力を示唆する所見がないかを確認します。
- トリガーエラーについては、患者の胸に手を当てながら波形を確認することで発見が容易になります。例えば、患者が呼吸をしているのに送気されない場合や患者の呼吸とは異なるタイミングで送気がされているような場合にはトリガーエラーを疑います。

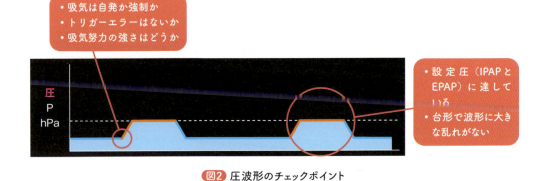

図2 圧波形のチェックポイント

3. 流量波形のチェックポイント 図3

- 基線（真ん中の線）より上の部分が吸気、下の部分が呼気にあたります。
- 圧波形と同様に、波形に大きな乱れがなく、呼気の終わりに波形が基線まできちんと戻っているかどうかを確認します。

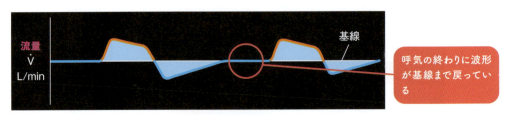

図3 流量波形のチェックポイント

4. 換気量波形のチェックポイント 図4

- 流量波形と同様に、波形に大きな乱れがなく、呼気の終わりに波形が基線まできちんと戻っているかどうかを確認します。
- 一回換気量の実測値と併せて肺コンプライアンスの評価を行います。

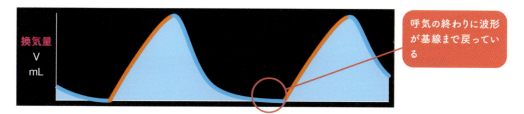

図4 換気量波形のチェックポイント

異常波形を学ぼう

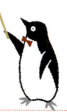

基本的な正常波形の見方を学んだ後は、臨床でよく遭遇する異常波形とその原因、対応策について確認していきましょう。

1. ライズタイムが短い 図5

　圧波形の立ち上がりが急激で、吸気初期で「寝癖」のようなオーバーシュート波形が確認されます。原因としては、ライズタイム設定が短い（速い）ことが考えられるため、ライズタイムを長く（遅く）変更することで改善が見られます。患者の「風の勢いが強すぎる」などの訴えをきっかけに発見されることも多いことから、NPPV導入後の不快感や苦痛表情の有無などの観察が欠かせません。一方で、長すぎるライズタイム設定もまた不快感につながることから、患者の訴えをもとに調整することが大切になります。

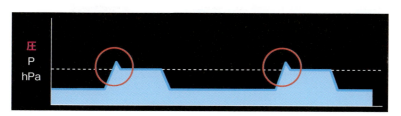

図5 オーバーシュート波形

2. ライズタイムが長い 図6

　圧波形の立ち上がりが緩やかで、<mark>吸気初期で設定圧まで上昇せず、設定圧の到達までに時間がかかっている</mark>ことが確認されます。原因としては、ライズタイム設定が長い（遅い）ことが考えられるため、ライズタイムを短く（早く）変更することで改善が見られます。<mark>「なかなか風が送られてこない」</mark>などの患者の訴えを聞き逃さず、快適な設定に調整することが大切です。

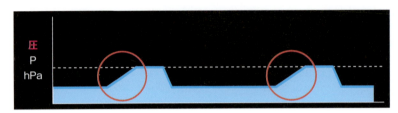

図6 緩やかな立ち上がり

ライズタイム調整のポイント

　ライズタイムは、図7 で示すようにEPAPからIPAPへの立ち上がりの時間を指します（CPAPモード以外で使用可能）。健常人の呼吸時相と肺疾患の特徴を踏まえ、さらには患者の「吸いやすさ」に応じて調整することでNPPVによる不快感の軽減につながります。健常人では、1〜1.5秒の吸気相、0.2秒のポーズを経て1〜1.5秒の呼気相、休止期というサイクルを繰り返しています（図8）。しかし、NPPVを必要とするような肺疾患患者では、このサイクルが崩れているため、ライズタイム設定を至適に調整することが大切になります。

　COPDや喘息をはじめとした閉塞性肺疾患では、少し短めに（呼気に異常があり呼気時間を少しでも確保する必要があるため、目安は0.05〜0.1秒）、拘束性胸郭疾患（RTD）や拘束性肺疾患では、少し長めに（肺が硬く正常より送気に時間がかかるため、目安は0.1〜0.2秒）調整します。

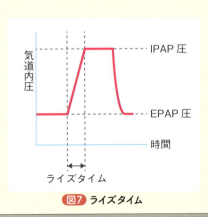

図7 ライズタイム

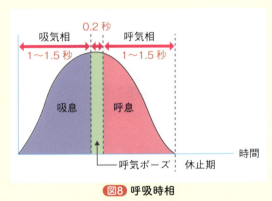

図8 呼吸時相

3. 吸気時間が長い 図9

　強制換気による吸気（オレンジ色の波形部分）が終わる前に、患者が「息を吐こう」と呼気を開始したことによる、<mark>ファイティング波形</mark>が確認されます。人工呼吸器による吸気（陽圧）と患者の呼気がぶつかり合うことで設定圧よりも圧が上昇していることがわかります。原因としては、設定した吸気時間が長すぎることが考えられるため、吸気時間を短くすることで改善します。そのため、自発呼吸時の吸気時間を観察し設定を調整することが必要です。

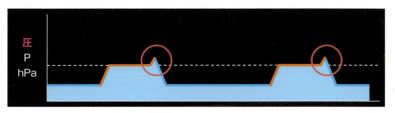

図9　長い吸気時間

4. Auto PEEP（エアトラッピング） 図10

　呼気の終わりで流量波形が基線まで戻らないまま、次の吸気が開始されています。この波形は、auto PEEPやエアトラッピングと呼ばれ、<mark>主に閉塞性肺疾患の特徴である「呼気の延長」が原因</mark>として考えられます。Auto PEEPの放置は、胸腔内圧上昇（静脈還流量減少）による血圧の低下や呼吸仕事量の増加、ミストリガーなどを引き起こすため、速やかな対応が必要になります。まずは、気管支拡張薬の使用や設定換気回数を減らすことで呼気時間を確保します。また、<mark>EPAP設定を上げる</mark>（カウンターPEEPによりauto PEEPを相殺する）ことで呼吸仕事量の軽減し、トリガー感度を改善することが重要になります。

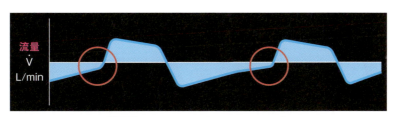

図10　Auto PEEP（エアトラッピング）

5. リーク 図11

　V60などのNPPV専用機では、自動リーク補正機能（V60ではAuto Track Sensitivity）が備わっていますが、非意図的なアンインテンショナルリークの発生により、圧・流量・換気量波形のそれぞれで異常波形が確認されます。まず、圧波形では、気道内圧が設定圧まで到達しません。次に、流量波形では、リークを補うための流量増大が見られます。最後に、換気量波形は、呼気の終わりで基線まで正常通りに戻りません（波形が途中で急激に下降します）。

　これらアンインテンショナルリークの原因としては、呼吸器回路の破損やNPPVマスクのずれなどが多くを占めるため、回路点検と適切なマスクフィッティングの確認が必要になります。

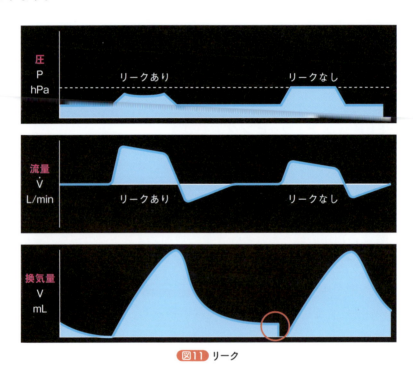

図11 リーク

6. 水滴・分泌物の貯留 図12

　圧・流量波形に持続した「乱れ」が確認されます。原因としては、呼吸器回路（蛇管内）やマスク内の水滴貯留、気道分泌物の貯留が考えられます。水滴や分泌物の貯留は、不快感増大によるNPPV忍容性の低下や窒息リスクの増大、水滴の動きを自発呼吸と誤認して送気を開始するオートトリガーを引き起こすため、速やかな対応が必要になり

ます。マスク内や蛇管内の水滴を除去ならびに加湿器設定の見直しを行い、触診や聴診により気道分泌物の貯留が疑われる場合には、吸引によりこれを除去します。

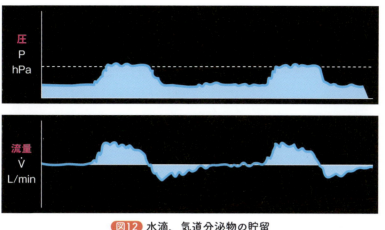

図12 水滴、気道分泌物の貯留

7. 過剰な吸気努力 図13

吸気開始の圧波形が下に沈み込むアンダーシュート波形が確認されます。原因としては、患者の過剰な吸気努力が考えられます。設定圧の不足から呼吸仕事量の増大（呼吸筋疲労）を招くため、設定圧（主にEPAP）を見直して波形の変化を経時的に確認していく必要があります。

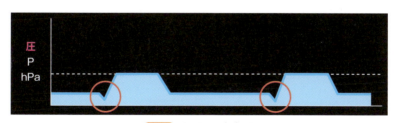

図13 過剰な吸気努力

8. 呼吸パターンの変調（自発呼吸の減弱） 図14

流量波形からチェーン・ストークス呼吸様に徐々に呼吸が浅くなっていることが確認されます（既往に慢性心不全のある患者でよく見られます）。このときCPAPモードで管理している場合には、CPAP治療の効果や無呼吸時間などを十分にアセスメント・評価した上で、bilevel PAPやASVなどほかのモードへの切り替えを検討する必要があります。

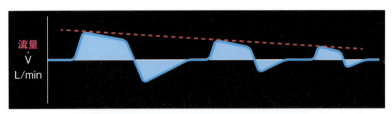

図14 呼吸パターンの変調（自発呼吸の減弱）

9. 低コンプライアンス 図15

　低コンプライアンス肺では、肺が硬いために流量・換気量波形が正常時と比較して小さくなります。圧波形は大きな変化がありません。

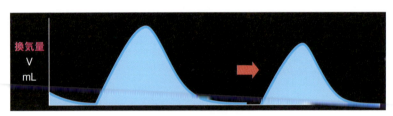

図15 低コンプライアンス

院内でのNPPV管理におけるモニタリングのポイント

　マスクという見た目だけで、NPPV患者の病態がIPPV患者などほかの重症患者と比較して「過小評価されているのでは？」と感じる場面にしばしば遭遇します。しかし、その過小評価は誤りであり、大変危険です。NPPVは、人工呼吸器、つまり生命維持装置ということを常に忘れず、機器と患者の双方を慎重かつ経時的に観察していくことが大切になります。ここからは、NPPV導入後のモニタリング（表1）のポイントについて解説していきます。

表1 NPPV導入後のモニタリング項目

1. バイタルサイン	心拍数、血圧、呼吸回数、SpO_2、呼吸音、胸郭の挙上、呼吸困難感、努力呼吸、補助呼吸筋群の緊張、チアノーゼ、冷汗、意識レベル、表情など
2. 血液ガス	pH、PaO_2、$PaCO_2$、P/F比
3. NPPVモニター	設定モード、グラフィック、機器との同調性
4. マスク関連	フィッティング、リーク、忍容性、MDRPU
5. その他	排痰状況、腹部膨満、睡眠状況、水分出納、栄養状態、浮腫など

1. 実測値をモニタリングする 図16

　NPPVモニター項目のうち、グラフィック波形の見方について解説しましたが、<mark>併せて実測値を経時的にモニタリングしていくことが重要</mark>です。呼吸回数や換気量（一回換気量、分時換気量）、最大吸気圧、リーク、トリガー状態などの数値から、患者の病態や体格を踏まえたアセスメント・評価を行います。また、マスクフィッティングや同調性に問題がないかについても併せて評価します。

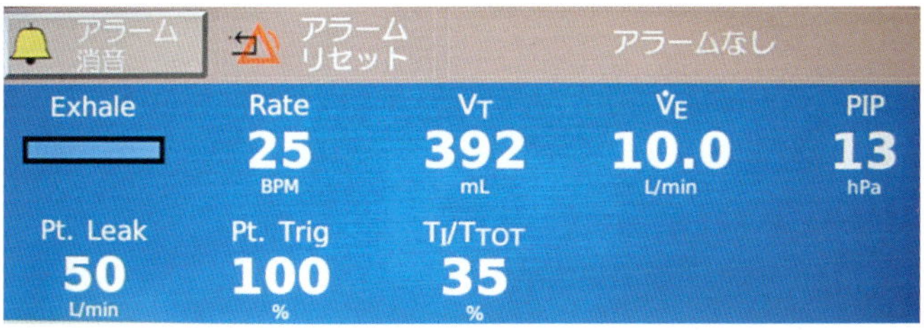

（モニター画面）	Rate：呼吸回数 V_T：一回換気量 $\dot{V}_E$：分時換気量 PIP：最高気道内圧 Pt.Leak：リーク（漏れ） Pt.Trig：患者がトリガーした呼吸 T_I/T_{TOT}：吸気時間／呼吸時間

図16 V60 患者実測値データウィンドウ

> **注意!!　実測値を過信しない**
>
> モニターの数値を過信することなく、常に「本当に正しい値か」を意識してモニタリングすることが大切です。呼吸回数は、必ず胸郭を目視してカウントし、トリガー（同調性）は、胸郭に触れながら確認することがポイントになります。

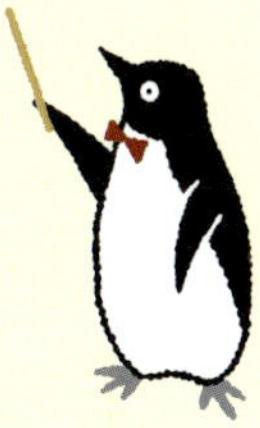

2. NPPVの目的をモニタリングする

　突然ですが、「この患者にNPPVを導入した目的は？」と聞かれていつでも答えられるでしょうか。すぐに答えられる医療者であってほしいと思います。人工呼吸であるNPPVには、①酸素化の改善、②換気の改善、③呼吸仕事量の軽減（あえて気道の確保は除きます）のうちいずれか、または複数の目的が必ず存在しています。しばしば見失われてしまいがちな「目的」ですが、目的なくして「ゴール」の設定はできませんから、NPPV導入の目的を常に念頭に置き、さらにはNPPVのゴールをイメージしながら各項目をモニタリング・評価していくことが大切です。

1）酸素化の評価

　SpO_2、PaO_2、P/F比の推移をモニタリングします。さらには、患者の身体所見（呼吸回数、顔色、チアノーゼ、ヘモグロビン値など）や呼吸困難感（修正Borgスケール）などを併せて評価します。

2）換気の評価

呼吸回数、換気量（一回換気量、分時換気量）、pH、$PaCO_2$（重症例では経皮 CO_2 モニターも推奨）の推移をモニタリングします。==ここで注意したいことは、患者によって目標とする CO_2 レベルが異なる点==です。必ずしも一般的な正常値（$PaCO_2$ = 35〜45mmHg）が目標とはなりません。病態や呼吸状態（胸郭の動き・意識レベルの変化など）を併せて評価し目標を設定します。

3）呼吸仕事量の評価

呼吸回数、換気量（一回換気量、分時換気量）の推移をモニタリングします。さらには、患者の表情、努力呼吸の有無、呼吸補助筋群（表2）使用の有無（程度）などを併せて評価します。

表2 努力呼吸時に働く呼吸補助筋群

	補助呼吸筋群
吸気	斜角筋、胸鎖乳突筋、大胸筋
呼気	内肋間筋、腹筋

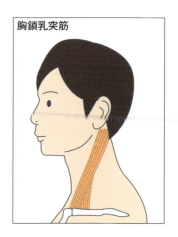
胸鎖乳突筋

3章 急性期NPPVの呼吸管理と患者ケアをマスターしよう！
〜ICUから病棟へ〜

3 設定調整のアセスメント、同調不良への対応

公立陶生病院 集中治療室　看護主任／集中ケア認定看護師　生駒周作　Ikoma Shusaku

圧/トリガー/リークなどを調整する際の患者のアセスメント

　NPPV導入時の初期設定は、患者の$PaCO_2$値や病態、忍容性などを評価した上で決定されます。その後は、血液ガスやバイタルサイン、自覚症状、同調性、マスクなどを繰り返し評価しながらNPPV治療を進めていくことになります（図1）。臨床においては、多くの場合で導入から離脱（回復）までまったく同じ設定ということはあり得ませんし、圧やトリガー、患者と機器との同調性など何らかの問題から設定の微調整が必要

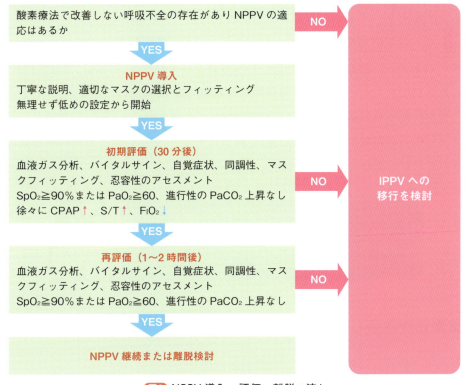

図1　NPPV導入〜評価〜離脱の流れ

になります。患者と機器の双方を適切に評価し、常に最適な設定で治療を進めることがNPPV成功の鍵といえるでしょう。本稿では、臨床でよく経験する問題点から、その原因と対応策について解説します。

1. 忍容性（受け入れ）が悪い

　言わずもがなのことですが、NPPVは患者の協力なくしては成立しません。そのため、NPPV治療に対する丁寧な説明や適切なマスクの選択（種類・サイズ）、フィッティングなど慎重な導入が欠かせません。また、これらに加えて、適切なモードや設定を選択することが患者の忍容性やNPPV治療の成否に直結します。

1）マスクフィッティングの調整

　マスクは、急性期に代表されるフルフェイスマスクもしくはトータルフェイスマスクを用い、サイジングシートで適切なサイズを選択します。マスクの不適切なサイズやずれなどによる過度なアンインテンショナルリークは、設定圧の維持が困難であり、同調不良などの問題を招くため、トータルリークで60L/min以下を目安に調整します。ただし、リークを抑えようとすることによる過度なマスクの締めつけは、不快感が増大し、忍容性の悪化につながるため注意が必要です（ポイントは同調性が確保できる範囲での緩めのフィッティング）。

2）モード選択

　モードは、酸素化改善目的であればCPAPモード、換気改善目的であればS/Tモードを選択します。一般的にCPAPモードの方がより不快感が少なく、患者の受け入れが良いとされていることから、換気補助の必要がない症例ではCPAPモードを選択します。また、軽度換気補助が必要な症例においてもまずはCPAPから開始し、陽圧やマスクに対する「慣れ」を確認した後にS/Tモードへ変更することスムーズな導入につなげることが可能なことがあります。

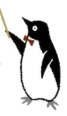

> このように、NPPV導入初期は無理せず低めの設定から開始し、忍容性を確認しながら患者を励まし、設定圧を段階的に調整していくことが忍容性の維持・向上につながります（常に主役は患者です）。

2. 酸素化が改善しない

1）FiO_2とEPAPの調節

　まずは、不適切なマスクフィッティングによる過剰なアンインテンショナルリークや

呼吸パターン、気道分泌物貯留など、機器側と患者側の双方に酸素化改善の妨げとなるような問題がないかを観察することが大切です。疾患や病態により異なりますが、SpO_2 が 90％以上を目安として、患者ごとに SpO_2 の目標を定めて FiO_2（吸入気酸素濃度）、EPAP（Bilevel PAP の場合）を上げて調節します。

2）高濃度酸素吸入に注意

また、臨床では、SpO_2 が 100％のまま推移しているにもかかわらず高濃度酸素吸入が続けられている場面に遭遇することがありますが、不要な高濃度酸素の吸入は、過剰発生した活性酸素による肺組織の障害や吸収性無気肺などの有害事象を招くおそれがあるため、SpO_2 値や自覚症状に併せて FiO_2 を漸減していく必要があります。

3. 換気が改善しない

1）確認すべきポイント

不適切なマスクフィッティングによる過剰なアンインテンショナルリークや気道分泌物貯留、呼吸パターン（特に自発呼吸の減弱がないか意識レベルと併せて確認します）、呼気の再呼吸（不適切な EPAP）、トリガー不良による同調不良がないか（後述）を確認します。

2）設定の見直し

上記に問題がない場合（あるいは問題が解決した場合）は、設定を見直すことにより換気量を確保する（注）（換気量不足を補う）必要があります。

注）過膨張を特徴とする COPD では、内因性 PEEP の問題があるため、安易な換気量の増加は避けます。

具体的には、①IPAP またはプレッシャーサポート（IPAP-EPAP）の増加（2cmH₂O 程度ずつ段階的に）、②吸気時間の増加、③呼吸回数の増加などの方法があります。また、病態によっては S/T モードから PCV モード（対応機種であれば）への変更など、モード自体の変更を検討する必要があります。

IPAP と EPAP の効果

IPAP（inspiratory positive airway pressure）
- 肺胞換気量の増加（$PaCO_2$ ↓、PaO_2 ↑）
- 肺胞換気量の軽減（呼吸筋疲労の改善）

EPAP（expiratory positive airway pressure）
- 上気道開存、肺胞虚脱を防ぐ（FRC の増加 → PaO_2 の改善）
- 前負荷（静脈還流↓）や後負荷（transmural pressure ↓）の軽減
- 内因性 PEEP に対するカウンター-PEEP（呼吸仕事量の軽減）、トリガー感度の改善

同調不良への対応

1. 患者と器械のタイミングが合わない（トリガーの設定調整）

　患者の呼吸（吸気努力）と送気のタイミングにずれが生じることで、有効な人工呼吸が行われないことを「同調不良」「同調性が悪い」などと表現します。これらの原因は、<mark>マスクの問題</mark>（適切なサイジング・フィッティングがされていないことによるアンインテンショナルリーク）と<mark>トリガーの問題</mark>に大別されます。前者は、比較的容易に対応が可能ですが（こちらの対応策についてはここでは割愛します）、後者にはさまざまな種類と原因があるため、これらを理解した上での設定調整が必要になります。

1）吸気のトリガーエラー

　COPD（急性）増悪や喘息重積など、内因性PEEPを原因とした自発吸気流量の小さな患者では、患者に吸気努力があるにもかかわらず器械がこれを検知できず吸気トリガーがかからない場合があります（図2）。このようなミストリガーがある場合は、<mark>内因性PEEPを相殺する（打ち消す）EPAP（カウンターPEEP）</mark>を設定することで解消されることが多いです。ただし、過度なEPAPは、

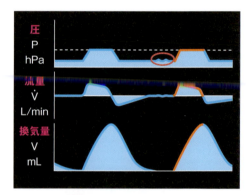

図2　吸気のトリガーエラー

COPD患者の過膨張を悪化させるおそれがあるため、呼吸状態と同調性を評価しながら段階的に（4cmH$_2$O → 6cmH$_2$O → 8cmH$_2$O）増加させて調整する必要があります。

2）呼気のトリガーエラー

　COPD（急性）増悪など、吸気終末に吸気流量の減弱しにくい患者や大量のリークがある場合では、呼気トリガーがかからない場合があります。これは、吸気が終了して呼気が始まっているのにIPAPが供給され続けるためです。

　このような場合、<mark>呼気トリガー（ターミネーションクライテリア）</mark>が調整できる機種である場合には、トリガーを鋭敏に設定して十分な呼気時間の確保が必要になります。

3）オートトリガリング

　患者に吸気の意思がないにもかかわらず、アンインテンショナルリークや回路の「揺れ」をトリガーして<mark>機器が勝手にIPAPを開始する</mark>場合があります（図3）。これはリークや揺れを患者の自発呼吸と誤認して送気を開始するためです。これらの原因として

は、マスクの問題のほかに回路の水滴や気道分泌物貯留などがあります。マスク内や蛇管内の水滴を除去ならびに加湿器設定も見直しを行い、触診や聴診により気道分泌物の貯留が疑われる場合には、吸引によりこれを除去することで対応します。

4) オートサイクリング

RTD（拘束性胸郭疾患）など胸郭のコンプライアンスが低下した患者では、浅速呼吸パターンにより急速に吸気流量が減弱するため、吸気の途中で呼気に（IPAPがEPAPに）切り替わってしまう場合があります。これが結果として二段呼吸となる場合があります（図4）。また、TモードあるはS/Tモード、PCVモードへ変更することで同調性を高められる可能性があります。

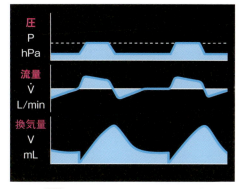

図3 リークによるオートトリガリング

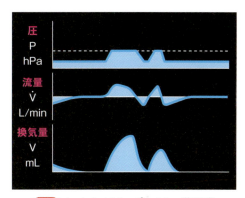

図4 オートサイクリングによる二段呼吸

2. 頻呼吸で苦しそう

急性呼吸不全の特徴の一つに浅速呼吸パターン（rapid shallow breathing）があります。文字通り「浅く速い」呼吸パターンの持続は、同調不良から有効な酸素化・換気が得られないばかりでなく、呼吸仕事量の増大による呼吸筋疲労などを招くことになります。このとき、TモードやS/Tモードの場合は患者の自発呼吸よりも多い呼吸回数設定にする、対応機種であればPCVモードへ変更して調節呼吸様にする（これにより吸気時間の確保が可能になる）ことで同調不良の改善がみられることがあります。ただし、過換気には注意が必要です。

同調性・忍容性を高める急性期 NPPV のポイント

①手で触れ、目で見て、耳で聞いて、同調不良を見破る

同調・非同調の確認のポイントは、患者の胸郭に手を当て、**呼吸補助筋の動き、胸郭の挙上、グラフィック波形**を見て、さらには**機器の音（送気音）**を併せて観察することです。これにより、患者の呼吸と送気のタイミングに問題が生じていないかを容易に見破ることが可能になります。

②鎮静薬は必須でないが、忍容性や同調性を高める症例も多い

従来、過鎮静により気管挿管に陥るリスクなどを考慮して、NPPV治療中の鎮静薬の使用は禁忌であるとされてきました。現在でも、鎮静薬の使用は、欧米で約2〜4割、わが国で約5〜6割程度とされており必須ではありません。しかし、臨床においては、デクスメデトミジンなど鎮静薬の使用によりマスクの受け入れや同調性が劇的に改善する症例も少なくありません。このように近年では、急性期におけるNPPVの使用機会が増加しており、患者の年齢や非協力の可能性（不穏・せん妄）などを考慮して選択的に鎮静薬を使用する症例が増えてきています（もちろん、モードや設定、療養環境の調整など鎮静薬を使用する前に解決できる問題はないかを見極め、対応していくことが大前提になります）。鎮静薬の使用時は、RASSやSASなどの鎮静スケールを用いて評価し、**可能な限り浅い鎮静を維持していく必要**があると考えられています。

③ NPPV に固執しない

NPPVは、**導入後約1時間の反応性が良好な症例は成功する場合が多い**とされています。一方で、導入後にさまざまな調整を行ったにもかかわらず、血液ガスや病態、自覚症状の改善が見られない、忍容性や同調性の不良などが確認される場合には、NPPVを中止してIPPVへの移行を検討します。NPPVへの過度な固執は、挿管を遅らせ、患者予後を悪化させるため絶対に避ける必要があります。そのため、NPPV導入時には、常にIPPVへの備えを行い、柔軟に対応できる体制を整えておく必要があります。患者・家族にIPPVの希望があるかを事前に確認しておきましょう。

引用・参考文献
1) 日本呼吸器学会NPPVガイドライン作成委員会 編. NPPV（非侵襲的陽圧換気療法）ガイドライン. 改訂第2版. 東京, 南江堂, 2015, 157p.
2) 石原英樹ほか 編著. NPPVまるごとブック. 呼吸器ケア2014冬季増刊. 大阪, メディカ出版, 2014, 232p.

3章 急性期NPPVの呼吸管理と患者ケアをマスターしよう！
～ICUから病棟へ～

4 院内用機種のアラーム対応と設定

大阪市立総合医療センター 看護部 呼吸器センター
慢性呼吸器疾患看護認定看護師　藤原美紀　Fujiwara Miki

アラームが鳴ったらどうする？

　アラームは、今起きている何らかの異常を早期に知らせてくれる機能です。一般的にNPPVは、意識があり協力的な患者が対象であるため、頻回なアラームの発生や対応の遅れは患者の不安を増強させてしまいます。また、状態が不安定な急性期の患者が多いことから、生体情報のモニタリングを活用し、急変の可能性を念頭に置いて異常の早期発見に努める必要があります。

　アラーム発生時の対応を図1に示します。アラームが鳴ったら、まずは患者の状態を確認し、異常があれば速やかに医師に報告します。アラームが解決できた場合もすぐに退室せず、同じアラームを繰り返さないか落ち着くまで付き添い、不安の軽減に努めることが大切です。アラームが解決できない場合は、応援を呼ぶと共にNPPVの代わりとなる換気手段に切り替え、患者の安全を確保した上で、機器の交換準備と並行して原因を検索します。緊急時に迅速な対応ができるよう、BLS（一次救命処置）やACLS（二次救命処置）の訓練も受けておきましょう。本稿では、集中治療室やそれに準じる一般病棟で使用されている院内用機種「V60」を中心に、アラーム対応と設定について概説します。

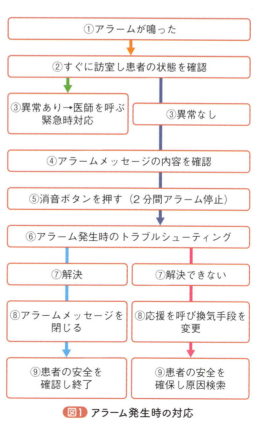

図1　アラーム発生時の対応

急性期NPPVに関する医療事故では、電源や酸素供給の未接続、回路外れ、呼気ポートの閉塞、圧センサー内水分貯留による誤動作などが報告されています[1]。NPPVに関わる医療従事者は、アラーム発生時のトラブルシューティングについて知識を高め、安全管理に努めなければなりません。

アラームと音量の設定

アラームは、機器がモニタリングしている患者データがアラーム設定の範囲から外れると音で知らせます（図2）。音が聞こえなければアラームの役割を果たせませんし、音が鳴らないような極端な設定では、アラームの機能を果たせません。アラームの意味（表1）[1]を理解し、必ず患者に合わせた設定を行ってから使用してください。

アラームの設定方法

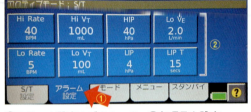

①アラーム設定タブをタッチ→②各項目を設定→③確定

音量の設定方法

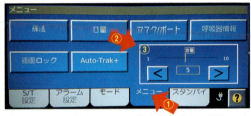

①メニュータブをタッチ→②音量→③10段階で音量設定

図2 アラームと音量の設定方法

表1 アラームの内容（文献1より引用・一部改変）

アラーム設定項目	意味	設定可能な範囲
Hi Rate	全呼吸数の上限	5〜90bpm（回/min）
Lo Rate	全呼吸数の下限（CPAPモード以外は、呼吸数の設定以下にアラームを設定した場合はオフとなる）	1〜89bpm（回/min）
Hi V_T	呼気一回換気量の上限	200〜2,500mL
Lo V_T	呼気一回換気量の下限	オフ、1,500mLまで
HIP	吸気圧（患者気道内圧）の上限	5〜50cmH_2O
LIP	吸気圧（患者気道内圧）の下限	オフ、40cmH_2Oまで
LIP T	LIP検出からアラーム発生までの時間	5〜60秒
Lo $\dot{V}_E$	呼気分時換気量の下限	オフ、99.0L/minまで

アラーム表示画面の見方と操作

アラームのレベルには、青：情報メッセージ、黄：低レベルアラーム、赤：高レベルアラームがあり、色と音の違いで注意喚起します（図3、4）。機器の異常や作動停止

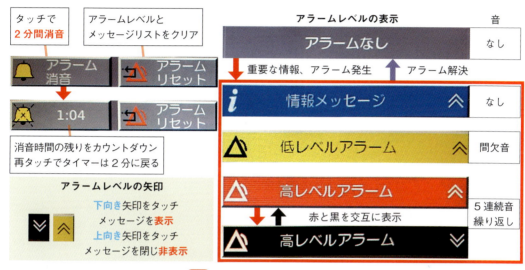

図3　アラームレベルの見方と操作

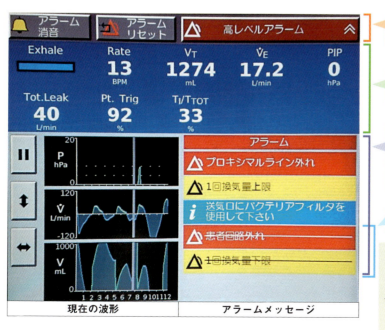

図4　アラームメッセージの見方

を知らせるアラームでは、高レベルアラームが発生し、自動リセットや消音できない状態になります。この場合「アラーム消音」ボタンは「消音できるアラームはありません」に変わり、アラームを解決できた場合も手動でリセットする必要があります。アラームの原因がわからない場合は、メーカーへ点検を依頼してください。

アラーム発生時のトラブルシューティング 表2

　アラーム発生の原因は、患者に問題が起きている、機器のトラブル、設定が合っていないなどがあります。何が起こっているか、どこに問題があるか、落ち着いてアセスメントを行い、優先順位の高いアラームから対応します。

表2 アラーム発生時のトラブルシューティング

レベル	メッセージ	意味	原因	対応
高	患者回路外れ	リークにより換気できない	①大量の意図しないリーク	①リーク量の確認、マスクフィッティング
			②回路の接続外れ、亀裂（破損）	②回路接続、空気漏れを確認し破損があれば回路交換
高	患者回路の閉塞	閉塞により換気できない	③回路内に結露が貯留	③結露の除去、加温加湿器の温度調節
			④回路の屈曲や閉塞	④回路の確認、固定アームの調整
			フィルターの目詰まり	フィルター交換
高	内蔵バッテリーの電圧低下[※1]	15分後に電源が落ちる	搬送後のコンセント差し忘れ、差し込みの緩み	配線の整理、定期的にAC電源の接続を点検
高	低リーク：CO_2再呼吸の危険性	患者に戻る呼気ガス量増加	分泌物の付着や布団などで覆われ呼気ポートが閉塞	呼気ポートを確認し閉塞を解除、必要時マスクを交換
			マスクや呼気ポートの設定が不適切	接続・設定が正しいか確認
高	プロキシマルライン外れ	気道内圧を測定できない	体動などによりプロキシマル圧ラインが抜けた	プロキシマル圧ラインを確実に接続（特にマスク接続部が抜けやすい）
高	吸気圧下限	十分な換気ができない	①②に準じる	①②に準じる
			プロキシマル圧ラインが分泌物や結露などで閉塞	プロキシマル圧ライン交換
			アラーム設定LIPが高い	アラーム設定LIPを下げる
高	吸気圧上限	圧損傷のリスクが増大	分泌物の貯留やファイティング、体位（頸部前屈）などによる気道閉塞	吸引、加湿評価、体位（枕の高さなど）を調整し気道確保
			⑤肺コンプライアンス低下[※2]	⑤精査・治療、緊急時の対応
			③④に準じる	③④に準じる
			アラーム設定HIPが低い	アラーム設定HIPを上げる

表2（続き）

高/低	呼吸数下限[※3]	呼吸減弱または感知できない	⑥睡眠時無呼吸、鎮静による呼吸抑制、自発呼吸が弱く吸気を感知できない	⑥換気モードや設定の変更、鎮静・睡眠状況の評価、気管挿管の検討
			①②に準じる	①②に準じる
			アラーム設定 Lo Rate が高い	アラーム設定 Lo Rate を下げる
低	呼吸数上限[※3]	呼吸数増加または誤認識	呼吸筋疲労による場合	Tモードへの変更や気管挿管の検討
			低酸素血症による場合	FIO_2 や EPAP を上げる、気管挿管の検討
			疼痛・不安などによる過換気	鎮痛、場合により軽い鎮静
			大量のリークや回路内結露の揺れを吸気と誤認識し、吸気を開始	①③に準じる
			アラーム設定 Hi Rate が低い	アラーム設定 Hi Rate を上げる
低	一回換気量下限[※3]	分時換気量は呼吸数で維持	①②⑤に準じる	①②⑤に準じる
			Auto-PEEP がある場合	EPAP を上げる、呼気介助
			設定 IPAP が低い、アラーム設定 Lo V_T が高い	設定 IPAP 確認・変更、アラーム設定 Lo V_T を下げる
低	分時換気量低下[※3]	呼吸数または一回換気量低下	①②⑤⑥に準じる	①②⑤⑥に準じる
			設定 IPAP が低い、アラーム設定 Lo V_E が低い	設定 IPAP 確認・変更、アラーム設定 Lo V_E を上げる

※1 バッテリー残量15分でアラーム発生、AC電源に接続するまで消音やリセットはできない。
※2 肺が硬く膨らみにくいこと（拘束性肺疾患や無気肺の悪化、うっ血性心不全、肺水腫、気胸など）。
※3 60秒以上アラームが続くと高レベルアラームに切り替わる。呼吸数下限アラームの場合、Lo Rate：4以上で15秒以上呼吸がなければ、初めから高レベルアラームが発生する。

引用・参考文献

1) フィリップス・レスピロニクス合同会社．操作．Respironics V60 ベンチレータ　ユーザマニュアル．6-17．
2) 日本呼吸療法医学会 人工呼吸管理安全対策委員会．急性呼吸不全に対する非侵襲的陽圧換気システム―安全使用のための指針―．人工呼吸．31（2），2014，209-24．
3) 石原英樹 編著．"アラームの設定と対処を覚えておこう！"．はじめての NPPV．大阪，メディカ出版，2013，61-3．
4) 赤嶺史郎．"急性期 NPPV のグラフィックモニタリングとアラーム対応"．この一冊でズバリ知りたい！とことん理解！NPPV まるごとブック．呼吸器ケア 2014 冬季増刊．大阪，メディカ出版，2014，155-7．
5) 竹川幸恵．"在宅用 NPPV のグラフィックモニタリングとアラーム対応"．前提書4），190．
6) 日本呼吸器学会 NPPV ガイドライン作成委員会 編．"医療安全"．NPPV（非侵襲的陽圧換気療法）ガイドライン．改訂第2版．東京，南江堂，2015，36-40．

3章 急性期NPPVの呼吸管理と患者ケアをマスターしよう！
～ICUから病棟へ～

5 急性期NPPVのストレスに対するケア

大阪はびきの医療センター HCU病棟　慢性呼吸器疾患看護認定看護師 | 渡部妙子 | Watanabe Taeko

　急性期NPPVを導入する場合、酸素化不良やCO₂ナルコーシスなどにより呼吸状態に注意が必要であり、ICUまたはHCUに入室することが多くあります。NPPVの装着だけでなく、病状により制限されることや一般病棟と異なる環境などは、患者にさまざまなストレスをもたらすことが予想されます。急性期NPPV患者が感じるマスクの圧迫感、息苦しさ、恐怖感、パニックなど、患者が抱える症状を確認しながらそれぞれに対するケアを検討する必要があります。

マスクの圧迫感、陽圧の不快感

　急性期NPPV患者が最初に抱えるストレスとして、装着を余儀なくされるNPPVマスクによる圧迫感と機器から送られてくる陽圧の不快感が挙げられます。それまで使用していた酸素療法のデバイスの中でマスクを使用していたことがあったとしても、酸素マスクと比べて、より密着した装着となるNPPVマスクの圧迫感はまったく異なるものだといえます。また、マスクから感じる陽圧と自発呼吸の違いに息苦しさを感じ、パニックを起こすことも考えられます。

1. 看護ケアでの対応：患者が落ちついて呼吸できる状況を整える

　医療スタッフにとって急性期NPPVの装着は慣れた一連の行為であっても、初めて装着する患者にとってはすべてが未知の体験です。急を要する中でも、十分な説明をしないままヘッドギアでマスクを固定して開始しないように注意します。

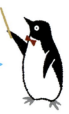

> できるだけわかりやすい言葉で説明をしながら、手や顔などにマスクや陽圧の感触を感じてもらい、マスクを顔に当てて患者が落ち着いて呼吸をできる状況だと確認してからヘッドギアを装着するようにします。

2. チームでの協働：導入は可能な範囲で低めの圧から開始

　導入時に高い陽圧から開始すると、患者が苦痛を強く感じ継続が困難になります。開始時に設定された陽圧が高すぎる場合や患者の装着状況を確認して継続困難が懸念される場合には、低めの圧にしてもらい、慣れてくれば目標とする設定圧に変更していくことを医師と相談しながら行うことが望まれます。

環境へのストレス

　ベッドサイドに置かれた急性期 NPPV や心電図モニター、輸液ポンプなどに囲まれた室内は、静かで医療機器のアラームが響く孤独な環境であり、ほかの人の会話や物音に囲まれた一般病棟の環境とは異なります。心電図モニターやパルスオキシメーターのアラーム時には、アラーム音に加えてベッドサイドモニターのランプが赤く点滅することから視界にも入りやすくなっています（図1）。ベッド上やベッドサイドでの体動が可能な患者にとって、急性期 NPPV の回路や心電図モニターの導線、パルスオキシメーターのコード、点滴ルートや尿道カテーテルなど、体動のたびに絡まったりベッド柵に引っかかったりすることも珍しくありません。

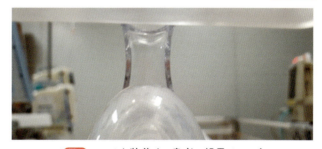

図1　マスクを装着する患者の視界イメージ

1. 看護ケアでの対応：アラームへの対応は迅速に

　医療機器の中で特に NPPV のアラーム音は、室外にいるスタッフが聞き取れるように音量を調整しているため、室内で過ごす患者にとってはとても大きな音となります。アラームが鳴ることに対し、休息が妨げられればいらいら感につながり、アラームが止まったとしてもスタッフの訪室がなかったときは大丈夫なのかと不安の原因にもなるため、機器のアラームへの対応はできるだけ迅速に行います。

　訪室時や患者がベッドサイドに動くときには、ルート類が引っ張られることのないように整理することも心掛けましょう。また、夜間は休めるように照明を調整し、日中はカーテンを開けるなど時間の変化がわかるような工夫を行い、テレビなどでの気分転換も大切です。

NPPVとの同調性

　急性期NPPVは終日装着となる場合も多く、苦痛が持続する中では継続が困難となるため、設定の不具合から生じる息苦しさの確認や機器との同調性をしっかり観察する必要があります。息苦しさの自覚はSpO₂とは連動していないこともあり、==患者本人からの主観的情報==をしっかり聞き取る必要があります。また、リークが多ければ患者の呼吸をトリガーしにくくなり同調性に支障をきたしてしまいます。

1. 看護ケアでの対応：NPPVと呼吸が合っているのか確認する

　息苦しさは患者本人にしかわからないことであり、その訴えに耳を傾けることが大切です。「SpO₂値は良いので大丈夫です」という返答は==自分の苦痛を理解してもらえないという不信感==につながってしまいます。ライズタイムや吸気時間、呼吸回数など設定項目の中の一つでも患者に適していなければ呼吸困難感を増強させてしまうため、「==息が吸いにくい==」「==風の勢いが強すぎる==」など、どのように息苦しいのかを確認することが重要となります。そして機器の送気音を聞きながら胸郭の動きを観察し、送気と呼吸が同調しているのか、必要時には聴診をしたり直接手で触れて確認をします。

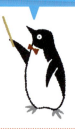

オートトリガリングが苦痛につながっているときもあるため、呼吸状態の観察に加えてNPPV回路内の結露など原因探求に努めます。

2. チームとの協働：苦痛軽減が図れているか、継続困難でないか

　本人の主観的情報と観察、グラフィックモニターなどの客観的情報と合わせたアセスメントを伝え合いながら、必要な設定調整を検討し苦痛の軽減を図ることができているのか確認します。不穏などにより装着が困難であれば、鎮静薬を使用することによりNPPVの継続と同調性の改善が可能となりますが、呼吸抑制への影響など注意深い観察とアセスメントが必要となります。

皮膚トラブル、目の乾燥、腹部膨満感、口渇、リーク

　NPPVによる皮膚トラブルは医療関連機器圧迫創傷（medical device related pressure ulcer；MDRPU）の一つであり、栄養状態を含めた全身状態が低下している患者にとって生じてしまえば治癒まで難渋することが多く、NPPV継続の危機に陥ります。そのた

め、マスクを当てるところから細心の注意を払い、==予防に徹すること==が==不可欠==といえます。皮膚トラブルが生じる原因は、リークを抑えようとしてヘッドギアを締めすぎることにあります。リークは口渇や眼の乾燥につながり、リークが多いとフローが増加することにより不快感が増強してしまいます。

また、NPPVからの送気を嚥下してしまい腹部膨満感を生じたり、気道閉塞により換気が行われずマスクリークとなったりすることもあります。マスクリークにだけ注目してヘッドギアをきつく締めていくことのないよう、さまざまな視点を持った観察が必要です。

1. 看護ケアでの対応：緩めのフィッティングをスタッフ全員で周知徹底

マスクを除去するときには接触部の発赤の有無を確認し、マスクの種類、サイズが適切か、常に検討を行いながら観察します。スタッフの中に一人でも誤った認識を持つ人がいれば、ヘッドギアをどんどん締めてしまい皮膚トラブルの原因となることを念頭に置き、ヘッドギアは==リークを最小限に抑えた上で可能な限り緩く調整すること==をケアにあたるスタッフ全員に周知徹底することが重要です。

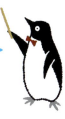

装着時間の長い急性期こそマスクの汚染が著しいため、清潔に保つこともトラブルの予防につながります。

NPPV専用機（V60）が表示するリークには患者リークとトータルリークがありますが、患者リークはゼロにする必要はなく、ある程度まで許容できる範囲がメーカーごとに提示されています。ただし、その範囲内でも換気量が少ない場合やトリガーや換気に影響を与える場合であればリークをさらに減少させる必要があるため、マスクフィッティングはNPPV継続の鍵といえます。

> **ポイント！**
>
> リークが生じてしまうときでも、**眼の乾燥**を防ぐためにマスク上方からのリークは抑えるようにし、不快が強いときには点眼の検討も必要となります。口渇が強いときには、加湿の調整だけでなく**マウスケアや口腔内保湿ジェル**の使用などを行います。**腹部膨満感**が強いときには、継続のためには圧を下げることや気道確保ができる体位を検討します。**枕の高さや体位**で改善できることも多いため、患者と相談しながら調整を図ります。

2. 機器・デバイスでの対応

患者に適したマスクやサイズに変更し、皮膚トラブルが軽減、消失しているか確認します。必要があればヘッドギアのサイズ変更も検討しましょう。

不安、いらいら感

　急性期NPPV装着となった場合、NPPV機器やベッドサイドモニターなどに囲まれた環境で、なぜこの機械を着けなければいけないのか、いつまでこの状況が続くのかという不安が生じます。ADLが制限されることにより、今までの生活に戻れるのか、この状況のままでは動けなくなるということにも強く不安を抱く患者もいます。また、もともと在宅用NPPVを使用していた患者の中には、「排痰したくてもすぐにマスクを外すことができず、詰まってしまうのではないかという不安がある」と言った患者もいました。そして、なかなか思うようにいかない病状やいろいろな制限がかけられる状況、NPPVマスクを装着したままではうまくコミュニケーションをとれないことなどにいらいらを感じる場合もあります。

1. 看護ケアでの対応：急性期でも可能な範囲でNPPVの休憩を

　急な導入時でも、患者にはわかりやすい言葉でNPPV装着の必要性について説明します。動脈血液ガスの結果から患者の頑張りの成果を伝えて一緒に喜んだり、その頑張りを称賛、承認したり、患者の不安が少しでも軽減し継続できるような声掛けを行います。

　挿管チューブと異なり、着脱できることがNPPVのメリットであることから、休憩を取り入れNPPVから解放する時間の確保も大切です。急性期NPPVを装着する患者では、酸素化不良によりNPPVマスクを外したときのSpO_2が著しく低下したり、CO_2ナルコーシスにより意識レベルが不安定だったりすることで、休憩時間が厳しく制限されていることもありますが、患者の状態を見ながら可能な範囲で休憩時間を確保できるようにチームで検討します。患者の訴えがあるときにはNPPVを外して耳を傾け、患者の思いをしっかり聞くことも大切です。

　また、ベッドサイドモニターを体位に合わせて患者に見える位置に移動させ、病状を一緒に把握し、その中でできる範囲で体動や呼吸の調整を行うなどにより自己コントロール感を感じてもらい、自立心や自尊心を保つことも重要となります。

2. チームで協働：ADLを低下させない生活援助

　急性期NPPVの装着が長くなるとADLが低下し筋力の低下に至ります。排便や食事などの労作では、それまで感じていたものより大きく呼吸困難を感じてしまい、パニックに陥ることもあります。呼吸状態に合わせて、早期にリハビリテーションの開始をチームで検討し、呼吸努力が強ければNPPVを行いながら実施することや、生活の中で

取り入れられることは病棟スタッフで実施していくことも大切です。

3. 機器・デバイスでの対応

患者の状態が改善してくれば離脱できるように装着時間の短縮を検討するだけでなく、早めに在宅用 NPPV への機器変更も検討します。

恐怖感

呼吸困難感の増強や F_IO_2 の増量などから、急性期 NPPV を装着した状況が終末期となることも多く、患者は死を意識して恐怖を感じることも少なくありません。病状を理解した上で悪化時には治療をどこまで希望するのか、今後の方針によりとるべき対応も異なることから、アドバンス・ケア・プランニング（ACP）の関わりが重要となります。

1. チームでの協働：患者・家族が自ら選択できるためのサポート

可能であれば急性期 NPPV の装着に至るまでに行うことが望ましいですが、急性期 NPPV を装着した状況の中でも、現在の病状から挿管人工呼吸や緩和などの予測できる必要な治療を含めて説明し、患者・家族の意思確認を行います。安定期に ACP の関わりがなされている場合でも、急を要する場面になってもなお決断に揺れや迷いを生じる場合が多くあります。それを保証し、患者・家族が自ら選択できるようにチームで共有し、ケアにあたります。

2. 看護ケアでの対応：患者が心地よく感じるケアの提供

挿管人工呼吸までの治療を選択した場合には、移行のタイミングを逃さないように注意が必要です。急性期 NPPV 装着時には数時間内に評価が必要であり、それを過ぎた後でも注意深い観察が必要となります。急性期 NPPV を最終の治療とした場合には、死への恐怖に加え、呼吸困難増強への恐怖があります。患者への声掛けだけでなく、清潔ケアや口腔ケア、マッサージなど患者が心地よく感じるケアの提供を患者に確認しながら検討します。

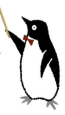

家族や大切な人と過ごす時間を確保し、呼吸困難増強時の対応を説明したり実施したりしながら患者の感じる恐怖に寄り添うことが大切です。

引用・参考文献

1) 石原英樹ほか 編著. NPPV まるごとブック. 呼吸器ケア 2014 冬季増刊. 大阪, メディカ出版, 2014, 232p.
2) 日本呼吸器学会 NPPV ガイドライン作成委員会 編. NPPV（非侵襲的陽圧換気療法）ガイドライン. 改訂第 2 版. 東京, 南江堂, 2015, 157p.

3章 急性期NPPVの呼吸管理と患者ケアをマスターしよう！ ～ICUから病棟へ～

6 薬物療法によるストレスコントロールの考え方

北野病院 呼吸器内科　北島尚昌　Kitajima Takamasa

本稿では、NPPVが必要な急性呼吸不全患者におけるストレスコントロールの考え方とその薬物療法について概説します。

NPPV中の不穏

急性期NPPV中の患者は、しばしば目的もなくベッドから降りようとしたり、NPPVのマスクや末梢静脈ルートを外そうとすることがあります。このような状態は、内的な緊張状態を伴う無目的で過剰な動きとして、不穏と定義されています。不穏のために、NPPVによる人工呼吸が難しくなったときには、まず、その原因を検討します。せん妄が最も多い原因ですが[1]、不穏はせん妄以外にもさまざまな原因で生じ得るため、背景に解決可能な原因がないかを検討する必要があります（表1）[2]。

表1 不穏の原因（文献2を参考に作成）

- 痛み、インターフェイスや口渇などの不快
- 不安
- 強度の不安
- 鎮静薬に対する耐性、離脱（禁断）症状
- 低酸素血症、高二酸化炭素血症、アシドーシス
- 頭蓋内損傷
- 電解質異常、低血糖、尿毒症、感染
- 気胸
- 精神疾患、薬物中毒、アルコールなどの離脱症状
- 循環不全
- 人工呼吸器との同調不良

NPPV中のせん妄

せん妄とは、軽度の意識障害と注意力の障害が短期間で出現し、日内でも変動している状態です。過活動型（1.6%）、低活動型（43.4%）、混合型（57.4%）の3つの病型がありますが[3]、NPPVの継続に問題となるのは、過活動型と混合型です。急性期NPPVでは、40%の患者でせん妄が生じるとされ[1]、その発症は重要な予後悪化因子でもあります[4]。また、せん妄は入院期間の延長や認知機能の低下とも関係しています[5]。せん妄を発症することが、患者に大きな影響を及ぼすことを認識した上で、あらかじめ患者のストレスを軽減して、せん妄が生じないように努めなければなりません。

せん妄のリスクとモニタリング

　せん妄を予防するためには、患者が入院した時点でそのリスクを評価することが大切です[6]。せん妄のリスクとしては、高齢、認知機能障害、感染症、低ナトリウム血症、代謝性アシドーシスなどが挙げられます[7]。また、NPPVや呼吸器疾患もせん妄の重要なリスクです[4, 8]。NPPVは必ずしも非侵襲的ではなく、患者の負担を伴う治療であると理解すべきです。また、呼吸器疾患は、心原性肺水腫などと比較して、NPPV使用期間が長くなることが多いため、よりせん妄対策への配慮が必要です。投与薬剤によりせん妄が誘発されることもあるため、患者によっては、薬剤の変更や中止を検討します。せん妄を誘発する薬剤として、ベンゾジアゼピン系、ステロイド、オピオイド、H_2拮抗薬、抗コリン薬などが挙げられます。

　せん妄リスクが高い患者では、せん妄のスクリーニングを行います。せん妄診断のスクリーニングとしては、confusion assessment method（CAM）やICU使用のために改変されたCAM-ICUが用いられます。精神科医以外でもベッドサイドでせん妄が診断できるように開発された評価ツールであり、その診断の感度は94〜100％、特異度は90〜95％とされます[9]。実地臨床においても、このような客観的な評価ツールを用いて、せん妄の評価を行い、チームで共有することが重要です。

せん妄に対する薬物療法：予防

　米国の疼痛・興奮・せん妄のガイドライン（2013 PAD guidelines）と日本のガイドライン（J-PADガイドライン）では、薬物学的なせん妄の予防の根拠は不十分であるとして推奨されていませんが[2, 10]、近年の報告も含めて、紹介します。

1. ラメルテオン（ロゼレム®）、スボレキサント（ベルソムラ®）

　メラトニン分泌は日内リズムを調節しており、メラトニンの分泌減少がせん妄の発症と関連します[6]。また、メラトニン予防投与によるせん妄発症の抑制が報告されました[11]。さらに、高齢者や集中治療において、メラトニン受容体作動薬であるラメルテオンが、合併症の増加をもたらすことなく、せん妄を抑制すると報告されました[12, 13]。オレキシン受容体拮抗薬であるスボレキサントもせん妄を抑制すると報告されていますが[14]、呼吸器疾患患者で頻用されるマクロライド系抗菌薬やアゾール系抗真菌薬との併用が禁忌とされているため注意が必要です。さらなる検証が必要ですが、NPPV開始時に、ラメル

テオンを開始することも考慮されるかもしれません。

2. デクスメデトミジン（プレセデックス®）

　デクスメデトミジンは催眠、鎮静、鎮痛作用がありながら、呼吸抑制作用が少ないとされる薬剤であり、その鎮静作用は自然な睡眠に近い状態をもたらすと考えられています[15]。また、予防的デクスメデトミジン投与はせん妄を減少させると報告されました[16, 17]。近年では、血行動態への影響や鎮静作用が乏しい低用量デクスメデトミジン（0.2〜0.7μg/kg/h）を、夜間に投与することで、せん妄を抑制し[17, 18]、睡眠の質を改善すると報告されました[15]。せん妄のリスクが高い患者では、低用量デクスメデトミジンの投与が考慮されるかもしれません。ただし、デクスメデトミジンは、保険診療上の適用が「集中治療における人工呼吸中及び離脱後の鎮静」であるため、一般病棟での使用には留意が必要です。

せん妄に対する薬物療法：治療

　J-PADガイドラインでは、せん妄に対する有効な薬物療法のデータは乏しいと記載されていますが[2]、実地臨床において、選択することのあるせん妄の治療薬について紹介します。

1. ハロペリドール

　ハロペリドールは、古くからせん妄に使用され、経静脈的投与も可能な上、鎮静作用や呼吸抑制作用が軽度であるため、現在でもしばしば使用されています。しかしながら、その臨床効果は明らかではありません。2013 PAD guidelinesでは、ハロペリドールを使用する根拠は乏しいとされ[10]、2018年に報告された大規模臨床研究でもその有効性は否定されました[19]。また、QT延長症候群やtorsades de pointes（トルサードドポワント）などの重大な副作用リスクがあり、投与時には心電図モニターを装着するなどの注意が必要です。

2. 非定型抗精神病薬

　2013 PAD guidelinesにおいて、非定型抗精神病薬（クエチアピン、オランザピン、リスペリドン）は、せん妄の期間を短縮させるかもしれないと記載されました[10]。また、ハロペリドールと比較するとその副作用も少ないとされます。ただし、非定型抗精神病薬も、十分なエビデンスが乏しいのが現状です。

> **ポイント!**
> クエチアピンとオランザピンは催眠作用が強いとされていますし、糖尿病を悪化させる可能性から、**糖尿病もしくはその既往がある患者では禁忌**となっています。リスペリドンの鎮静作用はそれほど強くないものの、**錐体外路症状を生じやすい**とされています。

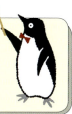

NPPV 中の鎮静に対する考え方

　せん妄への対応を十分に行っても、NPPV による人工呼吸の継続が困難と考えられる場合には、鎮静を検討します。ただし、一般に、興奮・非協力的のような不穏の状態により NPPV が継続できない場合では、急性期 NPPV は禁忌と考えられています[20]。また、鎮静を行いながらの急性期 NPPV は推奨されていません[2]。このような患者に**鎮静を行う最大の問題点は、鎮静薬による呼吸抑制**です。NPPV では、気道が確保されていないため、鎮静薬による上気道の虚脱や呼吸ドライブの低下によって、急激に呼吸不全が悪化する危険性があります。そして、鎮静下に NPPV を行った場合には、30〜50％の患者で、気管挿管下人工呼吸療法が必要となります[21]。また、NPPV から気管挿管への移行の遅れは、死亡率の上昇につながるとされています[21]。したがって、気管挿管を希望している患者で、NPPV への協力が得られない場合は、気管挿管下人工呼吸療法を行うことが望ましいと考えられます[20]。

　一方で、軽い鎮静をかけながら NPPV を継続することも検討されています[22]。特に、気管挿管を希望していない患者では、鎮静下に NPPV を行う場合があります。国際的調査では、NPPV 中に鎮静・鎮痛薬を投与された症例は 20％程度とされていますが[21]、わが国の調査では、56％の症例で鎮静が行われていました[23]。この結果は、わが国でのせん妄などへの対策が不十分であることを示しているのかもしれません。NPPV 症例では、基本的には鎮静が不要であると認識し、十分に対策を講じた上で、それでも必要な場合に鎮静下の NPPV を検討すべきです。

1. 鎮静下 NPPV の目的と方法

　急性呼吸不全に対する鎮静下の NPPV を開始する場合は、その目的が、**①救命に必要な NPPV 継続のためか**、**②呼吸不全終末期としての症状緩和なのか**を明確化し、チームで共有することが重要です。また、過鎮静とならないように、**RASS**（Richmond Agitation-Sedation Scale、表2）[24, 25] のような客観的な鎮静レベルの指標を用いて、鎮静深度を評価し、浅い鎮静に維持することが望ましいと考えられます。

表2 RASS（Richmond Agitation-Sedation Scale）[24、25]

スコア	用語	説明
＋4	好戦的な	明らかに好戦的な、暴力的な、スタッフに対する差し迫った危険
＋3	非常に興奮した	チューブ類またはカテーテル類を自己抜去；攻撃的な
＋2	興奮した	頻繁な非意図的な運動、人工呼吸器ファイティング
＋1	落ち着きのない	不安で絶えずそわそわしている、しかし動きは攻撃的でも活発でもない
0	意識清明な 落ち着いている	
－1	傾眠状態	完全に生命ではないが、呼び掛けに10秒以上の開眼およびアイ・コンタクトで応答する
－2	軽い鎮静状態	呼び掛けに10秒未満のアイ・コンタクトで応答
－3	中等度鎮静状態	呼び掛けに動きまたは開眼で応答するかアイ・コンタクトなし
－4	深い鎮静状態	呼び掛けに無反応、しかし身体刺激で動きまたは開眼
－5	昏睡	呼び掛けにも身体刺激にも無反応

1）救命に必要なNPPV継続のため

　人工呼吸管理の鎮静に用いる薬剤としては、ミダゾラム、プロポフォール、デクスメデトミジンが挙げられますが、気道確保ができていないNPPV下では、できる限り浅い鎮静が望ましいと考えられます。

> **ポイント！**
>
> **デクスメデトミジン**は呼吸抑制が軽く、自然睡眠に近い鎮静作用があります[15]。また、ミダゾラムやプロポフォールに比較して、せん妄の発症頻度は低いとされています[26]。さらに、デクスメデトミジンは細かく投薬調整するケースは少なく、管理がしやすいとされています[27]。実際、わが国の鎮静下NPPVではデクスメデトミジンが最も広く使用されています[23]。ただし、用量依存性に低血圧や徐脈を生じやすいため注意が必要です[18]。目標とする鎮静レベルはRASS 0～－2点とされますが[28]、RASS 0～－1点を目標とした報告もあります[17]。

2）呼吸不全の終末期の症状緩和や鎮静

　急性呼吸不全に対して、鎮静下にNPPVを行った場合の死亡率は56％とされており[29]、診療に手を尽くしても、改善が見込めないこともあります。そのため、ときに救命よりも患者の苦痛を取り除くことが優先される場合があります。呼吸困難が高度な場合には、モルヒネが有効です。少量からでも高度の呼吸抑制が生じることもあるため、少量（モルヒネ6mg/day）より開始して、症状に応じて増量することが望ましいと考えられます。また、呼吸回数が著しく上昇して、NPPVとの同調性が不良な患者では、モルヒネを使用することで、NPPVとの同調性が改善して、呼吸状態が安定することも経験されます。

　症状緩和の代替手段がない場合には、苦痛緩和のために深い鎮静を目指すこともあります。デクスメデトミジンは、深い鎮静に適さないため[30]、ミダゾラムを使用すること

も考えられます。ただし、ミダゾラムの開始は、その呼吸抑制作用により急激な呼吸不全の悪化が懸念されます。特に、高齢者では、ミダゾラムの鎮静作用の感受性が高く[31]、呼吸抑制も慢性閉塞性肺疾患や呼吸予備力が低い患者で生じやすいとされているため[32]、注意が必要です。また、深い鎮静は家族とのコミュニケーションを困難にすると考えられます。呼吸不全の終末期に鎮静を行う場合は、本人、家族、多職種で鎮静を開始するタイミングを慎重に検討すべきです。

引用・参考文献

1) Charlesworth M. et al. Noninvasive positive pressure ventilation for acute respiratory failure in delirious patients : understudied, underreported, or underappreciated? A systematic review and meta-analysis. Lung. 190 (6), 2012, 597-603.
2) 日本集中治療医学会 J-PAD ガイドライン作成委員会. 日本版・集中治療室における成人重症患者に対する痛み・不穏・せん妄管理のための臨床ガイドライン. 日本集中治療医学会雑誌. 21(5), 2014, 539-79. https://www.jstage.jst.go.jp/article/jsicm/21/5/21_539/_pdf
3) Peterson JF. et al. Delirium and its motoric subtypes a study of 614 critically ill patients. J Am Geriatr Soc. 54 (3), 2006, 479-84.
4) Chan KY. et al. Delirium is a Strong Predictor of Mortality in Patients Receiving Non-invasive Positive Pressure Ventilation. Lung. 195 (1), 2017, 115-25.
5) Slooter AJ. et al. Delirium in critically ill patients. Handb Clin Neurol. 141, 2017, 449-66.
6) Yildizeli B. et al. Factors associated with postoperative delirium after thoracic surgery. Ann Thorac Surg. 79 (3), 2005, 1004-9.
7) Halladay CW. et al. Performance of Electronic Prediction Rules for Prevalent Delirium at Hospital Admission. JAMA Netw Open. 1 (4), 2018, e181405.
8) Aldemir M. et al. Predisposing factors for delirium in the surgical intensive care unit. Crit Care. 5 (5), 2001, 265-70.
9) Inouye SK. et al. Clarifying confusion : the confusion assessment method. A new method for detection of delirium. Ann Intern Med. 113 (12), 1990, 941-8.
10) Barr J. et al. Clinical practice guidelines for the management of pain, agitation, and delirium in adult patients in the intensive care unit. Crit Care Med. 41 (1), 2013, 263-306.
11) Al-Aama T. et al. Melatonin decreases delirium in elderly patients : a randomized, placebo-controlled trial. Int J Geriatr Psychiatry. 26 (7), 2011, 687-94.
12) Nishikimi M. et al. Effect of Administration of Ramelteon, a Melatonin Receptor Agonist, on the Duration of Stay in the ICU : A Single-Center Randomized Placebo-Controlled Trial. Crit Care Med. 46 (7), 2018, 1099-105.
13) Hatta K. et al. Preventive effects of ramelteon on delirium : a randomized placebo-controlled trial. JAMA Psychiatry. 71 (4), 2014, 397-403.
14) Hatta K, et al. Preventive Effects of Suvorexant on Delirium : A Randomized Placebo-Controlled Trial. J Clin Psychiatry. 78 (8), 2017, e970-9.
15) Wu XH. et al. Low-dose Dexmedetomidine Improves Sleep Quality Pattern in Elderly Patients after Noncardiac Surgery in the Intensive Care Unit : A Pilot Randomized Controlled Trial. Anesthesiology. 125 (5), 2016, 979-91.
16) Riker RR. et al. Dexmedetomidine vs midazolam for sedation of critically ill patients : a randomized trial. JAMA. 301 (5), 2009, 489-99.
17) Skrobik Y. et al. Low-Dose Nocturnal Dexmedetomidine Prevents ICU Delirium. A Randomized, Placebo-controlled Trial. Am J Respir Crit Care Med. 197 (9), 2018, 1147-56.
18) Bloor BC. et al. Effects of intravenous dexmedetomidine in humans. II. Hemodynamic changes. Anesthesiology. 77 (6), 1992, 1134-42.
19) Girard TD. et al. Haloperidol and Ziprasidone for Treatment of Delirium in Critical Illness. N Engl J Med. 379 (26), 2018, 2506-16.
20) Akashiba T. et al. The Japanese Respiratory Society Noninvasive Positive Pressure Ventilation (NPPV) Guidelines (second revised edition). Respir Investig. 55 (1), 2017, 83-92.
21) Muriel A. et al. Impact of sedation and analgesia during noninvasive positive pressure ventilation on outcome : a marginal structural model causal analysis. Intensive Care Med. 41 (9), 2015, 1586-1600.
22) Devlin JW. et al. Survey of sedation practices during noninvasive positive-pressure ventilation to treat acute respiratory failure. Crit Care Med. 35 (10), 2007, 2298-302.
23) 日本集中治療医学会 規格・安全対策委員会. 日本集中治療医学会看護部会：ICU における鎮痛・鎮静に関するアンケート調査. 日集中医誌. 19, 2012, 99-106.
24) 日本呼吸療法医学会 人工呼吸中の鎮静ガイドライン作成委員会. 人工呼吸中の鎮静のためのガイドライン. 人工呼吸, 24 (2), 2007, 146-67. http://square.umin.ac.jp/jrcm/contents/guide/page03.html
25) Sessler CN. et al. The Richmond Agitation-Sedation Scale : validity and reliability in adult intensive care unit patients. Am J Respir Crit Care Med. 166 (10), 2002, 1338-44.
26) Maldonado JR. et al. Dexmedetomidine and the reduction of postoperative delirium after cardiac surgery. Psychosomatics. 50 (3), 2009, 206-17.
27) Senoglu N. et al. Sedation during noninvasive mechanical ventilation with dexmedetomidine or midazolam: : A randomized, double-blind, prospective study. Curr Ther Res Clin Exp. 71 (3), 2010, 141-53.
28) Akada S. et al. The efficacy of dexmedetomidine in patients with noninvasive ventilation : a preliminary study. Anesth Analg. 107 (1), 2008, 167-70.
29) Matsumoto T. et al. Role of sedation for agitated patients undergoing noninvasive ventilation : clinical practice in a tertiary referral hospital. BMC Pulm Med. 15, 2015, 71.
30) Ruokonen E. et al. Dexmedetomidine versus propofol/midazolam for long-term sedation during mechanical ventilation. Intensive Care Med. 35 (2), 2009, 282-90.
31) Barr J. et al. A double-blind, randomized comparison of i.v. lorazepam versus midazolam for sedation of ICU patients via a pharmacologic model. Anesthesiology. 95 (2), 2001, 286-98.
32) Battaglia J. Pharmacological management of acute agitation. Drugs. 65 (9), 2005, 1207-22.

3章 急性期NPPVの呼吸管理と患者ケアをマスターしよう！〜ICUから病棟へ〜

7 急性期〜回復期の呼吸リハ・排痰介助・体位管理

大垣市民病院 リハビリテーションセンター 理学療法室 主任　戸部一隆　Tobe Kazutaka
同　室長補佐　片岡竹弘　Kataoka Takehiro
同院　呼吸器内科　部長/リハビリテーション科　安藤守秀　Ando Morihide

急性期NPPV患者における呼吸リハビリテーション

　急性期呼吸リハビリテーションとは、「侵襲時の呼吸器系の状態の変化に対して適切な処置を行うことによって、最適な酸素化と安定した換気を確保し、人工呼吸に関連した合併症や全身合併症の発生を防止し、また人工呼吸器からのスムーズな離脱と早期離床を促進すること」と位置づけられています[1]。NPPVも人工呼吸器に属すため、前述の概念をもとに急性期の呼吸リハビリテーションを考えることができます。急性期NPPV患者に対する呼吸リハビリテーションを行うには、現在の病態把握と治療方針を理解した上で、呼吸リハビリテーションの目的と時期に応じた実施内容を多職種で共有していくことが重要です。

1. 急性期呼吸リハビリテーションの開始時期

　臥床による合併症の予防、身体機能低下の遷延および軽減、回復の促進を目的に可能な限り早期からの介入を行うことが望ましいとされており[2]、入院当日からでもリハビリテーションの介入を開始することが可能です。ただし、実施内容には十分な理解と知識が必要です。前述したように、呼吸リハビリテーションはほかの治療と並行して急性期から行われるものですが、考え方の大前提としてあるのは、ほかの治療の意図と方向性を同じにしなければならないということです。

　呼吸リハビリテーションプログラムは大きく分けて、①コンディショニング、②ADLトレーニング、③全身持久力筋力トレーニングの3つから構成されています。われわれは、患者の病態変化（呼吸器系に限らず）に合わせて、この3つの構成内容の割合を変える必要があります。図1に開始時のプログラム構成を示します。

1）コンディショニング

コンディショニングは運動療法を効率的に行うために、呼吸や身体の状態を整え、運動へのアドヒアランスを高める介入で、<mark>呼吸練習</mark>、<mark>リラクセーション</mark>、<mark>胸郭可動域練習</mark>、<mark>ストレッチング</mark>、<mark>排痰法</mark>などが含まれます[2]。急性期ではコンディショニングが重要で、今後の本格的なトレーニングにつなげるため、早期に呼吸状態を整えて離床に向けての準備を行います。また、酸素化改善や気道クリアランスを目的とした体位管理や各種排痰法を実施することは急性期のNPPV管理において特に重要です。

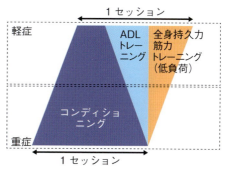

図1 急性期、急性期からの回復期における開始時のプログラム構成（文献3より引用）

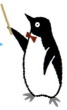

図1の縦軸は重症度、横軸は導入プログラム開始時における1セッション内での各トレーニングの割合を示しています[3]。何らかの理由でNPPVを要し入院加療が必要となった患者（特にICU入室患者など）では、コンディショニングから開始することが望まれます。

2）ADLトレーニング

続いて、食事や排泄動作といったADL自立に向けていわゆる早期離床を開始します。離床は、患者に目的や目標を持たせたり、作業療法にて作業活動の中で離床を行うことで患者の自主性が得られやすくなることもあります。端坐位以上のトレーニングでは、ベッドから背中を離すことで背側肺の拡張が得られやすく、さらにNPPVの陽圧換気により、好発しやすい背側無気肺の解除を目的とすることもできます（図2）。

3）全身持久力筋力トレーニング

病態悪化や炎症期のピークが過ぎれば、ADLトレーニングから歩行などの積極的な離床に速やかに転じられるように進めていきます。また、患者の病態によって高負荷になりすぎているかどうかの評価は常に行い、適宜、負荷量を調整することは大切です。

2. 疾患・病態別に見る急性期呼吸リハビリテーション

NPPV装着患者の場合、NPPV（CPAP療法を含む）を装着している理由を理解することも重要で、それに応じたリハビリテーションの方法を考えます。代表的な疾患の急性期呼吸リハビリテーションの考え方の参考例を挙げます。

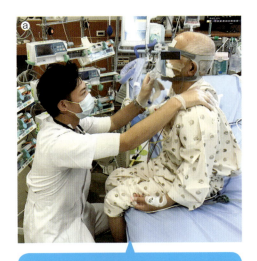
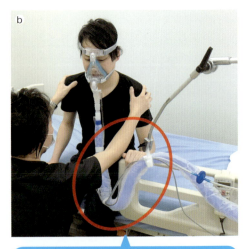

アーム固定位置より患者側の呼吸回路をたるませることで、多少の動きがあってもマスクにテンションがかからないよう工夫できます。

背中を解放させることで背側の含気を促せます。後方から坐位保持介助を行う場合は、肩や肩甲帯を支え、背側胸郭の動きを制限しないよう注意します。

図2 端坐位トレーニング

呼吸回路の重みでマスクフィッティングがずれることがあるため、ⓐ人手が足りない場合はマスクを手で固定したり（姿勢保持のための介助量が少ない場合）、ⓑ人工呼吸器のアームを利用します（姿勢保持に両手を必要とする場合）。また、端坐位以上の動作にはベッド上では収縮を促しにくい頸部体幹の伸展筋群の収縮を促す効果もあります。

1）閉塞性肺障害によるNPPV装着患者の呼吸リハビリテーション

　COPD急性増悪では気道攣縮や分泌物の増加により内因性PEEPが増加した状態になっており[4]、努力性の浅速呼吸を呈しています。そのためNPPVは、気道閉塞に対してEPAPを、吸気補助に対してPS（IPAP-EPAP）を掛けることで換気効率を高めることを目的としています[5]。

　リハビリテーションも換気効率を高めるために、過緊張と化した呼吸補助筋のリラクセーションと安楽肢位のポジショニング、また感染契機の増悪例も多いため、気道クリアランスから介入を始めます。X線所見や肺聴診をもとに丁寧な排痰介助と、必要であれば吸引処置を考慮することもあります。

　ただし、気道への過度な刺激は気道攣縮を引き起こす場合がありますので、気管吸引処置などには愛護的な対応が望ましいと考えます。また、マスク装着時あるいはマスクを外しているときの喘鳴の有無を評価することは気道の状態を知るのに有効です。気道病変の回復に伴い、ADLトレーニングの割合と負荷を増やしますが、その際も、運動による喘鳴の増悪などの評価は念入りに行い、負荷の掛けすぎに注意することが必要です。

　CO_2ナルコーシスは高濃度酸素投与により誘発されますが、運動による換気亢進時にはそのリスクは低いとされています。NPPV装着下での離床を行うことも可能ですが、

マスクを外し十分な酸素投与のもと離床を進めることも喀痰を促す一つの手段として考えることもできます。

2）心原性肺水腫治療目的でのNPPV装着患者の呼吸リハビリテーション

NPPV（特にCPAP療法）は心原性肺水腫の治療の第一選択として使用されることが強く推奨されています[5]。CPAP療法とは静脈還流量を減少させ前負荷を軽減させることを効果の一つとしています。その意味においても、==よほどの血圧低下がなければ早期から頭部挙上（ヘッドアップ位）を促すことが良いと考えます==。当然ある程度の安静は必要ですが、うっ血しコンプライアンスの低下した肺は長期臥床を経て、より下側肺障害などを合併しやすいため、循環呼吸状態に注意しNPPV装着下にて離床を開始します。

採血データやX線所見をもとに運動負荷が適切であったかの評価は常に必要です。気道クリアランスも必要ではありますが、==血性泡沫状の分泌物==などは心不全増悪に由来するものであり、過度な排痰や吸引などの刺激が逆効果となりかねないため、注意が必要です。

3）抜管後のサポート目的でのNPPV装着患者の呼吸リハビリテーション

大侵襲術後や肥満症例などの抜管後症例に対し、術後のCPAP療法が有用であることがいわれています[6]。また十分なウィーニングを待てず抜管に至った場合などでは抜管後のデバイスとしてNPPVが選択されることがあります。抜管後の呼吸補助を目的としてNPPVを装着されている場合は、まず==全身状態や主病変が回復過程にあるかどうか==を考えます。

全身状態が回復過程にある場合は、NPPVの離脱を目標にNPPV装着下にて積極的な離床を開始します。換気補助を目的に使用されている場合や術後の影響などにより肺コンプライアンスがまだ低くPEEPを必要とするために使用されている場合などがありますので、運動時の換気需要亢進による呼吸様式の変化には注意が必要です。

4）神経筋疾患・脊髄損傷における呼吸筋麻痺に対するNPPV装着患者の呼吸リハビリテーション

神経筋疾患や脊髄損傷では吸気筋力の低下、または麻痺のため換気補助を目的としてNPPVを使用します。それらの筋力は不可逆的な場合が多いため、NPPVからの離脱は困難な場合もあります。

しかし、急性期において、新規発症に呼吸器感染などを合併している場合や、全身状態の変化により換気状態が破綻し入院となった場合などでは離脱を見込める症例もあります。そのような症例では、早期離脱を目標に、==リクルートメント目的の体位管理と排痰療法==をまず行います。

体位管理では、下側の無気肺などに対しては前傾側臥位や腹臥位が選択に挙がりますが、特に脊髄損傷例では制限がある場合があります。可能であればハローベストなどの固定手段を実施することも必要な場合があります。

　また、頭部挙上にはFRC（機能的残気量）を高める効果がありますが、腹筋群の筋緊張が低下している場合、腹圧が低く、呼気時の横隔膜位が下がることがあり、頭部挙上によって内臓が下方および腹側に移動することで、より横隔膜位低下が助長されるため、過度な頭部挙上は逆効果となることも念頭に置く必要がありますし、車いす乗車などの際には腹帯やバストバンドを腹部に装着することで腹圧を補うと一回換気量の増大を可能とする場合があります。

排痰補助具としてMI-E（機械による咳介助）などは特に神経筋疾患の良い適応となります。

　今回挙げたのはあくまでも例であり、これがすべてに該当するわけではありません。その患者の病態、合併症、また背景などにより考え方は無数に広がります。大切なのは、多職種で現行の治療方針の意図を共有し足並みをそろえることです。むろん指示を出すのは医師ですが、患者の訴えや気道分泌物の量を最も把握している看護師や、運動時の呼吸状態の変化を最も把握しているリハビリテーション職種などの情報や考えが治療方針を変更するきっかけになることは往々にしてあります。カンファレンス時には医師からの一方通行にならないようにすることが大切です。

排痰介助

　NPPV装着中の患者において、喀痰の管理というのは重要な要素の一つです。もともとNPPV適応に対する相対的禁忌事項の中には、「通常の気道浄化方法では管理できない気道分泌物過多」[7]とされており、NPPVマスクの装着によって、気道分泌物の喀出が困難となり、咳嗽力が弱い場合にはNPPVの圧によって気道分泌物を末梢に押し込んでしまうことも考えられます。

　そこで、分泌物貯留を認める場合は、一時的にマスクを外し喀痰を促す必要があります。また、自己による喀痰が不十分な患者に対してはさまざまな手法を用いた排痰の支援を行うことも必要です（徒手的排痰介助、MI-E、HFCWO：高頻度胸壁振動、気管吸引など）。

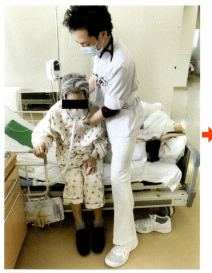
図3 吸気量増大を目的にNPPV装着下で呼吸介助

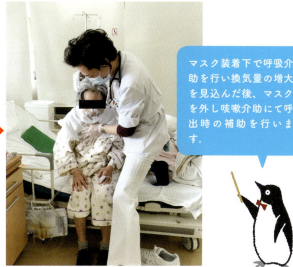
図4 酸素マスクで喀痰を促す

マスク装着下で呼吸介助を行い換気量の増大を見込んだ後、マスクを外し咳嗽介助にて呼出時の補助を行います。

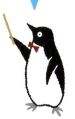

　長時間マスクを外すことが困難な時期では、迅速性も求められるため、後述する体位管理と徒手的排痰介助やMI-Eなどを併用し、気管吸引なども迅速に行う必要があります。徒手的排痰介助は実施者のスキルによって効果が左右されるものですが、習得すれば手軽に行える手技の一つです（図3、4）。

　脊髄損傷患者など、腹筋群の筋力低下により咳嗽力が低下している場合は、腹部圧迫法を用い、腹圧を高める補助を徒手で補うと喀痰が促せる場合があります。また、NPPV装着中の普段の管理として、気道分泌物の粘稠度に合わせて加温加湿を見直すことは排痰支援にとっても重要です。

体位管理

1. 側臥位および腹臥位

　NPPV装着患者に限らず、よほどの理由がない限り、仰臥位フラット（褥瘡予防の30°体位変換含む）で管理することは避けるべきだと考えます。NPPVにおいては、陽圧呼吸であるがゆえに腹側部（肺コンプライアンスの高い部分）は過膨張になりやすく、背側部（肺コンプライアンスの低い部分）はより虚脱しやすくなります。さらに肺や胸郭自体の荷重により下側はつぶれ下側肺障害ができあがります。

　これを予防、または改善させるため、含気不良部位がなるべく頂点に近づいた姿勢

（両背側であれば左右前傾側臥位や、可能であれば腹臥位）を選択します。

臨床において、無気肺は圧倒的に下葉（特に$S_{8\sim10}$）に好発します。そのため、修正体位ドレナージ法の中でも、前傾側臥位、腹臥位を酸素化改善目的に多く用います。また、これらのポジショニングはドレナージのみの目的にあらず、NPPVの陽圧を利用し虚脱肺の拡張、リクルートメントを目的にすることにもなります。

前傾側臥位時の工夫 図5

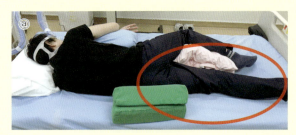
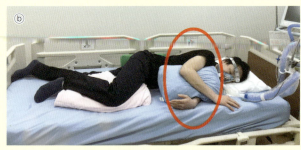
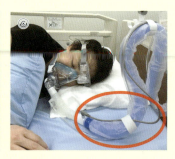

ⓐ肩と腰をしっかり回し、下方の下肢を伸展させることで体が仰臥位へ戻らないようにします。それにより背中にクッションを挟む必要がなくなり、胸郭の拡張を制限するものを無駄に置く必要がなくなります。

ⓑ上肢の重みも胸郭拡張の妨げとなり得るため、抱き枕を使い体幹の上に上肢を置かないようにします。

ⓒ呼吸回路内の水滴がマスク側へ流入することを防ぐため、アーム固定位置よりマスク側は下にたるませます。
また、体位変換時はマスクのリーク量に変化がないかチェックしましょう。多少の顔の動きでマスクへのテンションが掛からないようマスク側の呼吸回路は余裕を持たせアームで固定します。

2．頭部挙上

適度な頭部挙上も管理上重要なポジショニングの一つです。頭部挙上の効果として、仰臥位フラットに比べFRCが大きくなり酸素化に関連すること、下側肺障害の予防を目的とすること、離床に向かう準備（起立性低血圧の予防など）を目的とすることなど

が挙げられます。

　NPPV装着患者においても積極的に促すべき姿勢ですが、COPD増悪など呼吸努力が強い患者には少し工夫をするだけで、頭部挙上位の安楽度が変わります。呼吸補助筋を使った呼吸仕事量の増加時には上部胸郭の引き上げが起こりますが、頭部挙上時には上肢の重みが負荷として上部胸郭の引き上げに拮抗します。（図6）。

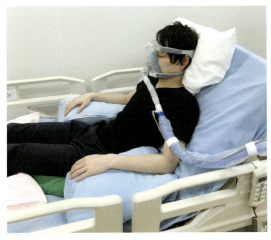
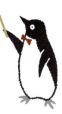

クッションなどを肘置きの代わりにセッティングし、上肢の重みを取り除くことで呼吸仕事量を多少軽減させることが可能です。

図6　頭部挙上位の工夫

引用・参考文献
1) 本間生夫. 呼吸リハビリテーションの理論と技術. 改訂第2版. 東京, メジカルビュー社, 2014, 148-61.
2) 日本呼吸ケア・リハビリテーション学会 ほか. 呼吸リハビリテーションに関するステートメント. 日本呼吸ケア・リハビリテーション学会誌. 27（2）, 2018, 95-114.
3) 日本呼吸ケア・リハビリテーション学会 呼吸リハビリテーション委員会ワーキンググループ 編. 呼吸リハビリテーションマニュアル―運動療法―. 第2版. 東京, 照林社, 2012, 3-11.
4) 横山俊樹 ほか. COPD急性増悪. 呼吸器ケア. 12（1）, 2014, 17-21.
5) 日本呼吸器学会 NPPVガイドライン作成委員会 編. NPPV（非侵襲的陽圧換気療法）ガイドライン. 改訂第2版. 東京, 南江堂, 2015, 60, 77.
6) Ferreyra, GP. et al. Continuous positive airway pressure for treatment of respiratory complications after abdominal surgery: a systematic review and meta-analysis. Ann Surg. 247（4）, 2008, 617-26.
7) Nava, S. et al. Non-invasive ventilation in acute respiratory failure. Lancet. 374（9685）, 2009, 250-9.

3章 急性期NPPVの呼吸管理と患者ケアをマスターしよう！
～ICUから病棟へ～

8 NPPVとHFT
～切り替え時の注意点～

神戸市立医療センター中央市民病院 呼吸器内科　副医長 | **永田一真** | Nagata Kazuma

はじめに

　急性期の呼吸管理として、酸素療法やNPPV、挿管人工呼吸管理に加えて、最近ではハイフローセラピー（HFT）がよく使用されるようになりました。ただNPPVとHFTはその対象とする疾患や重症度に共通する点が多く、両者を適切に使い分ける必要があります。また急性期にNPPVを導入した後、NPPVが使用できなくなったりNPPVが適さない状態となった際にHFTに切り替えることもしばしばあります。しかしNPPVとHFTはその特徴が異なるため、いくつか注意すべきことがあります。本稿ではその際の注意点や患者観察のポイントについて解説します。

HFTについて

　HFTは最大60L/minまでの加温加湿されたガスを広径の鼻カニューラで直接鼻咽頭内に投与する酸素療法です。快適性を保ちながら高流量かつ高濃度の酸素を鼻から投与できるため、とても有用な酸素療法です。またそのほかにもHFTはさまざまな生理学的効果を持つことが証明されています。高流量のガスを鼻咽頭に送り込むことで、鼻咽頭の死腔をウォッシュアウトして死腔の全体量を減らし肺胞換気量を増やす効果があります。また、二酸化炭素の再吸入を防ぎ新鮮なガスを流し込むため、二酸化炭素の排出に効果的とされ、この効果により呼吸仕事量が減少します。また軽度のPEEP効果があることが示されています[1]。

　これらの効果から、通常の鼻カニューラや簡易酸素マスクでの酸素投与では酸素化が維持できない患者にも有効なケースが多くあり、重症の呼吸不全にも有効です。またHFTはNPPVと比較すると快適性が高く、食事（図1）やリハビリテーション（図2）もしやすいなど、患者からも医療スタッフからも好まれる傾向にあります。これらの長

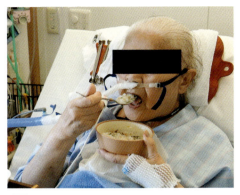

図1 HFTを使用しながら食事をする様子
薬剤性肺炎で加療中。HFTの設定は流量35L/min、吸入酸素濃度90%。

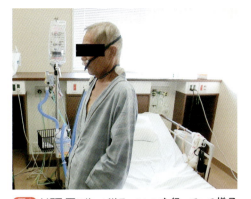

図2 HFT下にリハビリテーションを行っている様子
間質性肺炎で加療中。HFTの設定は流量35L/min、吸入酸素濃度60%。

表1 NPPVと比較したHFTの長所と短所

長所	短所
●加湿性に優れている ●インターフェイス（マスク）の不快感が少ない ●排痰が容易にできる ●食事、会話が容易にできる ●リハビリテーションがしやすい ●気道内圧が低いため気胸のリスクが低い	●PEEP効果はあるが弱い ●超重症例では対応が困難 ●口呼吸の場合など外気を吸入することで酸素濃度が低下する ●インターフェイスが顔の動きにより適切な位置からずれることがある ●重症化した際にいつNPPVや挿管管理に切り替えるのか判断が困難である ●換気補助効果が乏しい

所から、鼻カニューラや簡易酸素マスクでは酸素化が保てず、NPPVでは不快感が強いという患者がHFTの良い適応と考えられます。ただし、NPPVと比較すると、HFTは換気補助効果が乏しく換気不全を伴う呼吸不全（Ⅱ型呼吸不全）には使用が難しかったり、PEEP効果が乏しいため重症度が非常に高い場合には対応が難しいという欠点があります。表1にNPPVと比較したHFTの長所と短所をまとめました。

HFTの本体構造、回路

HFTは構造上いくつかのタイプに分けられます。

1. 酸素ブレンダータイプ　図3

　酸素ブレンダー・流量計、熱線入り回路、加温加湿器で構成されています。流量計を操作することで60L/minまでで総流量を調整でき、また酸素ブレンダーで吸入酸素濃度を21〜100%まで調整できます。使用するには酸素配管と圧縮空気配管が必要です。

2. ベンチュリータイプ 図4

　ベンチュリー型ブレンダー流量計、熱線入り回路、加温加湿器で構成されています。<mark>酸素配管のみ</mark>で使用することができます。外気を取り込む際の<mark>音が大きい</mark>ことや、<mark>回路抵抗の変化</mark>で酸素濃度が変わるため適宜調整する必要があることに注意が必要です。

3. 加温加湿器搭載型フロージェネレータータイプ 図5

　加温加湿器を搭載した、HFT専用機であるAIRVO2は、酸素配管と熱線入り回路を接続して使用します。<mark>酸素濃度計が内蔵</mark>されているため、グラフィックモニターで酸素濃度を確認しながら設定を調整することができます。

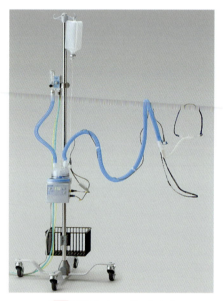

図3 酸素ブレンダータイプ
（写真提供：フィッシャー＆パイケル ヘルスケア）

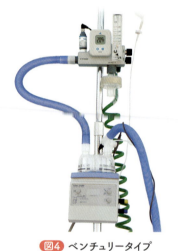

図4 ベンチュリータイプ
（写真提供：フィッシャー＆パイケル ヘルスケア）

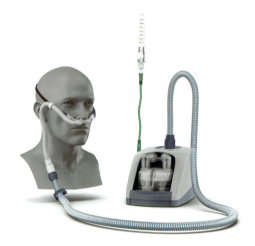

図5 加温加湿器搭載型フロージェネレータータイプ
（写真提供：フィッシャー＆パイケル ヘルスケア）

NPPVからHFTに切り替えることが必要とされる場面

　重症の急性呼吸不全に対してNPPVを開始したものの、いくつかの理由でNPPVを継続できなくなることがしばしばあります。まずは<mark>マスクや圧に対する不快感</mark>です。NPPVの欠点として不快感が強いことがあり、途中で中断せざるを得ないケースがしばしばあります。次に<mark>気胸</mark>です。治療経過中に気胸を発症した場合、NPPVによる陽圧により悪化する可能性があります。胸腔ドレナージを行えばNPPVを継続することも可能なケースもありますが、ほかの呼吸管理に変更できる場合には考慮すべきです。またNPPVを使用していると食事や離床が行いにくいという問題点があり、NPPVを継続しにくい理由となることがあります。

　このような状況において、NPPVからHFTに切り替えるとうまくいくことがしばしばあります。特に治療開始時には重症度が高くNPPVが必要だったものの、治療により呼吸状態が改善過程にある場合には、必ずしもNPPVである必要はなくHFTに変更できることも多いです。

　では、どのような状況であればHFTへの切り替えが可能でしょうか。<mark>まずは高いPEEPを必要としないこと</mark>です。HFTでは平均気道内圧は2～3cmH$_2$O程度ですので、うっ血性心不全や急性呼吸窮迫症候群（ARDS）などで高いPEEPを必要とする状態では切り替えは難しいことが多いです。次に、<mark>換気不全を認めない、もしくは軽度であること</mark>です。HFTではNPPVのように換気補助の効果はありませんので、換気不全が高度である場合には切り替えは難しいです。ただし、死腔のウォッシュアウト効果などにより呼吸仕事量が軽減されるという効果はありますので、換気不全が軽度であればHFTでも対応が可能なケースはあります。

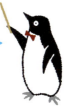

まとめると、不快感や気胸などでNPPVの継続が困難な場合には、PEEPや換気補助の必要性を評価して、それらが必要なければHFTへの切り替えが有効な場合があります。

NPPVからHFTの切り替えで起こりやすい問題

　NPPVからHFTへ切り替えた場合に起こりやすい問題として、①酸素化の悪化、②換気状態の悪化、③HFTの合併症が挙げられます。

1. 酸素化の悪化

　HFTはPEEPがNPPVと比べると低く、また特に口呼吸をすると外気を吸入することにより吸入酸素濃度が低くなってしまうため、NPPVからHFTに切り替えた際には酸素化が悪化することがあります。

　SpO_2の目標値を決めておいて、それに合わせて吸入酸素濃度を調整する必要があります。また、吸入酸素濃度がどの程度になったらNPPVに戻すのか、もしくはほかの呼吸管理に切り替えるかなどは事前に相談しておくとよいでしょう。

2. 換気状態の悪化

　HFTではNPPVのように圧サポートができないため換気補助効果がありません。そのため換気状態が悪化し、呼吸回数や$PaCO_2$が上昇したり、努力呼吸や換気パターンの悪化（シーソー呼吸など）が見られたりすることがあります。HFTに切り替えた場合には身体所見をしっかりと見ながら、必要に応じて動脈血液ガスを評価する必要があります。また換気状態の悪化が見られた場合にはすぐにNPPVに戻せるように準備しておきましょう。

3. HFTの合併症

　主なHFTの合併症としては、皮膚のトラブルや温度や流量に対する不快感があります。特に皮膚トラブルについては鼻カニューラのストラップをきつく締めすぎることにより起こりやすくなるので注意する必要があります。温度や流量に対する不快感がある場合には適宜設定を調整します。

　またHFTでは鼻カニューラが適切な位置からずれてしまうことがあります。高濃度酸素投与を行っている場合など、ずれてしまうことにより呼吸状態が急激に悪化することがあるので、ストラップなどを用いてずれないような工夫をしましょう。

引用・参考文献
1) Groves N. et al. High flow nasal oxygen generates positive airway pressure in adult volunteers. Aust Crit Care. 20 (4), 2007, 126-31.
2) American Association for Respiratory Care, Restrepo RD, Walsh BK. Humidification during invasive and noninvasive mechanical ventilation. Respir Care. 57 (5), 2012, 782-8.
3) Frat JP. et al. High-flow oxygen through nasal cannula in acute hypoxemic respiratory failure. N Engl J Med. 372 (23), 2015, 2185-96.
4) Epstein AS. et al. Humidified high-flow nasal oxygen utilization in patients with cancer at Memorial Sloan-Kettering Cancer Center. J Palliat Med. 14 (7), 2011, 835-9.

4章

慢性期NPPVの呼吸管理と患者ケアをマスターしよう！
〜病棟から在宅へ〜

1. 在宅導入の適応判断と設定のポイント
2. 在宅用機種（ViVO50）のグラフィックモニタリング
3. 在宅用機種におけるログデータの観察
4. 設定調整のアセスメント、同調不良への対応
5. 在宅用機器のアラーム対応と設定
6. 導入時の患者教育・退院支援・環境整備のサポート
7. 慢性期NPPVの継続看護
8. NPPV持ち込み入院への対応

4章 慢性期NPPVの呼吸管理と患者ケアをマスターしよう！
〜病棟から在宅へ〜

1 在宅導入の適応判断と設定のポイント

独立行政法人国立病院機構 南京都病院 呼吸器センター 内科医長 | 角　謙介 | Sumi Kensuke

　在宅NPPVは1998年にわが国で保険適用となり、以降この有用性に関するさまざまな報告がなされ、使用される機会が非常に増えています。

　NPPVは一般的に、高二酸化炭素血症を伴う慢性呼吸不全患者に対する在宅人工呼吸の方法として導入され、主に夜間使用することで予後や自覚症状が改善するとされています[1〜4]。そして実際に、今まで救命したり退院したりすることが難しかったような呼吸不全症例も、在宅NPPVを導入することで長期間自宅で過ごすことができた、などという場面もよく見られるようになっています。

本稿ではその導入の実際につき、具体的に見ていきましょう。

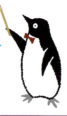

在宅NPPV導入を検討すべき慢性呼吸不全患者

　在宅NPPVの導入が必要となるのはⅡ型慢性呼吸不全を呈する疾患です。中でも慢性閉塞性肺疾患（COPD）、肺結核後遺症、神経筋疾患の3疾患が多く、これらで過半数を占めます。ほかにも後側弯症（胸郭変形）、肺胞低換気症候群、間質性肺炎などでも導入されています[5]。上記の慢性呼吸器疾患では、気道狭窄、肺気量の低下、呼吸筋力低下のいずれか、もしくはこれらの複合により低換気の状態となります。慢性的な低換気により徐々に高二酸化炭素血症が進行します。

　さて、この高二酸化炭素血症ですが、これは「夜つくられて、夢の中で育っていく」といわれています。夜間睡眠時、特に夢と関連するREM睡眠時の低換気によって始まり、増悪していきます。

　健常人でも睡眠時は覚醒時に比べて低換気になります。またさらにREM睡眠時は換気の低下が顕著になります。これは、もともと睡眠時は呼吸中枢出力が低下することに

加えて、骨格筋緊張の低下する REM 睡眠時は呼吸補助筋が働かず、ほとんど横隔膜のみの呼吸となってしまうためです。

　慢性呼吸不全患者は安静覚醒時においてさえもいろいろな呼吸筋を総動員して何とか換気を保っていますが、より低換気になる睡眠時（特に REM 睡眠時）はそのキャパシティーを超えて低酸素・高二酸化炭素血症になってしまいます。

足りないもの（低酸素）は補えば（酸素投与）よいのですが、過剰なもの（高二酸化炭素）はより効率的に排出しなければなりません。ここで登場するのが換気を補助する NPPV なのです。

高二酸化炭素血症は体に悪いか？

　もともと高二酸化炭素血症は、換気機能が低下した慢性呼吸不全の患者において、少ない換気量で二酸化炭素をより効率的に排出できるようになる一種の生理学的適応であると考えることもできます（肺毛細血管と肺胞の二酸化炭素分圧較差が大きい方が、二酸化炭素がたくさん肺胞に移動できます→図1）。

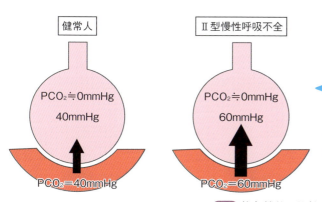

健常人では1回の換気で二酸化炭素が 40mmHg しか排出されません。Ⅱ型慢性呼吸不全の患者で、$PaCO_2$ が 60mmHg まで上昇しているとすると、1回の換気で二酸化炭素が 60mmHg 排出されます。このように毛細血管と細胞内の二酸化炭素分圧較差が大きいほど、二酸化炭素はより効率的に排出されます。

図1 換気機能の比較

　実際に古い報告[6]では、肺結核後遺症症例のみですが、LTOT（長期酸素療法）導入時に $PaCO_2$ が 45mmHg 以上であった群の方が、それ未満の群よりも生命予後が良かったとされています。

　ただ、だからといって限りなく CO_2 が高い方がよいのかといわれるとそういうわけでもなく、実際 LTOT 導入後に高二酸化炭素血症が徐々に進行していく症例は日常的によく経験しますが、CO_2 が上昇するにつれて日中の眠気やいらいら感、疲労感、性格変化など、さまざまな臨床症状を生じ、また、急性増悪もきたしやすくなることが知られています。

坪井らの報告[7, 8]によると、COPD患者においてNPPV導入6カ月後のPaCO$_2$が60mmHg未満に抑えられている群はそうでない群に比べて、その後も低いPaCO$_2$レベルを維持できて、急性増悪による入院は少なく予後も良いことが示唆されています。

近年、欧米で慢性期COPD患者に対し20cmH$_2$O以上という非常に高いIPAP圧によるNPPVを導入し（**High-intensity NPPV**）生命予後・QOLの改善が報告されています。これもPaCO$_2$レベルを低く維持できていることが重要な役割を果たしているといえます。

一般的なモード・換気設定の目安

1. 在宅NPPVで使用されるモードの特徴

NPPVの換気様式には従圧式と従量式がありますが、現在わが国での在宅用NPPV機器ではほとんど前者の従圧式が使用されています。一般的な在宅用NPPV機器に搭載されている換気モードは、①S、②T、③S/T、④CPAPの4つです。これにPAVやVAPSといった自動調節モードも近年登場し徐々に使用経験が重ねられ、エビデンスの蓄積も今後期待されます。

1）Sモード

患者の自発呼吸に完全に機械が合わせるモードです。一見、患者に優しいように思われますが、患者の自発呼吸が少ない、もしくはトリガーできないくらい吸気努力が弱いときには、補助換気が入らないため、換気量を保証できないという大きな弱点があります。

2）Tモード

Sモードとは逆に患者の自発呼吸を無視して決められた時間間隔で換気を行います。換気量は保証できますが、自発呼吸と関係なく調節換気が入るので、タイミングが合わないと患者が不快感を持つという弱点もあります。ただしうまく調節換気に乗っかってしまえば呼吸努力が不要なので、呼吸筋を休めることができるという利点もあります。

3）S/Tモード

両者の良いとこ取りです。基本的にはSモードで患者の自発呼吸に追随しますが、一定時間自発呼吸を感知しないとTモードの調節換気が入って最低限の換気量を維持します。最も無難なモードであり、通常の在宅用の機械はこれがデフォルトになっていますが、後述するような弱点もあります。

4）CPAPモード

換気に対するアシストはしません。それ故に低換気を補うという意味においてあまり効果は期待できません。これ以外のモードを使う予定がないなら、もっと安価なCPAP

専用機があるのでそちらを使用します。

2. Tモードの活用方法

一般的にはS/Tモードが好まれます。またVAPSモードも使用頻度は増えています。しかし頻呼吸の患者ではすべてに換気補助が入るため逆に忙しくなって不快を訴えることがあります。また呼吸努力は必要であるため、呼吸筋があまり休まらないということもあります。さらに、吸気努力が弱い患者では吸気をトリガーしないため、最低限の設定呼吸回数の調節換気しか入らないということが起こります。このような場合はTモードが適しています。Tモードを使用するときは患者の自発呼吸を抑制するために呼吸回数を24回/min程度とやや多めに設定します。そして患者に、「呼吸をすべて機械に任せてみましょう。必ず楽になりますから」と優しく声掛けをしてください。意外なほどに患者は楽になっていきます。

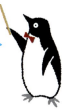

患者の自発呼吸を無視するということで、はじめから敬遠する医療従事者が多いですが、ぜひ一度試していただきたいモードです。

患者の状態、生活環境に合わせた機器の選定、使用する時間帯

1. 高二酸化炭素血症の是正には夜間の装着が望ましい

前述のように、高二酸化炭素血症は「夜つくられて、夢の中で育っていく」といわれています。慢性的な低換気の状態にある患者は、夜間の高いCO_2に長時間さらされることで、呼吸中枢の化学感受性が鈍化し、高二酸化炭素血症を許容するようになってしまいます。これによって、日中も高二酸化炭素血症をきたすようになります。

故に、夜間睡眠中の低換気による高二酸化炭素血症を、NPPVによる換気補助で是正すれば、CO_2に対する呼吸中枢の化学感受性が回復、すなわちCO_2に対する基準値がより低い値に設定されます（CO_2のリセッティング）。これによって高二酸化炭素血症の改善が期待できます[9,10]。

以上により、NPPVは可能であれば夜間に装着するのが最も理にかなっています。ただし日中の装着がまったく無意味かというとそうでもなく、日中8時間装着したら、夜間睡眠中に装着したのと同等に$PaCO_2$が低下するという報告もあります。さまざまな事情で夜間装着するのが難しい症例では、代わりに日中装着するという選択肢もあり得ます。

2. ライフスタイルに合わせたNPPV装着の計画

　実際退院が近くなり、在宅NPPVの機械を家で使用するとなったときには、さまざまな準備が必要です。ライフスタイルに合わせたNPPV装着の計画を考える必要があります。自力で装着できない人は、誰が主たる介護者としてNPPV着脱をするのかということを明らかにしておかなければなりません。前述したように夜間装着することが可能かということも現実的に考えなければなりません。夜間頼れる介護者が不在で、日中訪れるヘルパーや家族に装着を頼まざるを得ないということもあります。また部屋の状況によって、機械をどこに置くかなども検討が必要です。在宅酸素療法とNPPVを併用している患者が、日中の活動は1階、夜間睡眠は2階というライフスタイルをとっているなら、酸素濃縮器とNPPV機械の置く場所を1階と2階に分けなければならないということも起こり得ます。その場合の酸素の接続はどうするか、ライフスタイルを変えてベッドを1階に置くことはできないかなども検討しなければなりません。

　ちなみに当院では、慢性呼吸不全患者の退院前に、病棟看護師を中心としたスタッフが患者の自宅を退院前訪問し、実際のライフスタイルを複数の目で見て問題点を把握し、退院後のNPPV装着を含めた生活が円滑に進むための努力をしています[11]。

　せっかく医療従事者と患者が頑張って導入できたNPPVです。退院後に患者が使ってくれなければ意味がありません。医学的に許される範囲で、患者のライフスタイルに合わせて在宅でのNPPV装着の計画を立てていくことは極めて重要です。

　子どもの頃校長先生によく「家に帰るまでが運動会です！」と言われませんでしたか？「家でちゃんと着けられるようになるまでがNPPVです！」この言葉でこの稿を締めたいと思います。

引用文献

1) Leger P. et al. Nasal intermittent positive pressure ventilation: long-term follow-up in patients with severe chronic respiratory insufficiency. Chest. 105 (1), 1994, 100-5.
2) Simonds AK. et al. Outcome of domiciliary nasal intermittent positive pressure ventilation in restrictive and obstructive disorders. Thorax. 50 (6), 1995, 604.
3) 坪井知正ほか. 鼻マスク陽圧換気法を長期人工呼吸療法として導入した慢性呼吸不全41症例の検討. 日本胸部疾患学会雑誌. 34 (9), 1996, 959-67.
4) 大井元晴ほか. 在宅非侵襲的陽圧人工呼吸の血液ガス, 日常活動性にたいする効果. 日呼吸会誌. 38 (3), 2000, 166-73.
5) 日本呼吸器学会肺生理専門委員会 在宅呼吸ケア白書ワーキンググループ. 在宅呼吸ケア白書2010. 東京, 日本呼吸器学会, 2010 ; 26.
6) 川上義和ほか. 在宅酸素療法実施症例（全国）の調査結果について. 厚生省特定疾患呼吸不全調査研究班平成4年度研究報告書, 1992, 15-20.
7) Tsuboi T. et al. PaCO2 six months after the initiation of long-term noninvasive ventilation in patients with COPD. Intern Med. 50 (6), 2011, 563-70.
8) Tsuboi T. et al. The Importance of Stabilizing PaCO$_2$ during Long-term Non-invasive Ventilation in Subjects with COPD. Intern Med. 54 (10), 2015, 1193-8.
9) Meecham Jones DJ. et al. Nasal pressure support ventilation plus oxygen compared with oxygen therapy alone in hypercapnic COPD. 152 (2), 1995, 538-44.
10) Nickol AH. et al. Mechanisms of improvement of respiratory failure in patients with restrictive thoracic disease treated with non-invasive ventilation. Thorax. 60 (9), 2005, 754-60.
11) 堀圭一朗. 重症COPD患者への退院支援に関する取り組み―在宅訪問から見えた病院と在宅とのギャップ―. 第28回日本呼吸ケア・リハビリテーション学会学術総会. 2018.

4章 慢性期NPPVの呼吸管理と患者ケアをマスターしよう！
～病棟から在宅へ～

2 在宅用機種（ViVO50）のグラフィックモニタリング

医療法人社団愛友会いきいきクリニック　院長　武知由佳子　Takechi Yukako
株式会社原野メディカル　望月一将　Mochizuki Kazumasa

はじめに

　モニター機器が潤沢にある病院とは違い、在宅医療の現場で行うNPPVの導入では限られた資源を有効に活用する必要があります。本稿では現場において特に重宝している以下の3つの機能に絞り、その関係性と活用方法をViVO50のグラフィックモニター、ログデータをもとに紹介します。

> 機能①　機器本体で確認可能なグラフィックモニター
> 機能②　PCソフトで確認可能なログデータ
> 機能③　計算された換気量をもとに圧を自動調整するターゲットボリュームモード（TgV）

　どの機能が一番重要ということではなく、それぞれの機能でしかできない役割を担っているというイメージです。昔から、物事を成功に導くには3つの目で見ることが大切であるといわれています。細部をさまざまな角度から観察する複眼である「虫の目」、空高くから全体像を見渡すことができる「鳥の目」、絶えず変化する流れを見つめる「魚の目」です。

　「慢性呼吸不全に苦しんでいる患者が楽に感じる至適設定を追求する！」というミッションを遂行する上で、この3つの視点をカバーしてくれるのが、まさにこの3つの機能なのです。関係性のイメージを図1に示します。

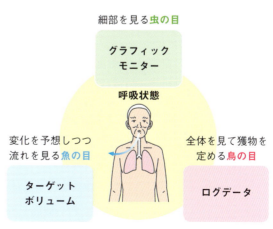

図1　在宅導入の際に重要な3つの視点と機能

ここで重要なのが、それぞれの視点に方向性はなく、絶えず循環するイメージであることです。設定したTgVの評価をグラフィックモニターとログデータで確認したり、ログデータから得た情報をもとにTgVを設定し、グラフィックモニターで評価するというように、刻一刻と変化する患者の呼吸状態を観察しつつ、右から左または左から右と絶えず循環しながら至適設定の追求は行われます。

ここからは最重症COPD症例の初回導入の様子を、視点と機能にフォーカスしながら紹介します。初期設定の決め方から、どういう過程を経て至適設定にたどり着くのか、全体的な流れを 図2 に示します。

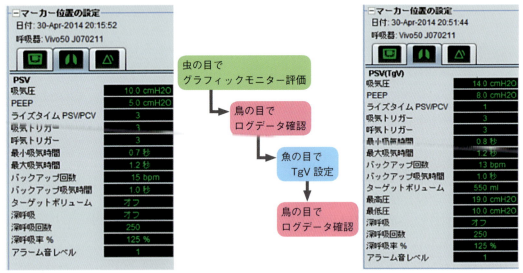

図2 初回導入時の機能活用の流れ（45分間）

グラフィックモニター機能〜虫の目の活用〜

　新規でNPPVを導入する際は、<u>患者が感じる「初回の印象」</u>に細心の注意を払う必要があります。初回の印象が悪く、患者から拒絶されてしまうと、その後の治療に影響を与えます。可能な限りの検査情報（胸部X線写真、CT、喫煙歴、心機能、不整脈の有無など）を集め、聴診をし、触診で胸郭の可動性、筋肉の硬さなどを診て、病態をイメージし初期設定に落とし込みます。今回のケースにおいて、病態と呼吸様式から設定に関する項目を抜粋すると 表1 のようになります。
　導入初期のグラフィックモニター機能を虫の目で活用するための最大のポイントは、<u>「あらかじめ観察するポイントを絞っておくこと」</u>になります。出てきたグラフィック

を見て何かを判断している余裕はありません。マスク装着直後には図3の中から吸気努力と呼気努力を取ることに注力します。COPDという病態の機能的ウィークポイントを解消することが目的となる作業です。グラフィックモニターの観察ポイントは表1に示します。

表1 病態から推察されること／観察ポイント／設定方針

病態から推察されること	観察ポイント	NPPV設定方針
吸気努力　強	・圧波形 ・患者の吸気筋の動き ・患者の吸気時の胸郭の立ち上がり	・IPAPは高めに設定 ・ライズタイムは速めに設定
呼気努力　強 口すぼめ呼気の出現	・呼気フローとゼロライン ・患者の呼気筋の動き、呼気の時の気道の音	・EPAPは高めに設定
呼吸回数　多	・患者の自発呼吸回数	・バックアップ換気のタイミングに注意
I：E比　1：3〜4	・患者の自発呼吸のI：E比がEPAP↑、IPAP↑、RRにより変化する	・短時間での圧供給と呼気時間を長めに設定

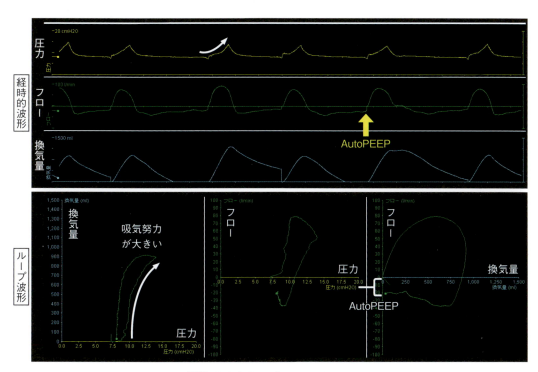

図3 装着直後のグラフィックモニター

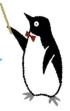

図3は、器械本体とPCをケーブルで接続し、ソフトをダウンロードしたPC上に出るグラフィックモニターです。経時的波形とループ波形はPC上では別々のページに表示されます。

図3のような波形が確認された際には、IPAPとEPAPの調整が最も速効性があるため、実際の変更はEPAP（1cmH₂Oずつ）5→6→7→8、IPAP（2cmH₂Oずつ）10→12→14と行いました。併せてライズタイムも変更します。患者の呼吸状態とグラフィックモニターを確認しながらの作業となり、圧上昇に伴う不快感が見られれば、それ以上は圧を上げず、しばらく待ちます。

　プレッシャーサポートが上がることで呼吸回数の減少が見られる場合には、バックアップ回数の設定にも注意が必要です。高めに設定していると、自発呼吸回数が減少した際に、器械からの意図せぬIPAP圧供給が発生し不快感につながってしまいます。

ログデータ機能〜鳥の目の活用〜

1. ログデータ取得の第1ポイントは？

　グラフィックモニターを用いた設定変更が成功し、病態による機能的ウィークポイントが解消され、患者の呼吸回数が下がり始めた頃がログデータ取得の第1ポイントとなります。プレッシャーサポート（PS）や呼吸努力に対する器械のサポート率が上がったことになりますが、どの程度まで患者のフローが下がったのか全体的な推移を把握するために鳥の目であるログデータを活用します。

　実際に呼吸が落ち着いた際のログデータは図4-①のようになります。圧力とPEEPの上昇と共に、患者フローが下がってくる様子がわかります。設定変更により機能的ウィークポイントが緩和されたサインと判断します。この間、グラフィックモニターを見ながらの設定変更に要する時間はおよそ10分です。

2. 患者の心理的緊張をほぐす

　ここからは心理的緊張をほぐす作業です。人生初のNPPVの装着に、患者は「どんなものだろう？苦しくないかな？」と緊張しています。こんな患者に、私たち医療者が「風が来て苦しいけれど我慢してください！」「苦しくない？大丈夫？でも我慢してください！」と言ってしまっては、NPPVの導入がスムーズにいくわけがありません。最初からポジティブに、「昼間は一生懸命息をして、疲れている呼吸筋を夜だけはぐっすりと休ませてあげるための器械ですよ」と「〇〇さんだったら、良さがわかってくださると思います」と話します。しかし患者は、「先生が言うように本当に楽になるのかな？」などと、最初は器械の送気に合わせ、頑張って息をしようとします。まだ呼吸補助筋が作用している状態です。この状態を緩和するためにログデータから得られた知見を

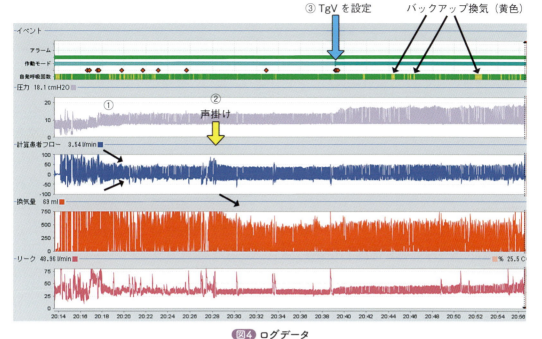

図4 ログデータ
本来は①②③のそれぞれの直後でダウンロードして見ますが、スペースの都合で1枚にしています。

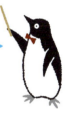

① 呼吸回数が落ち着いてきたことを確認。
　設定変更により病態の機能的ウィークポイントが緩和できたため、患者が頑張って吸わなくてすむようになり（フローが減った↘）、結果的に器械のサポート率が上がっている。
② 声掛けにより換気量が大きく下がる様子。
③ TgVの設定によりバックアップ換気が出現した様子。

もとに、患者に声掛けをしていきます。

「さすが○○さん（パチパチパチ拍手）、とてもお上手です！」「一生懸命息をしなくても器械がしてくれますよ」「さすがですね！ NPPVの良さをわかってくださって本当に嬉しいです！」「すごく良いです！ そのまま寝ちゃってもいいのよ」など、患者のメンタルからくる緊張をほぐしていきます。声掛けにより患者はリラックスし筋緊張が取れ、換気量が下がった様子を鳥の目で見ると 図4-② となります。

ターゲットボリューム（TgV）機能〜魚の目の活用〜

　最後は魚の目です。「流れを読む」という視点を使い、今後の呼吸状態の変化に思いを馳せます。病態による機能的ウィークポイントが緩和され、心理的緊張も緩和された今、この後起こり得る変化は睡眠による胸郭コンプライアンスの低下です。中には閉塞性の無呼吸を呈する方もいますが、この方は EPAP 8 では特に閉塞性無呼吸は出現しませんでした。ここで最も有効な機能が、換気量を保証して圧を自動調整してくれる TgV 機能です。リラックスした状態で入眠したとたん、換気量が足りなくなり、苦しくて覚醒してしまっては NPPV の印象が台なしになってしまいます。TgV 機能を設定する際に、留意することは以下の 3 点です。

> **ポイント！ TgV 機能を設定する際の留意点**
> ① 現在モニターに表示されている換気量は努力様呼吸かリラックス呼吸かの判断。
> ② 設定する一回換気量はどの時間帯（覚醒時や睡眠中）を意識した換気量か。
> ③ IPAP 最高圧は不快にならない程度、IPAP 最低圧は患者の吸気努力が発生しない程度にねらいをつけて設定する。
>   　自動で圧を調整するからといって幅を大きくとりすぎてしまう（IPAP 最低圧を低くしすぎる）と、過度なリークが発生した際や努力様呼吸が発生した際に、IPAP が最低値まで下がり、まったく楽ではない PS になってしまいます。

　今回のケースでは寝入った際のバックアップ換気を目指して設定しました。ViVO50 ではトリガー換気時とバックアップ換気時の吸気時間を分けることが可能なため、バックアップ換気を目指す際はバックアップ吸気時間の設定にも注意が必要です。COPD 患者の場合は呼気延長が見られるため、バックアップ吸気時間は 1.0 秒以下が適切な場合が多いです。実際に TgV を設定し、バックアップ換気が出現した様子を 図4-③ に示します。

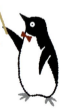

> ベッドサイドでの設定中は、本体のグラフィックモニターと患者の呼吸状態を観察しつつ、最後にログデータで確認をとるという作業となります。

まとめ

今回は導入時のタイトレーションを例に、「虫の目、鳥の目、魚の目」というフレームワークを使い、グラフィックモニタリングを説明しました。まとめを表2に示します。

表2 導入時の活用機能とその視点と目的

各段階	活用機能	視点	目的
マスク装着直後	グラフィックモニター	虫の目	病態の緩和
呼吸回数が下がり始めたら	ログデータ	鳥の目	心理的な緩和
呼吸補助筋の活動	ターゲットボリューム	魚の目	未来予測
バックアップ換気が混じってきたら	ログデータ	鳥の目	全体の振り返り

ベッドサイドでは各段階を通してグラフィックモニターも見ながら行っています。

呼吸管理をする上でこのフレームワークはとても有効で、ログデータを読み込む際にも活用できます。この詳細は4章-3（→ p.185～）でも説明します。

画面に表示されたグラフィックモニターやログデータのみを見て何かの議論をすることは非常に危うい行為です。患者の病態、心理的な情動、覚醒や睡眠などの活動状態、そして人工呼吸器のモードと設定、複合的な要素が交じり合った結果が、そこに表示されているグラフィックモニターであり、ログデータなのです。慢性呼吸不全におけるグラフィックモニタリングとは映し出された画像をもとに判断するものではなく、患者の病態と情動に心を寄せながら総合的に判断する作業だと考えています。

図5の白矢印部分では、TgVが作動し、TV 550mLを保つためにIPAPが17.9cmH$_2$O（10～18cmH$_2$O）まで上昇していることがわかります。呼気フローがゼロラインに戻り、図3に比べ、圧波形やフロー波形の形が違うことが読み取れます。病態の機能的ウィークポイントを緩和することができ、バックアップ換気になっています。

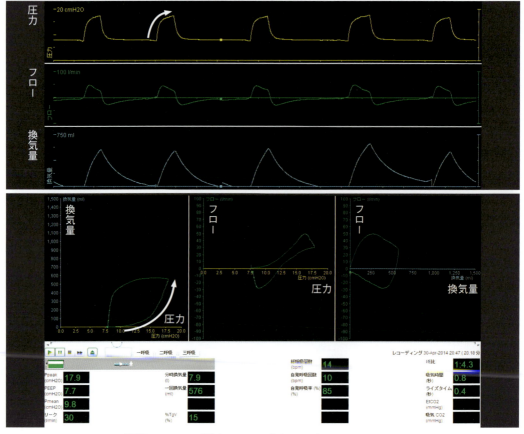

図5 バックアップ換気になった時点でのグラフィックモニター

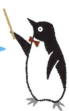

P.167 の **図3** と比較し、**図5** では圧波形の形やフロー波形の呼気終末がゼロラインに戻っている点、かつ、圧力/換気量のループ波形や、換気量/フローのループ波形でも表記のように改善が見られています。

3 在宅用機種におけるログデータの観察

4章 慢性期NPPVの呼吸管理と患者ケアをマスターしよう！
～病棟から在宅へ～

医療法人鳥伝白川会 ドクターゴン鎌倉診療所　臨床工学技士
浜本英昌 Hamamoto Hideaki

大阪はびきの医療センター 呼吸ケアセンター 副センター長／
慢性疾患看護専門看護師
竹川幸恵 Takekawa Yukie

　近年の在宅用人工呼吸器を設定する際には、画面を確認しながらダイヤルやボタンを操作して設定する方法や、画面をタッチして設定する方法が一般的です。その画面にはグラフィックモニターが搭載されている機種も多数あり、NPPVを導入する際、患者に装着して設定する上で有用な機能の一つです。では、実際にどのように至適設定を行っていくのでしょうか？　機種により大きく分けて3つの方法があります。

①表示されている数値（情報）を見て、患者との同調性を見ながら設定を行う方法。
②リアルタイムに表示されているグラフィックモニター（波形）と数値（情報）を見て、患者との同調性を見ながら設定を行う方法（グラフィックモニタリング）。
③①または②で確認した後、装置に<mark>ロギング</mark>された<mark>ログ</mark>を取得し、専用解析ソフトで<mark>データ</mark>を見直して、設定を行う方法（ログデータ）。

> ロギング：起こった出来事についての情報などを一定の形式で時系列に記録・蓄積すること。
> ログ：その蓄積されたデータのこと。
> データ：物事の推論の基礎となる事実。また、参考となる資料・情報。

　ここでは、在宅医療の現場で、主に③のログデータを確認しながら、至適設定していく方法の読み方・考え方を中心に解説していきたいと思います。

ログデータで何がわかる？

1. 呼吸状態を可能な限り把握することができます

　ヒトは24時間365日呼吸をしています。その内容を把握することは難しく、簡単にできませんでしたが、ログデータを確認することで、ある程度の情報を取得し、理解することができるようになってきました。具体的には、期間ごと（1呼吸～年単位）に呼吸状態を把握することや、機種によっては脈拍やSpO$_2$などを同時に測定することも可能で、より多くの情報を得ることができます。

2. 使用日数・時間などの使用状況を把握することができます

　患者によっては、夜間、労作時など間欠的に使用している場合があり、月に何日、日に何時間使用しているか、つまり、アドヒアランス評価や統計データについて把握することできます。

3. 実際の呼吸リズムなどを把握することができます

　詳細な波形を見ることで、自発呼吸と補助換気、バックアップ換気が適正に行われているか、つまり、至適設定がされているかの評価ができます。特に導入時や設定変更時に有効です。

4. 装着中の問題点の把握することができます

　装置トラブルをはじめとして、リークやアラームなどを発見し、適正に対応していくことができます。

ログデータの活用方法（読み方・考え方）

　活用方法は大きく分けて、①波形、②統計データ（数値）、③サマリー（グラフ）という3つの方法で確認ができます。その中でも見ることが多い①波形について、その考え方が理解しやすくなるように解説します。まずはログデータを一つの山で構成されていると考えてみましょう。その構成を見た場合に、山の一部は森であり、森の一部は林であり、林は木の集合体であります。さらに木を細かく見ていくと、幹や枝となり、最後は1枚の葉になります。これらを実際のログデータに置き換えてみると、図1に示すように、山は年単位、森は月単位、林は週単位、木は日単位、幹は時間単位、枝は分単位、葉は秒単位、虫食いの葉はトラブルのように置き換えることができます。

　このように置き換えることで、各単位での評価や問題点を明確にすることができます。さらに個々の単位だけを観察するのではなく、相互的な関係を見ていくことが重要なポイントになります。

　グラフィックモニタリングは、リアルタイムに波形を観察するため、導入や設定変更時のタイトレーションには有用ですが、長時間の観察に不向きといえます。それに対し、ログデータはいったん記録された波形（データ）を読み取っていくものですから、今まで確認できなかった部分の評価が可能となりますので、グラフィックモニタリングとログデータには大きな違いがあるということになります。言い換えれば、動画（モニタリ

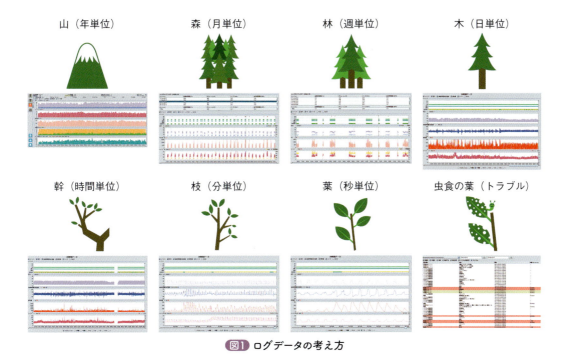

図1 ログデータの考え方

ング）を静止画（モニター）にして、それらを蓄積してデータ化したものがログデータということになります。

これから在宅での人工呼吸管理の中で、ログデータを確認しながら設定していく機会が増えてくると考えられます。実際の症例提示をしながら紹介していきます。さらには在宅でも用いられることが増えてきた **DCV**（dual control ventilation）モードの一種である **VAPS**（volume assured pressure support）などの内容も加えて解説します。なお、基本的な設定（項目）については、1章-2（p.19〜）を参考にしてください。

症例提示

> 症例①
> **多系統萎縮症患者で病態進行に対して、ログデータの観察から設定変更し改善できた症例**
> 65歳、女性。主病名：多系統萎縮症（MSA）、NPPV装着年数2年11ヵ月
> 装置：ViVO50　モード：PSV（TgV）目標換気量：450mL　最大圧/最小圧：22/12cmH₂O
> PEEP：6.0cmH₂O　ライズタイム：4　吸気トリガー：1　呼気トリガー：2　吸気時間最小/最大：1.0秒/2.0秒　バックアップ回数：13回/min　バックアップ吸気時間：1.2秒

ある日の夜間にNPPV装着中に突然呼吸が苦しいとの訴えがあり、夫がマスクを外したら楽になったとの連絡を受けて、ログデータを確認したところ、図2-ⓐのようなログが記録されていました。その一部を図2-ⓑのように拡大してみると各4波形ともに突然、呼吸（数）周期が早くなり、流量と換気量、リークは低下し、圧力は最大圧の状態でした。詳しく話を聞くと、そのときに頬が激しく震えていたとのことでした。疾患の病態から考えると上気道の閉塞により、頬が伸縮を繰り返したことによる<u>オートトリガー</u>が発生したと判断し、吸気トリガーを1から5へ変更したところ、上気道の狭窄

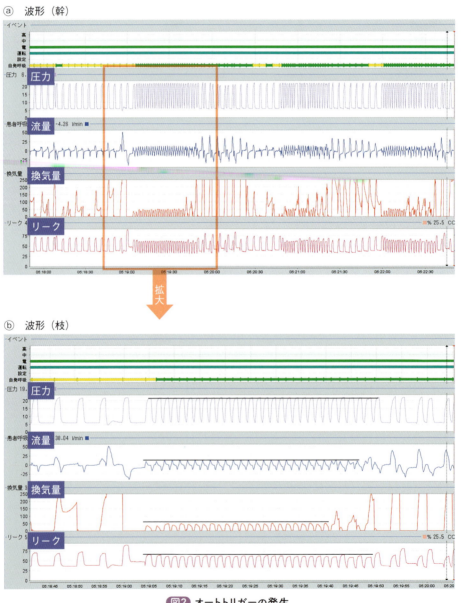

図2　オートトリガーの発生

や閉塞による波形の乱れは観察されましたが、以降はこのような波形が出現することはなくなりました。

> **症例②**
> 脳血管後遺症に起因する中枢性無呼吸が原因で日中は傾眠傾向であったが、ログデータの観察からNPPV（ASVモード）を導入し、ADL拡大が図れた症例
> 75歳、女性。主病名：脳梗塞後遺症、NPPV装着年数：2年0カ月

　訪問診療開始後、患者の夫からの希望で「リハビリテーションを始めたい、傾眠傾向なので薬を減らしたい」「睡眠中の無呼吸時間が気になる（50秒くらい止まる）」など症状の訴えがありました。まずは、睡眠に関して、在宅睡眠時無呼吸検査（HSAT）を行った結果、AHI：46.7、ODI：41.8、平均SpO₂：92％、最低SpO₂：63％と重症判定でした。CPAPモードでタイトレーションを行った結果、平均AHI（低呼吸無呼吸指数）：31.5、平均周期性呼吸割合：18.1％、平均CA（中枢性無呼吸指数）：10.6、平均OA（閉塞性無呼吸指数）：13.3、平均低呼吸指数：7.6でした。波形（図3）を確認したところ、チェーン・ストークス呼吸でした。

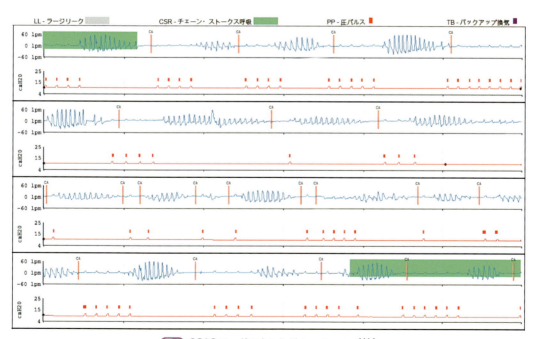

図3 CPAPモードによるタイトレーション（枝）

波形と統計データから閉塞性無呼吸（OA）と中枢性無呼吸（CA）が混在する、いわゆる complex sleep apnea syndrome（Comp SAS）と判断し、ASV モードに変更しました。装置および設定は次の通りです。

装置：BiPAP Auto SV Advanced System One 60　モード：ASV　Bi-Flex　最大圧：25cmH₂O　PSP 最大 / 最小：20/5cmH₂O　EPAP 最大 / 最小：12/4cmH₂O　呼吸回数：Auto

半年後の結果

上記の設定で行った約半年後の結果は平均 AHI：5.9、平均周期性呼吸割合：1.3%、平均 CA：1.0、平均 OA：0.3、平均低呼吸指数：4.6 と改善を認めました。波形でもチェーン・ストークス呼吸に対しては、圧力を変動させ、無呼吸に対してはバックアップ換気するように装置が作動しています（図4）。

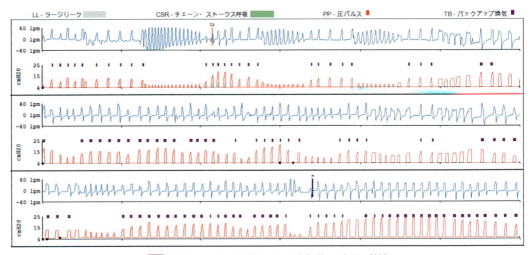

図4　ASV モードで安定してきた半年後の波形（枝）

この頃より徐々に日中の覚醒時間が延び、坐位で自己による経口摂取ができ、介助つきでポータブルトイレへの移乗、排泄も行えるようになり、テレビを見ながらの会話も増え、傾眠に影響する薬剤も減量でき、ADL 拡大が図れました。

> **症例③病態の進行に伴い、ログデータの観察から VAPS が有効であった症例**
> 85歳、男性。主病名：筋萎縮性側索硬化症（ALS）＋心疾患既往歴、NPPV 装着年数：1年11ヵ月

　症例は ALS の診断を受け、心疾患既往歴もありました。NPPV 導入当初はチェーン・ストークス様呼吸も呈していたため、まずは ASV モードで NPPV 管理を行いました。しかし、ALS の症状である球麻痺の進行に伴い、上気道の狭窄・閉塞が増えてきたことがログデータから疑われたため、ASV モードでは管理の限界と判断し、Astral 150 による管理に変更しました。変更目的は、目標換気量の維持と上気道の変化に対応できるモードを備えていることです。これが前述した ==VAPS モード== です。在宅で使用される VAPS は機種により、==iVAPS==、==AVAPS==、==Target Volume（TgV）== などと呼ばれています。特徴は PCV と VCV 両者のメリット生かすことができるモードです。では、具体的にはどのような作動をしていくのでしょうか。今回は iVAPS を例に挙げて解説していきます。iVAPS モードとは、肺胞換気量をモニタリングしながら、目標肺胞換気量を維持するように設定された最大／最小 PS 圧の範囲内で変動し、その肺胞換気量を呼吸ごとに調整するモードです。

設定値と統計データ

　以下は設定値とそのときに記録された統計データ（ログデータ）です。
　装置：Astral 150　設定値はモード：iVAPS-AutoEPAP　Target Va（目標肺胞換気量）：6.5L/min　PS 最大／最小：14.0/4.0cmH$_2$O　EPAP 最大／最小：6.0/4.0cmH$_2$O　目標呼吸回数：15回/min　吸気時間　最大／最小：1.3/0.8sec　吸気トリガー：Very high　サイクル感度：25％　ライズタイム：250msec　統計データ：平均呼吸回数15回/min　平均肺胞換気量：6.6L/min、平均分時換気量：8.0L/min、平均一回換気量：516mL、平均 PIP：13.5cmH$_2$O　平均 EPAP：5.4cmH$_2$O　平均リーク：13.3L/min（24L/min 以下が良好）　平均 AHI：2.6

実際のログデータ

　図5 は、実際のログデータで iVAPS が作動している波形です。図のはじめの圧力の5波形までは一定です。しかし、流量の4波形目の減少に伴い、換気量の4波形目が低

下すると、圧力の6波形目で圧を上昇させることにより、流量と換気量が増加しています。流量、換気量がある程度確保されると、次第に圧力を下げて、目標肺胞換気量を維持するように作動します。

VAPS（iVAPS）が作動する代表的な呼吸の変化としては、<mark>気道抵抗の変化</mark>（上気道の狭窄や閉塞：フローリミテーション）や<mark>コンプライアンス低下</mark>（体位変換や痰の貯留による肺胸郭コンプライアンスの変化）などが挙げられます。在宅では常時観察することができないため、NPPV装着している際の少しの変化に対応してくれる有用なモードの一つと考えています。

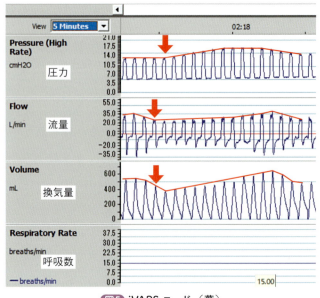

図5 iVAPSモード（葉）

おわりに

ログデータを中心に解説しましたが、これらを利用することで、それまで把握できなかった呼吸状態や患者状態が理解でき、その結果を治療やケアにつなぐことができるのではないかと考えています。

さらには遠隔医療の一環として、データ取得ができるようになれば、より迅速で円滑に状況を把握することが可能となり、至適設定の確認を行うことができます。今後の在宅医療における人工呼吸管理を変えることができると考えています。これからの在宅医療の現場で少しでもお役に立てればと願っております。

引用・参考文献
1) 浜本英昌. ログデータ（機種別）の特徴・活用方法とその実際. 第6回神経筋・難病に関する呼吸療法研究会. 2018, 43.

（浜本 英昌）

これも知っておきたい
NIPネーザル®Vのグラフィックモニタリング

　在宅で用いられるNPPVのグラフィックモニターは、IPPV用機器や急性期で用いられるNPPVと比較すると性能は若干落ちますが、患者の呼吸状態や、NPPVと患者の呼吸同調性をアセスメントする重要な情報源となり早期に至適設定を導くことを可能とします。また、グラフィックモニターの情報から状態を予測して、患者の主観的情報を得る対話は、患者にとって医療者を身近に感じ不安の緩和や、治療参画の意識が向上し、アドヒアランス向上につながります。グラフィック波形の基本は3章2をご参照ください。

1. モニタリング画面のアセスメント

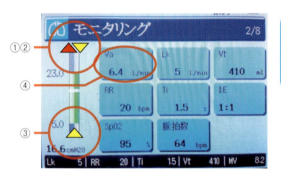

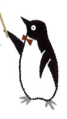

▲や▲の作動はすべてが異常を示すものではありません。客観的・主観的情報も踏まえてアセスメントしましょう。

表示		作動原因と対処
①作動状態：Ti min(最小吸気時間)まで吸気時間延長→吸気時間の確保		原因：患者の吸気がTi minより短い／不適切なTi minの設定 対処：患者におけるTi minの意味を考える（浅く早い頻呼吸などで吸気時間が短いときには吸気時間を確保するなど） 　　　必要時Ti minの設定変更
②作動状態：強制的に呼気（EPAP）に転じた		原因：Ti max（最大吸気時間）に達した 　　　・リークによるトリガーエラー 　　　・不適切なTi maxの設定 対処：リークの対処、適切なTi maxの設定
③作動状態：強制的に吸気（IPAP）を開始		原因：バックアップ呼吸回数以下になった（iVAPSモードの場合はバックアップ呼吸回数の2/3以下） 　　　・弱い自発呼吸のためトリガーエラー 　　　・無呼吸 　　　・不適切な呼吸回数の設定 対処：吸気トリガー感度を鋭敏にする／適切な呼吸回数に設定する
④肺胞換気量の実測値	Va 6.4 L/min	目標肺胞換気量（Va）を維持できていない場合 原因：不適切な設定　（Va、PSmax） 　　　患者の気道の問題　（気道確保できていない、クリアランス不良） 対処：設定の検討（$PaCO_2$でVaおよびPSmaxの適切性を評価） 　　　$PaCO_2$改善→Vaを下げる 　　　$PaCO_2$改善なし→PSmaxを上げる 　　　気道クリアランス、気道確保

2. グラフィックモニター画面の見方

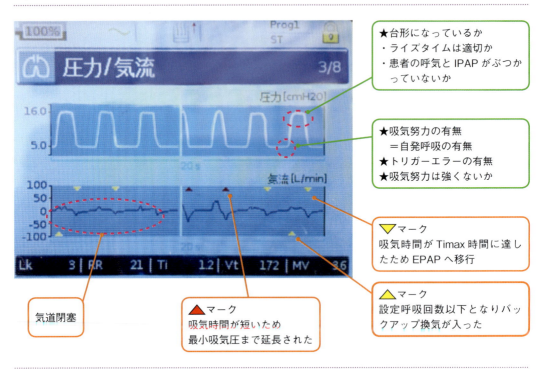

3. 肺結核後遺症の患者（夜間睡眠時）の場合

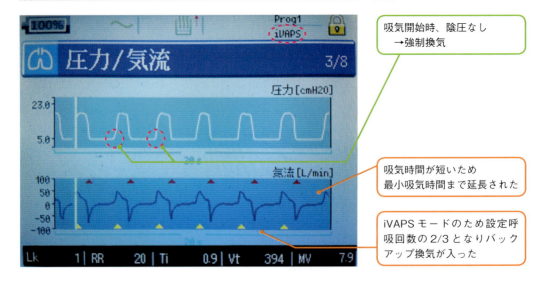

流量波形に▲と△の表示がある。▲マークにより吸気延長がされているが、胸郭の動きとIPAP、EPAPは同調している。疾患の特徴から吸気流速は減弱しやすく、機器は患者が呼気に移ったと判断しTi minまで吸気時間を延長している。実際は、同調しており問題ない。

4. フローリミテーション波形：気道閉塞による気流制限

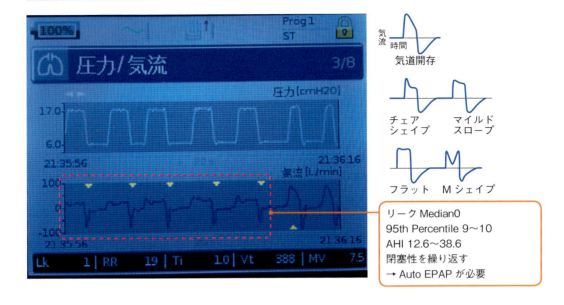

リーク Median0
95th Percentile 9〜10
AHI 12.6〜38.6
閉塞性を繰り返す
→ Auto EPAP が必要

5. 治療履歴（トレンド）データ画面

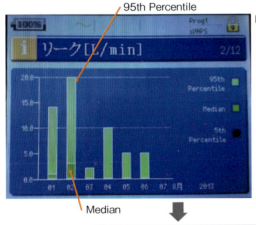

Median と 95th Percentile の値が乖離しているときは要注意！ログデータで状況を確認することが必要。

① Leak-L/min
Median：0.0
95th Percentile：32.0

② Leak-L/min
Median：1.0
95th Percentile：31.0

①②の Median と 95th Percentile はほぼ同じだが、②は 20L/min 以上が約半分あり問題！

95th Percentile とは…

　計測値を小さい数字から大きい数字に並べ替え、パーセント表示することによって、小さい数字から大きな数字に並べ替えた計測値においてどこに位置するのかを測定する単位。

　リークを小さい数字から 100 等分にして、95 パーセンタイルであれば小さい方から数えて 95 番目に位置する。

6. ログデータの見方（iVAPS モード）

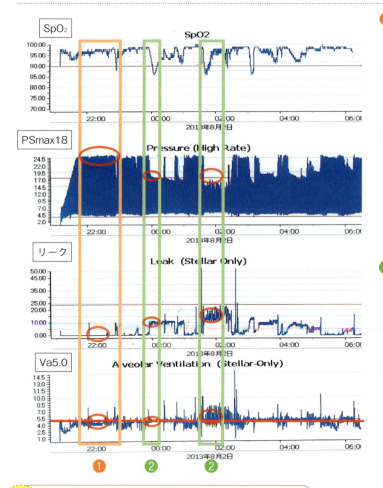

- リークなし
- SpO₂ 良好
- PSmax は到達
- Va は満たさず

SpO₂ が良くても換気不全あり注意！

設定 Va は適切か？ PaCO₂ で評価
- PaCO₂ 改善あり
  → Va 適切。下げることが可能
- PaCO₂ 改善なし
  → PSmax を上げる

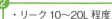
- リーク 10～20L 程度
- PSmax は到達しない
- Va は満たす
- AHI 0

リークと AHI の関係も見る！

- リークを Va に換算、見せかけの Va
- 換気状況は？

明らかにリークが問題。リーク改善させて再度ログデータ、動脈血液ガス分析で適切な設定か再評価

ポイント！ 全体を一緒に見る

① リークが少ないところで、ほかの状態を見る
　　→ 現設定における患者の状態を把握できる
② SpO₂ が低下しているところを見る

（竹川 幸恵）

4章 慢性期NPPVの呼吸管理と患者ケアをマスターしよう！
～病棟から在宅へ～

4 設定調整のアセスメント、同調不良への対応

医療法人社団愛友会 いきいきクリニック　院長 **武知由佳子** Takechi Yukako
株式会社原野メディカル **望月一将** Mochizuki Kazumasa

　「どのような成果を目指して、NPPVという治療を選択したのか？」この問いは設定調整の際、常に自身に問い続ける問題です。当然、最優先は換気不全の解消ですが、そこにとどまらず、NPPVを行うことで患者の身体と生活がどのように改善していくのか、具体的なイメージを持つことが大切です。このイメージが目指すべき<u>ゴール（ビジョン）</u>であり、これを患者と必ず共有します。このゴールがあって初めて、設定調整が必要な状態からの地図が描けると思います。

訪問診療でのNPPV

　退院後当院に紹介があったNPPVユーザーで、訪問診療を開始した症例に関して話を進めます。まず今までのNPPV治療経過のアセスメントをします。「<u>主観</u>」を聞き、「<u>客観的事実</u>」を照らし合わせ、アセスメントし、解決していく作業を行います（表1）。まずは、患者の主観を翻訳していく作業から始めます。

表1　訪問時のアセスメント内容

客観的事実と観察事項	感想や不安の聞き取り事項
・連続使用時間 ・1日の総合使用時間 ・マスクが当たる部位の皮膚トラブルの有無 ・マスクの衛生状況 ・回路構成や酸素添加状況 ・ログデータ	**本人へ** ・着け心地 ・違和感の有無 **家族や介護者へ** ・リーク（音）状況やアラーム頻度 ・装着時に不安な点の有無 ・就寝時の無呼吸や頻呼吸の有無

1. 12年前の症例の場合

最も印象に残っているのは、12年前に筆者が病院勤務時に担当し、開業と共に訪問診療に引き継いだCOPD最重症の60歳代の男性です。

> **症例① 60歳代、男性、COPD最重症**
>
> PSも十分、PEEP 10と内因性PEEPに見合うように設定し、本人は呼吸苦のためほぼ食事以外24時間NPPV（当時NIP Ⅲ）が離せず、$PaCO_2$ 90mmHg以上貯留していました。「毎晩ブーブーとリーク音がうるさく、妻がマスクフィッティングを頻回にしています」とのこと。

現在はログデータから客観的な事実を簡単に引き出せますが、当時はこの作業が一番大変でした。あえて眠っているときに訪問し、睡眠中の呼吸を観察して初めて理由がわかりました。昼間に設定したNPPVでは睡眠中の呼吸パターンに合わず同調不良でした。昼間は呼気延長ですが、眠ると呼気延長がなく呼吸回数が足りず、しかし自発呼吸が弱くトリガーされないため、自発呼吸とNPPVが非同調で、NPPVからの送気が肺内に入らず、リークとしてマスク外や胃に呑気していました。呼吸回数を昼間14回/minから睡眠中22回/minに変更すると、$PaCO_2$が40台後半まで下がり、胸部X線写真でも肺の過膨張が劇的に改善して呼吸苦も減り、ベッド上安静であった生活が、リビングで食事をし、新聞を読み、車いすで外出可能になりました。NPPVの昼と夜の呼吸回数の変更によって生活が大きく変わりました。

また老々介護の場合などは、回路の欠損やパーツの衛生状況などの環境面への目配りも必要です。人工呼吸器の設定と同時に、適切に使用できる環境の整備も行う必要があります。訪問時のアセスメント内容は 表1 のとおりです。

2. 現在の症例の場合

前述の症例①の時代とは変わり、現在はグラフィックモニタリングやログデータという技術進歩で患者の呼吸が可視化され、なかなか共有しにくかった感覚的世界が、ロジカルで目に見えるものになり、評価・共有しやすくなりました。さらに実際の波形を見ることで、感覚では探り得なかったことにも気づけるようになりました。血ガスや脈拍数は間接的な呼吸の評価であり、グラフィックモニターやログデータは直接的な呼吸の評価です。つまり、血ガスが改善しても、患者の呼吸努力が大きければ、呼吸筋疲労は避けられず、適切な設定とはいえません。患者の呼吸補助筋の動きを見ればわかります

が、血ガスの数値ばかりに目が取られると、呼吸努力があっても気づかず、患者はNPPVをしても楽ではなく、NPPVへのイメージが悪くなってしまいます。

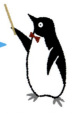

退院後に訪問診療管理となった患者の具体的なログデータを提示しながら、客観的な事実からどのようにアセスメントし、至適設定していったのかを紹介します。

> **症例② 85歳、女性**
>
> 　結核性胸膜炎後（右CP角に若干石灰化）、肺高血圧症、喘息（後に筆者が診断）、退院するとまた心不全が増悪し入院を繰り返していました。入院中もベッド上でNPPVを24時間装着して過ごしていました。「これ以上の治療はない。24時間NPPV装着しかないです」と病院主治医より言われて退院となり、訪問診療を開始しました。
> 　身長145cm、体重45kg、ADLは3m歩いて居間まで行き食事をし、食後1時間は居間でテレビを見て過ごし、トイレはポータブル、20時間以上NPPVを装着するためほぼベッド上で寝て過ごしていました。NPPVの設定はS/Tモード、IPAP 10/EPAP 4、RR 10回/minで、血ガスはNPPV装着中pH 7.28、PaCO₂ 101、PaO₂ 97で、NPPVを20時間装着しても、呼吸筋疲労が進行し、Ⅱ型呼吸不全の進行、呼吸仕事量の増大があり、栄養効率も低下していました。

　昼間はNPPVから離脱でき、もう少し普通に日常生活を送れないか？そして、楽しみ、生きがいを持って生活できるようにしてあげたい。これが筆者の描くビジョンであり、患者・家族にも話しました。

1）現状の把握

　まずは現状の把握です。BiPAP synchrony、S/Tモード、IPAP 10/EPAP 4、RR 10回/minで、昼間は自発呼吸で吸気努力があり、TV 250mL前後で自発トリガー換気、呼吸回数25回/min以上でした。ログデータ機能のない器械なので、睡眠中の一回換気量を娘さんに見てもらったところ、TV 180mL以下と低換気でした。このままでは呼吸筋疲労が蓄積し、拘束性換気障害が助長すると思いました。NPPV設定のゴールは「換気不全の改善と、呼吸筋を休ませ、呼吸筋疲労の改善」とし、図1のように患者を聴診、視診、触診し、NPPVのグラフィックモニターも見ながら、タイトレーションを行います。

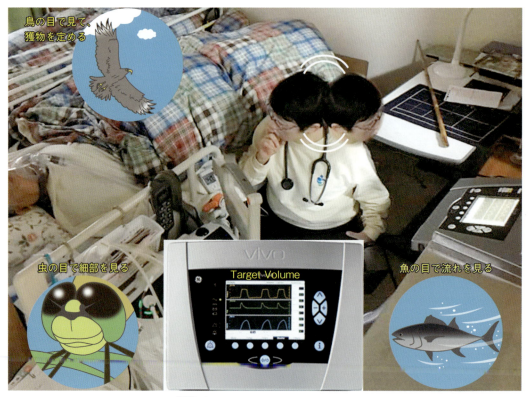

図1 鳥・虫・魚の目のフレームワーク

2）設定変更

　特に夜間睡眠中の呼吸を見るために、当時いち早くログデータ機能が搭載されたViVO50に機種を変更しました。また喘鳴を聴取し未診断の喘息があったのでその治療を開始し、かつ閉塞性換気障害なども鑑み、PEEP 7まで上げ、一回換気量を見ながらIPAP 14まで上げました。この間の設定変更のプロセスは割愛します。そして夜間の睡眠による胸壁の筋トーヌスなどの変化にも対応し、一回換気量480mLを保てるよう、日中の装着で判断したIPAP 14cmH$_2$Oを最低圧とし、最高圧25cmH$_2$Oまでアップダウンできるよう、一回換気量保証モード（Target Volume；TgV）に設定（表2-左 初期設定、変更前）しました。この設定で良いかどうかをログデータを提示しつつ、確認していきます。

ぜひ、皆さんも、どこに問題があり、自分ならどう変更するかを考えてみてください。答えは一つではないところが、ログデータ解析とアプローチの醍醐味でもありますので、是非ディスカッションしたいと思います。

表2 タイトレーション後の初期設定（変更前）と変更後

PSV（TgV）	初期設定（変更前）	変更後
吸気圧	14〜25.0cmH$_2$O	14〜25.0cmH$_2$O
PEEP	7.0cmH$_2$O	7.0cmH$_2$O
ライズタイム PSV/PCV	3	3
吸気トリガー	3	3
呼気トリガー	8	5
最小吸気時間	0.8sec	0.8sec
最大吸気時間	1.8sec	1.2sec
バックアップ回数	14bpm	18bpm
バックアップ吸気時間	1.0sec	1.0sec
ターゲットボリューム	480mL	480mL
最高圧	25.0cmH$_2$O	25.0cmH$_2$O
最低圧	14.0cmH$_2$O	14.0cmH$_2$O
アラーム音レベル	5	5

3）鳥・虫・魚の目のフレームワーク

さて、もう一度ゴールの設定、「換気不全の改善と、呼吸筋を休ませ呼吸筋疲労を改善させる」つまり、換気不全の改善＝一回換気量をしっかり確保し、呼吸筋疲労を取る＝自発トリガー換気からバックアップ換気への違和感のないスムーズな移行を促すということになります。

またここでも、4章-2（→ p.165〜）で紹介した鳥・虫・魚の3つの目のフレームワーク（図2）はとても役に立ちます。ログデータ解析の前提条件は、機種によりリーク表記はさまざまです。どのような機種にせよ、リークはなるべく少なく安定しているところが最適ですが、少々リークがあっても量が安定して推移していれば、解析に値します。リーク量がバラついていると、圧・フロー・換気量など、そのほかの値の信憑性がとても低くなってしまいます。

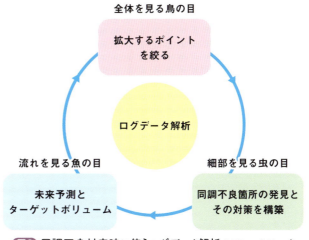

図2 同調不良対応時に使うログデータ解析のフレームワーク

ログデータの全体概要

まず鳥の目でログデータの全体概要（図3）を見てみます。自発トリガー換気とバックアップ換気が混在した箇所（赤い○）があるので、拡大してみます。設定は前述の表2の左側です。拡大図（図4）より、①吸気時間に比べ圧供給時間が過剰な箇所（青い○）が見られ、また、②自発吸気（緑の↑）があるものの、器械が圧供給できていないミストリガーの箇所（赤い↓）、すなわち同調不良箇所が見られました。そこで行った変更は2点です。同調を改善し自然にバックアップ換気に移行できるように、①に対しては呼気トリガー感度を8→5に上げ、最大吸気時間を1.8sec→1.2secに短くすること。②に対しては吸気トリガーを上げて自発を拾っていくという方法もありますが、

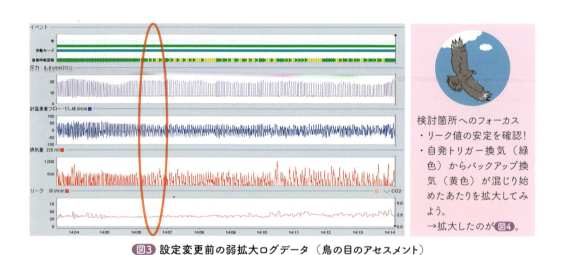

図3 設定変更前の弱拡大ログデータ（鳥の目のアセスメント）

検討箇所へのフォーカス
・リーク値の安定を確認！
・自発トリガー換気（緑色）からバックアップ換気（黄色）が混じり始めたあたりを拡大してみよう。
→拡大したのが図4。

図4 設定変更前強拡大ログデータ（虫の目のアセスメント）

・○は吸気時間に対して圧供給時間が過剰な箇所
・↑自発吸気はあるが、↓ミストリガー

あえて呼吸仕事量を減らすため、バックアップ呼吸回数を14回→18回に上げることで対応しました。表2-右が変更後の設定です。

1. 設定変更後の弱拡大・強拡大のログデータ

再度、自分が追求したい呼吸は一体何か？ 違和感なくバックアップ換気へ移行し、ずっとバックアップ換気で朝まで休める設定です。このイメージを持ちながら、設定変更後の弱拡大のログデータ 図5 を見てみます。TgVモードがうまく機能し、かつ自発トリガー換気（緑色）からバックアップ換気（黄色）が混じり始め、完全にバックアップ換気に移行しています。この移行期を拡大し、移行がスムーズかを確認してみます。拡大図（図6）では自発トリガー換気（緑色）とバックアップ換気（黄色）のフロー波形の形に差がなく、リズムの乱れもありません（同調良好）。

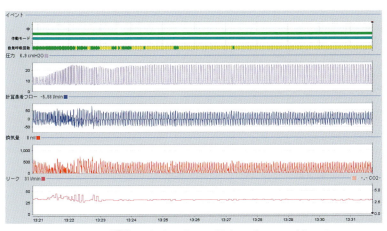

図5 設定変更後の弱拡大ログデータ（魚の目のアセスメント）

- NPPVを装着し、昼寝中のログデータです。TgVモードがうまく機能しています。
- 自発トリガー換気（緑色）からバックアップ換気（黄色）が混じり始め、閉塞性無呼吸もなくずっとバックアップ換気で経過しています。
- 自発とバックアップが混在したあたりを拡大してみます。→拡大したのが図6。

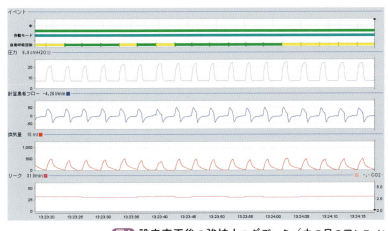

図6 設定変更後の強拡大ログデータ（虫の目のアセスメント）

- 自発トリガー換気（緑色）とバックアップ換気（黄色）のフロー波形の形に差がなく、リズムの乱れもなし（同調良好）。
- しかしそのまま自発トリガー換気からバックアップ換気に移行しています。

このログデータは昼寝中のものですが、そのままバックアップ換気に移行し、途中閉塞性無呼吸もなく、目覚めるまでバックアップ換気が続いています。これは、呼吸の流れを見る魚の目が必要です。

2. 設定変更後の経過

さてここで、最初に掲げたビジョンを思い出して、図7の経過を見てみます。実はこの設定変更前には呑気が多かったようですが、設定変更後には呑気も減りました。同調不良が呑気の原因でした。設定変更により換気不全の結果であった$PaCO_2$ 101mmHgの貯留は、NPPV装着時間20時間から睡眠時10時間と半減したのに、最終的には56mmHgまで低下しています。昼間はNPPVを装着せず、居間でテレビを見たり、読書を楽しむことができ、呼吸リハビリテーションも併用し、外出できるようになりました。体重も呼吸仕事量の軽減で45kgから51.6kgまで改善しています。

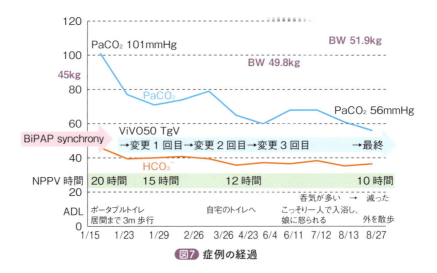

図7 症例の経過

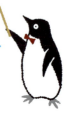

NPPVの設定変更で、患者の生活・人生が大きく変わりました。まさに介入前に描いたビジョンが成就できたのです。患者・家族にも大変喜ばれました。

4章 慢性期NPPVの呼吸管理と患者ケアをマスターしよう！
～病棟から在宅へ～

5 在宅用機器のアラーム対応と設定

公立陶生病院 臨床工学部　室長補佐　**小山昌利**　Koyama Masatoshi

　在宅NPPVを導入されている患者の場合は、急性期と異なり呼吸状態などが安定しているため、必要最低限のアラーム設定とすることが求められます。また疾患によっても設定や呼吸状態が異なってくるため患者個々に応じたアラームの設定が望まれます。
　アラームの設定や発生時の表示画面も機種によって異なります。本稿では、主な3機種、NIPネーザル®VE、Astral 150（レスメド社製）、BiPAP A40（フィリップス・ジャパン社製）について概説します。

NIPネーザル®VE

1. アラーム発生時の表示

1）アラームメッセージの表示　図1-①
　液晶画面の上部に、最も重要度の高い作動アラーム、またはリセットされていない直近のアラームのアラームメッセージを表示します。同時に、アラームランプも赤またはオレンジに点滅します（図2-②）。
　特定の状況で複数のアラームが発生することがありますが、<u>1件しか表示されません</u>。複数のアラームの確認や履歴を確認したい場合は図2を参照してください。

2）アラーム消音ボタン　図1-③
　アラーム発生時に赤またはオレンジ色に点滅し、アラーム音が鳴ります。消音ボタンを押すとアラーム音を消すことができます。アラーム消音中はアラーム消音ボタンのランプがオレンジ色に点灯します。<u>2分経過</u>してもアラーム発生状態が解消していない場合は再度アラームが鳴ります。

> 注意!! 消音ボタンを押す際はアラームの内容や患者の状態を確認してからにしましょう。

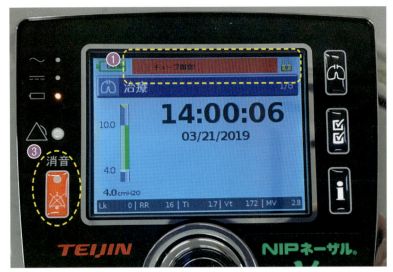

図1 NIP ネーザル®VE のアラーム表示画面

2. アラーム履歴の確認

1）情報メニューボタン 図2-④

　アラームは、原因が改善すると一部が自動的に消去されます。アラーム履歴にて確認を行う場合は、情報メニュー（図2-⑤）より行います。

　「✓」はアラームの停止を意味します。「✓」の表示がないアラームは継続中ですので、確認が必要となります。

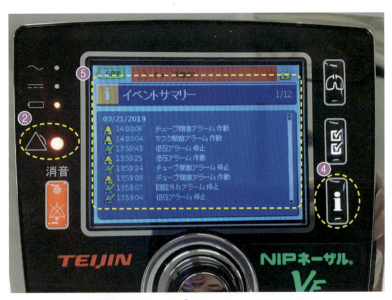

図2 NIP ネーザル®VE のアラーム履歴画面

BiPAP A40

1. アラーム発生時の表示

1）ディスプレイ画面の表示

アラーム発生時はディスプレイ画面に表示されますが（図3-①）、表示順序はレベル順、次いで発生順となります。最新で最もレベルの高いアラームがリストの一番上に表示されます。アラームの優先順位は「高」レベルアラーム、「中」レベルアラーム、「低」レベルアラーム、情報メッセージの順です（表1）。

表1 BiPAP A40 のアラーム

アラームの重要度	消音ボタン	アラーム音
高レベルアラーム	赤色の点滅	ビープ音が3回鳴って一時停止した後にさらに2回鳴るというパターンが2回繰り返される
中レベルアラーム	黄色の点滅	ビープ音が3回連続というパターンで鳴る
低レベルアラーム	黄色の点灯	ビープ音が2回連続というパターンで鳴る

2）消音ボタン 図3-②

アラーム発生時にアラーム音を一時的に停止することができます。またアラームインジケータとして機能します。

アラームは原因が解消するまで鳴り続けますが、消音ボタンを押すことで一時的に消音することができます。原因が解消されていない場合は60秒後に再度鳴り始めます。

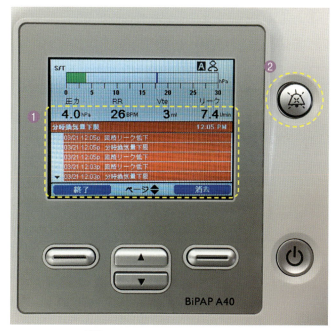

図3 BiPAP A40 のアラーム表示画面

2. アラーム履歴の確認

図4のメニュー画面から❸「アラームログ」を選択します。アラームログには直近20件のアラームまたはメッセージが表示されます。

メニューアクセスモードが「最大」ではアラームログを消去できますが、「限定」の場合は消去できません。

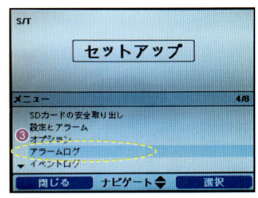

図4 BiPAP A40 のアラームログ表示画面

Astral 150

1. アラーム発生時の表示

1) アラームディスプレイ

最も重要度の高い作動アラーム、またはリセットされていない直近のアラームのアラームメッセージを表示します。

特定の状況で複数のアラームが発生することがあります。メッセージの前の「△+」（図5-①）は複数のアラームが発生していることを示すため、確認が必要です。アラームディスプレイをタッチすると作動アラームが確認できます。

2) アラームリセットボタン 図5-②

- 点灯なし：アラーム作動なし
- 点灯：アラーム作動中
- 点滅：アラーム消音中

消音ボタンでもあるため、押すことで一時的に2分間消音することが可能です。2分経過してもアラーム発生状態が解消していない場合は再度アラームが鳴ります。

3) アラームランプ 図5-③

アラームディスプレイでのアラームの重要度を示します。

アラームの重要度が色や音で分類されています（表2）。

表2 Astral 150 のアラーム

アラームの重要度	アラーム	アラーム音
高重要度	赤色の点滅	5秒ごとに警告音を10回発する
中重要度	黄色の点滅	15秒ごとに警告音を3回発する
低重要度	黄色の点灯	25秒ごとに警告音を2回発する

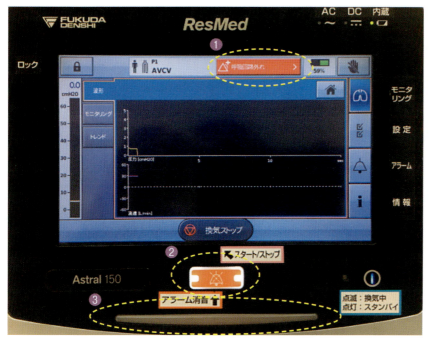

図5 Astral 150のアラーム表示画面

2. アラーム履歴の確認

1）情報メニューボタン

　アラームは原因が改善すると一部自動的に消去されます。履歴にて確認を行う場合は情報メニュー（図6-④）より確認を行います（図6-⑤）。☒になっている場合はアラームが解除されています。☒が表示されていない場合はアラーム作動中ですので確認が必要です。メッセージにも「作動」と表示されています。必ず確認を行ってください。

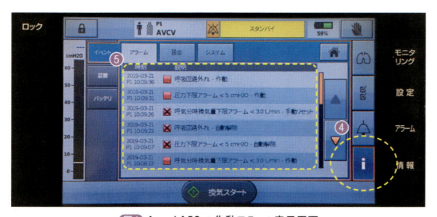

図6 Astral 150の作動アラーム表示画面

アラームの発生時のアセスメント

　アラームが発生したときは、まず患者の状態を観察し、発生しているアラームを確認し原因をアセスメントします。原因としては、患者の状態の変化、機械のトラブル、不適切な設定があります。NPPV では<mark>マスクの装着状況</mark>によってアラームの種類（→アラーム内容）も異なるため同時に装着状況を確認することが必要です。

在宅用 NPPV によるアラームの種類とトラブルシューティング

　主なアラームの原因と対応方法について 表3 に示します。

表3 主なアラームの原因と対応方法

アラーム	原因	対応
回路外れアラーム 高リークアラーム	・呼吸回路の外れ、緩み、破損、マスクの外れによる著しいリーク	・回路の接続、リーク箇所の確認・修正、マスクのフィッティング状態を確認する
分時換気量下限アラーム（一回換気量低下アラーム）	・リークの増加 ・肺コンプライアンスの低下 ・呼吸回路の外れ、緩み、破損 ・吸気圧が低すぎる	・呼吸状態を確認する（浅く早い呼吸では一回換気量低下アラームが発生していても分時換気量下限アラームは発生しない場合がある） ・マスクのフィッティング状態を確認する ・設定の変更
閉塞アラーム	・回路の閉塞、屈曲 ・呼気ポート（弁）の閉塞	・呼吸状態を確認する ・回路の屈曲がないか、呼気ポートがふさがれていないか確認する
内蔵バッテリアラーム	・電源コンセント接続忘れ	・電源コンセントの接続を確認する
高温アラーム（装置温度上昇）	・装置内部の温度上昇	・空気吸い込み口やエアチューブがふさがれていないか（吸い込み口のフィルターを確認） ・加湿器の電源・水位（給水）などを確認する

4章 慢性期NPPVの呼吸管理と患者ケアをマスターしよう！ 〜病棟から在宅へ〜

6 導入時の患者教育・退院支援・環境整備のサポート

大阪はびきの医療センター 5A病棟　慢性疾患看護専門看護師　**平田聡子**　Hirata Satoko

アドヒアランスと自己効力感への支援

　多くの患者は、これまで長い病気の経過の中で在宅酸素療法（HOT）を導入、継続し、さまざまな困難を乗り越え、療養生活を送っています。そのような状況の中で、新たな治療であるNPPVを導入することとなり、加えて医療者のいない自宅で患者自身が管理していかなければならず、多くの不安を抱えています。そのため、医療者は患者の不安をできるだけ軽減し、患者がNPPVを自分の人生にとって必要な治療として前向きに捉え、継続できるようアドヒアランスへの支援が必要です。

NPPVの手技習得への支援

　患者の呼吸状態によっては、自分ですべての<u>手技習得が難しい</u>ことや<u>患者・家族が高齢である</u>、<u>独居で支援者がいない</u>場合などさまざまな状況があります。そのため、手技習得指導を行う前には、必ず患者の状態やレディネス、在宅での支援状況などを確認し、教育内容や方法を検討する必要があります。

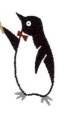

> NPPV導入が決定し、患者がNPPVに慣れてきたら、在宅での自己管理に向けて、できるだけ早くマスクの着脱の練習を始めます。

1. マスクの着脱練習

①まずは患者にマスクを顔に当てて、鼻根部にシリコンのしわが寄らないように注意を促しながら、ヘッドギアを装着してもらいます。

②次に、NPPVを作動させ、緩め（指が1、2本入る程度）でかつリークが少ない最適なマスクベルトの位置を、以下のポイントに注意しながら患者と共に調整します。

> ★皮膚トラブル回避のために緩めでの装着を促します。
> ★インテンショナルリーク（呼気排出のための意図的リーク）についても説明し、その部分は布団などでふさがないように注意を促します。
> ★マスクベルトの調整だけではうまくいかない場合は、チンストラップを使用します。
> ★目元への空気の漏れは、必ず補正します（目の乾燥予防）。

③ベルトの調整ができたら、以下のポイントに注意しながら、実際に着脱の練習をしてもらいます。

> ★着脱の際にベルトの位置をずらすと、毎回調整が必要となるため、**ベルトは操作せず、ヘッドギアクリップで着脱する**ように説明します。
> ★ヘッドギアクリップでの着脱は距離感がつかみにくいため、スタンドミラーを使用するのも有効です[1]。
> ★自分でのマスクの着脱は意外に難しく、何度も繰り返し練習が必要です。そのため、一つでも患者ができたことについてはフィードバックし、**自己効力感を高める**声掛けをしていくことが大切です。

2. NPPV機器の操作

1) 主電源がONになっていることを確認

NPPVの機種により主電源の位置は異なりますが、通常は本体の後ろ側にあります。NIPネーザル®Vでは、運転停止後に冷却運転が行われるため、約1時間は主電源を切らないようにします。

2) 酸素チューブのつなぎ替えと酸素流量調整

在宅では酸素供給装置は1台のため、NPPV使用時にはHOTのカニューラからNPPV用の酸素チューブへのつなぎ替えが必要となります。また、HOTと酸素流量設定が違う場合は、指示された流量への変更も必要です。

NPPVを終了する際にも同様に、HOTのカニューラにつなぎ替え、指示された流量

への変更を忘れないように説明します。

> ★主電源を OFF から ON にする際には、起動に少し時間がかかります。NPPV 機器を移動する場合などを除き、すぐに使用できるよう、できるだけ主電源は ON のままにしておくのがよいでしょう。

3）マスク装着後、スタート/ストップボタンで送気の開始、停止を確認

- **送気開始時**：マスクから目元への空気の漏れがないかを確認してもらい、漏れがあれば、マスクの位置を調整します。また送気によって鼻根部などのマスク圧迫部に痛みが生じる場合は、ベルトを締めすぎている可能性があります。その場合はベルトを緩めるなどの対応が必要です。
- **送気停止時**：マスクを外した際には、顔にマスクの圧迫による痛みや発赤などの皮膚トラブルがないか、患者と一緒に確認します。

3. アラームへの対応

NPPV の在宅導入においては、マスクの着脱や NPPV 機器の操作など多くのことを習得しなければならず、習得内容はできるだけシンプルにすることが必要になります。

NPPV には多くのアラーム機能が搭載されていますが、すべてのアラーム機能を ON にすると、在宅において患者自身がさまざまなアラームに対応しなければならなくなります。

そのため、アラーム設定は主治医と相談し、使用する患者にとって必要最低限の項目とすることが大切です。その上で、在宅でよく表示されるアラームについて、実際に患者と表示を確認しながら、対処方法を説明します。

> **代表的なアラームと対処方法**
>
> ★「**高リークアラーム**」「**回路外れアラーム**」の場合は、マスクの漏れや呼吸回路が外れていないかを一緒に確認し、再度マスクフィッティングなどを行います。
> ★アラームが作動したときに「**アラーム消音ボタン**」を押すとアラーム音は解除されることも説明しますが、必ずどのようなアラームが作動したのかを確認するように促します。

4. 手入れ方法

1）毎日の手入れ（マスク、蛇管、加温加湿器）

　毎日使用するマスクは、顔についている皮脂やごみ、ほこりなどが付着します。それらは皮膚トラブルの原因となるため、必ず毎日濡らした布で拭くように説明します。また、可能であれば蛇管も陰干しをするように説明します。

　加温加湿器を使用している場合は、毎日すすぎ洗いをして乾燥させるよう説明します。

> **注意!!** マスクは毎日使用することで、シリコン部分が劣化してきます。そのため、シリコン部分がつぶれて、空気の漏れが多くなる場合は交換が必要であることも説明しておきます。

2）定期的な手入れ（回路洗浄とフィルター）

　呼吸回路（マスク、ヘッドギア、蛇管、加温加湿器）は2週間に1回洗浄します。マスクは分解して、各部品を中性洗剤で洗浄します。ヘッドギア、蛇管、加温加湿器も同様に洗浄を行い、よく水洗いし、陰干しにします。実際に患者と共に何度も洗浄、組み立てを行い、呼吸回路の各部品や組み立て方法を覚えてもらいます。

　フィルターはNPPV機器の後ろ側にあり、定期的に汚染などがないか確認が必要です。機器ごとにフィルターの種類が異なるため、使用している機器に合わせた説明を行います。

3）業者による定期メンテナンス

　3～6カ月ごとに業者が機器の定期点検やフィルター交換を行っています。また、機器自体に異常を感じたり、マスクや蛇管の劣化や破損などがある場合は、業者に連絡し、交換を依頼します。

5. 災害時の対応

　昨今、大規模な災害の発生が多く、その際に起こる停電などへの備えは必須です。NPPVには、ほとんどの機種でバッテリー（内蔵、外部）が搭載されていますので、日頃から内蔵バッテリーの残量の見方や使用可能時間を確認しておくよう説明します。

> **ポイント!** 連絡のつきにくい災害時にどのように対応すればよいかを事前に患者、医療機関、業者で取り決めておくことも重要です。

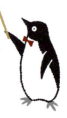

体調管理と早期受診

　NPPVを導入し、最初はうまくいっていても、少しの体調の変化でNPPVを装着できなくなることがあります。そのため、体調の変化を患者自身が早期に発見し、対処していく必要があります。そこで、感染症状、心不全症状、高二酸化炭素血症の症状の有無を記載し、変化を視覚的に確認できるツールが有効です。当院では、患者自身がセルフモニタリングできるよう「連携NPPV手帳（図1）」を渡し、在宅医療者との連携にも活用しています。バイタルサインのほか、息切れや頭重感、咳、痰、足のむくみなどの項目を記載し、その変化を確認できるようにしています。また、「機械と合わない」などの主観的情報も記載するようにしています。これらの症状が継続、改善が見られない場合は、早期受診をすること、訪問看護を利用する場合は訪問看護師に相談するように説明します。

　患者自身がこれらを記載することで、注意すべき症状について認識し、セルフモニタリングの必要性の理解を促すことができます。

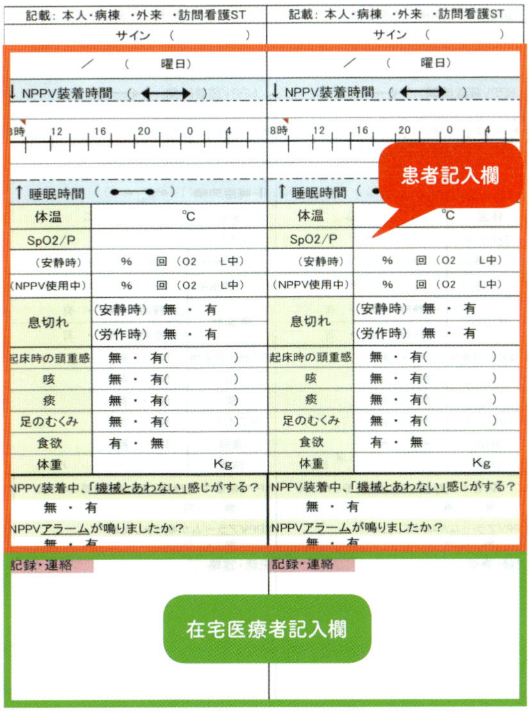

図1 連携NPPV手帳（当院使用）

在宅医療者との連携

　在宅NPPV導入では、患者・家族が習得すべき項目が非常に多く、患者の状態によっては、すべてを習得することが難しい場合もあります。患者のADLや在宅環境、家族の支援体制、習得状況などを早期にアセスメントし、訪問看護師、往診医などの在宅医療者の導入の必要性について判断することが必要です。また、マスク着脱やNPPV機器の操作の習得状況だけでなく、アドヒアランスを維持し、自宅で効果的にNPPVを継続するためにも在宅医療者との連携は重要です[2]。必要性を検討し、訪問看護などの導入が決定すれば、合同カンファレンスを開催します。合同カンファレンスには、可

能であれば外来看護師も参加します。事前に参加者と看護サマリーで情報共有しておくと、カンファレンスでは課題を中心に話し合うことができ、スムーズに進めることができます。

　合同カンファレンスを開催することは、退院前から患者と在宅医療者、外来看護師との信頼関係の構築を助け、患者が多くの医療者に支えられていることを実感できるなど、在宅でのNPPV管理の不安の軽減や安心感にもつながります。

合同カンファレンスでの主な確認事項と依頼するポイント

★ 患者・家族のマスク着脱やNPPV機器操作の習得状況
★ NPPVに関して支援が必要な項目
　（例：回路洗浄、組み立てなど）
★ 患者のNPPVに対する思いや不安の内容
★ NPPVの履歴データ（積算時間、換気量、リーク量など）と主観的情報の確認
★ 在宅医療者と医療機関との連携ツールの紹介（図1）
★ アドヒアランスの維持・向上への支援
★ 緊急時の対応（相談したいときの窓口も含む）

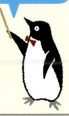

在宅NPPV患者の訪問看護は、介護保険が未申請でも医療保険で利用することができます。

さいごに

　NPPVの在宅導入をスムーズに行うためには、患者の状態や家族の支援状況などを早期にアセスメントし、どのような支援が必要かを見極めた上で、入院中に個々の患者に合わせた教育と社会資源の活用など安心してNPPVを継続できる環境を整えることが重要です。

引用・参考文献
1) 石原英樹ほか 編著. "在宅導入に向けた患者教育と退院調整". この1冊でズバリ知りたい! とことん理解! NPPVまるごとハンドブック. 呼吸器ケア2014冬季増刊. 大阪, メディカ出版, 2014, 191.
2) 日本呼吸器学会NPPVガイドライン作成委員会 編. "導入後のケア". NPPV（非侵襲的陽圧換気療法）ガイドライン. 改訂第2版. 東京, 南江堂, 2015, 54.

4章 慢性期NPPVの呼吸管理と患者ケアをマスターしよう！
～病棟から在宅へ～

7 慢性期NPPVの継続看護

大阪はびきの医療センター 呼吸ケアセンター 副センター長／
慢性疾患看護専門看護師　竹川幸恵　Takekawa Yukie

　在宅NPPV導入患者は、病院で学んだNPPVを生活に取り入れようと懸命に調整を行います。しかし、医療従事者不在の在宅では、さまざまな不都合や困難に遭遇しアドヒアランスが低下することは少なくありません。患者が退院後もアドヒアランスを維持し効果的にNPPVを継続していくためには、外来看護・訪問看護による継続看護は不可欠であり、その拠点として外来看護は重要です。

　問題の早期発見・対処、療養法に対する肯定的な評価とフィードバックによる承認・称賛・励ましにより自己効力感の向上を図り、アドヒアランスおよびセルフマネジメント能力の向上へつなげていきます。

外来・病棟間の連携のポイント

外来看護師が、短時間の関わりの中で患者の心理面を踏まえたテーラーメイドの支援を行うためには、外来・病棟間での情報の共有が重要となります。情報の共有には退院サマリーや外来・病棟合同カンファレンスが有効です。

　外来看護師が、病棟看護師から提供された退院サマリーやカンファレンスで患者のNPPV導入における思いやアドヒアランス、NPPV導入経過で患者が苦労したことなどを把握しておくことにより、初対面で患者の思いを理解し、頑張りを称えた関わりを行うことができます。これは、患者が自分を理解してくれる存在として看護師を捉える助けとなり信頼関係の構築につながると共に、シームレスなケアの継続が可能となります。

　また、外来看護師から病棟看護師へ在宅での患者の様子や外来での指導内容の情報提供を行うことで、病棟看護師は実践した看護の評価ができ、モチベーションの向上や看護の質の向上につながります。

外来での看護介入のポイント

　外来看護師は、患者の限られた受診時間帯の中で、専門的知識と対話と観察の技術をもって、NPPVの実施状況やアドヒアランス、セルフマネジメント状況、精神的問題を含めた療養生活上の問題、それらに伴うリスクをアセスメントし看護介入を行います。

　当センターの呼吸器看護専門外来で行っている看護内容から、外来での介入ポイントを解説します。また、以下の内容は、訪問看護師も行うケアであり、連携・協働することが大切です。

1. パートナーシップの形成・アドヒアランスの向上

　まず、患者の在宅でNPPVを継続することへの思いや不都合などの体験を傾聴・共感し、たとえ短時間でも、患者が在宅でNPPVを継続できていることを称えます（成功体験、言語的説得）。頭痛や頭重感などの自覚症状の軽減があれば、それはNPPVの効果であることを伝え認識してもらい（情動的情報）、がんばりを称えること（言語的説得）で自己効力感は向上しアドヒアランスの維持・向上につながります。また、それらの関わりの中で、パートナーシップの構築がなされます。

2. 患者の主観的情報のアセスメントと対処

　患者の主観的情報は、増悪徴候の早期発見、在宅で効果的にNPPVが実施できているか、至適設定であるのかをアセスメントし、テーラーメイドのケアと至適設定を見出すために重要です。

> 主観的情報は、増悪徴候の早期発見やNPPVの至適設定の検討などに重要な情報であることを患者に伝え、丁寧に聞いていきます。語ることで治療参画の意識が患者に芽生えたり、自らの思いを看護師に理解されたと感じることにより安寧が得られることにつながります。

1）効果的なNPPVが実施できているか？

　NPPVの継続時間、中途覚醒、不快感、リークの量と場所など実施に関することを尋ねます。患者の「夜中に何度も目が覚める」「空気の漏れが多い」「朝起きたとき、頭が重い」などの報告があれば、NPPVが効果的に行えていないことが予測できます。原因として、不適切なマスクフィッティングによるリークやマスクの圧迫などによる合併症[1]、急性増悪の前兆を含めた病状の進行などによる呼吸と機器との非同調性などが考えられます。ログデータで詳細に状況を確認するのがよいでしょう。

2）機械と同調できているか？

　患者は、「機械と合わない」ということがどのような感覚なのかわからなかったり、少しの非同調では気づかないことがあります。そこで、「息を吐きたいのに空気が入ってくることがあるか？」「息を吸っているのに空気が入ってこないことがあるか？」などと具体的に状況を尋ねることが大切です[2]。

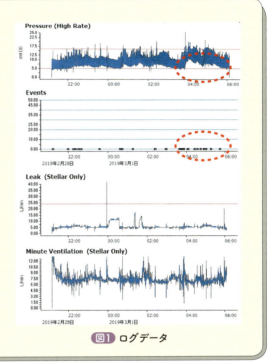

- ●拘束性換気障害の患者で、睡眠時にTiminが作動し吸気延長があり特に支障がないと判断されていた患者

　吐きたいのに空気が入ってくる感じがないか、ログデータでは、流量波形の二峰性の有無を確認します。

- ●iVAPS-AEモードの患者

　入眠後覚醒したときに息が吐きにくい感じがないか、ログデータではEPAPが気流閉塞時に上昇しているか、無呼吸・低呼吸の有無、フローリミテーションの有無、Vaを満たしているかなどを確認します（図1）。

- ●IPAPが比較的高い患者

　陽圧に慣れて継続できているか、リークが多くないか、ログデータでは継続できているか、リークの状況とトリガーエラーなどを確認します。

図1 ログデータ

3）マスクフィッティングは適切か、皮膚トラブルはないか？

　患者は、緩めのマスクフィッティングを習得して退院します。しかし患者は、効果的にNPPVができているかを、リークの状態で判断していることが多く[3]、医療者不在の在宅ではリークが気になりマスクベルトをきつく締めてしまい、かえってリークの増加につながっていることが少なくありません。機械が多少のリークを補正するためリークを完全に消失させる必要はなく、眼側以外のリークは多少あっても問題がないこと、エアクッションの重要性などを説明し、入院時に学んだマスクフィッティングの基本を思い出してもらいます。マスクを持参してもらい、どの程度のきつさでよいのかを体感してもらうことも効果的です。

4）療養生活上の問題への対処

　安定期を長く、心身共に安全、安寧に過ごすために、感染予防や右心不全対策できているか、日常生活に不都合はないか、精神的に安定しているかなど確認し、患者に応じ

たテーラーメイドの指導を行います。

> **リークの原因と対処**
> - **きつく締めすぎている**：緩める意義を説明しますが、不安で調整できない場合は、入院時のログデータと比較して提示します。行動変容がなければマスクの種類を変更します。
> - **マスクの劣化**：新しいものに交換します。
> - **痩せて頬がこけている**：マスクのサイズ交換、義歯挿入、チンストラップやタオルなどで頬の肉を寄せるなどの工夫をします（→ p.221 参照）。
> - **マスクのずれ**：チンストラップの活用やヘッドギアがずれないようにピンでとめるなど工夫をします。

3. ログデータの活用

在宅 NPPV 患者へのデータマネジメントツールであるログデータ（図1）は、夜間の NPPV 実施時の呼吸状態を詳細に可視化することが可能で、NPPV の至適設定の検討[4, 5]や、患者に起こっている問題の早期発見および早期対処に有効です。

効果的に実施できている場合、患者にログデータを提示し説明することで、自己効力感が向上します。リークが多い、SpO_2 の低下が見られるなど問題が生じている場合は、患者と共に対処を考えていきます。

機器本体の<u>治療履歴データ</u>（図2）の活用も有効です。前述のように、患者は NPPV の成否をリーク量で判断していることが多いため、リーク量のデータを活用する効果は大きいです[3]。訪問看護師あるいは患者自身に治療履歴データを写真に撮って持参してもらいます。その情報をもとに患者と共に評価し、リークが少ないときは称え一緒に喜び、リークが多いときは、観察できていることを称えた上で対策を共に考えます。これは自己効力感の向上や、治療への積極的参画や自己コントロール感向上に役立ちます。

> ログデータは、2日間とることがよいでしょう。

リークの Median と 95th Percentile の乖離が続く場合は、ログデータで状況を確認する必要があります（→ p.183 参照）。

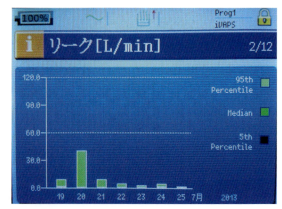

図2 治療履歴データ画面（NIPネーザル® V）

在宅医療従事者との連携

　訪問看護師や理学療法士など在宅医療従事者との連携は、患者がアドヒアランスを維持し効果的に NPPV を継続するために重要です。

　連携のツールとして連携 NPPV 手帳（→ p.203 参照）は有用です。訪問看護師が NPPV の積算時間、リーク量、換気量などを記載することにより、外来看護師は患者の体調や NPPV の使用状況を把握できます。さらに、医療従事者間のケアの継続・依頼事項について記載があることで、患者は医療連携を実感し安心感が得られやすくなります。また医療者が、患者が NPPV の実践をがんばっていることや成果を記載することで、患者の自己効力感を向上させることができます。

看護専門外来の実際：事例

> **A 氏、80 歳代男性、肺結核後遺症**
>
> 　器械が苦手な A 氏は、NPPV 導入時、機器に関しては電源のみ触るだけで退院しました。訪問看護師は NPPV 連携手帳に治療履歴データのリーク量を記載してくれていました。A 氏は連携手帳のやりとりで自然に治療履歴データに興味を示すようになり、退院 8 カ月後にはリーク量を撮影した写真を持参するようになりました。看護外来看護師と訪問看護師は協働し、効果的に NPPV を実施するための A 氏の主体的努力と成果を承認、称賛しながら A 氏と共に評価し、問題が生じたときには、共に考え適宜アドバイスを行いました。

　ある日 A 氏から、リーク量増加のため外来看護師が提案したマスクフィッティングの調整や新品のマスクに交換してもリーク量が減少しないとの報告があり、看護外来でミラージュリバティ®マスクに変更するとリークは激減しました。

　A 氏は日々のマスクフィッティングの苦労・工夫やリーク状況などを、訪問看護師はリーク量や患者の心理状況などをそれぞれ連携 NPPV 手帳に記載しました。A 氏が撮影したリークの治療履歴データとログデータを統合し（図3）[6]、共に評価しました。リークの激減は、マスク変更、フィッティングの工夫による効果（成功体験）と承認・称賛（言語的説得）することで自己効力感や自己コントロール感は向上し、セルフモニタリングに自信がつき、より積極的にセルフモニタリングを行い、セルフマネジメント能力も向上しました。A 氏は、「一緒に日誌や写真（持参する治療履歴データ）を見て

褒めたり喜んでくれたり、一緒に考えてくれることが嬉しいし楽しい」と語りました。

現在のNPPVの評価は、NPPVの同調性と体調の主観的情報、治療履歴データのリーク量、必要時のログデータ（半年ごとのログデータは必須）、3カ月ごとの動脈血液ガスと毎月の呼気ガス分析です。

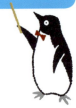

呼気ガス分析：呼気CO_2分析装置で、6呼吸後にCO_2が表示されます。$PaCO_2$の乖離は数回同時測定することで予測が可能です。呼気CO_2が高値の場合は動脈血液ガス検査を実施します。

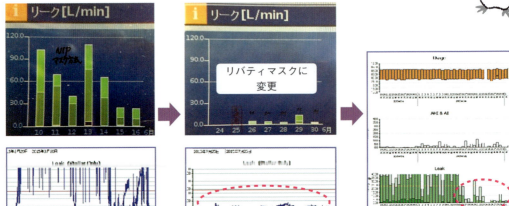

リーク median 27～87 → 1～4L/min

図3 治療履歴データとログデータ

おわりに

緩徐に病状が進行していく慢性呼吸器疾患患者が、医療従事者不在の在宅でアドヒアランスを維持し、マスクフィッティングや機器管理などセルフマネジメントを行い、NPPVを継続していくことは大変な仕事です。患者の大きな仕事を抱えている体験を医療者が理解し、患者に寄り添い称えながら一生懸命に必要なケアを提供することにより、患者はパートナーシップを実感し、アドヒアランスを維持することが可能となります。

引用・参考文献
1) 日本呼吸器学会NPPVガイドライン作成委員会 編. "NPPVからみた慢性呼吸不全". NPPV（非侵襲的陽圧換気療法）ガイドライン. 改訂第2版. 東京, 南江堂, 2015, 21.
2) 石原英樹, 竹川幸恵 編. NPPVまるごとブック（呼吸器ケア2014年冬季増刊）. 大阪, メディカ出版, 2014, 181.
3) 竹川幸恵ほか. 呼吸器看護専門外来における在宅NPPV患者に対する機器モニタリング活用の有用性. 日本呼吸ケア・リハビリテーション学会誌. 25（3）, 2015, 482-7.
4) 武知由佳子. 在宅NPPV呼吸ケア. 日本胸部臨床. 72（1）, 2013, 55-64.
5) 近藤康博ほか. NPPVにおけるモニタリング. 日本呼吸ケア・リハビリテーション学会誌. 17（3）, 2007, 237-40.
6) 竹川幸恵. 慢性呼吸器疾患患者のセルフマネジメント支援—セルフモニタリングを中心に—. 日本呼吸ケア・リハビリテーション学会誌. 27（3）, 2018, 305-11.

4章 慢性期NPPVの呼吸管理と患者ケアをマスターしよう！
～病棟から在宅へ～

8 NPPV持ち込み入院への対応

公立陶生病院 臨床工学部 室長補佐　小山昌利　Koyama Masatoshi

　患者がNPPVを持って入院する場合は、患者の身体状況に変化がないかを確認します。在宅より症状が悪化している場合などは、院内で使用できるよう設置確認をすることが必要です。在宅でのNPPVの管理方法や使用状況を確認することも重要です。また機器のログデータを解析することで呼吸回数、マスクリーク、一回換気量などの変化を詳細に知ることができます。

患者の身体状況の確認

　バイタルサインの確認はもちろんですが、呼吸数や呼吸パターンなどの評価をしっかりと行うことが重要です。慢性呼吸器疾患の場合は急性増悪などを起こすことがあり、呼吸困難感の増強、胸部の不快感、咳や痰の増加、発熱やむくみなどの徴候が現れます。特に気道分泌物の確認は重要で、痰の量や性状などを必ずチェックしましょう。訪問時の記録も確認し、症状の経時的な変化を評価し、入院時の身体状況の変化もアセスメントすることが重要になります。在宅酸素療法では酸素の使用状況も併せて確認しましょう。

NPPV機器の設置確認

院内で使用されるNPPVなど、院内の装着手順に沿って設置していきましょう。

1. 持ち込み機器の装着手順

1）電源に接続
　可能な範囲で延長コンセントを避け非常用電源へ接続します。

2）マスクの確認
　マスクの破損がないか、バンドの緩みなどの確認を行います。

発赤や潰瘍がある医療関連機器圧迫創傷（MDRPU）を認める場合は、マスクの変更やフィッティングの調整を考慮します。

3）回路・加湿器の確認

回路の破損や接続を確認し、加湿器の容器の状態や温度設定を確認します。

マスクを変更する場合など、呼気ポートに注意した回路の構成にします。

4）換気設定の確認

退院時（医師の指示）と設定が合っているか確認します。

5）アラームの確認

在宅NPPV管理ではアラームが鳴ってしまうことで、本人や家族を不安にさせたり、睡眠の妨げとなるなど、アドヒアランスを下げてしまう原因にもなりかねないため、緩く（最低限に）設定していることがあります。入院時は症状が悪化している場合があり、持ち込みNPPV機器もアラームの設定を行うことで装着中の変化を早期に察知できるため、アラームを再設定することが推奨されます。しかし入院時の症状や本人の使用環境によって異なってくるため、医師、看護師と確認を行い個人に合わせたアラーム設定、対応が必要となる場合があります。病棟ではアラーム音量も確認しておく必要があります。同時にパルスオキシメーターなど生体情報モニターも装着するなどの対応が考慮されます。

2. NPPV装着中の管理

1）酸素化・換気の評価

症状の悪化によって酸素投与が必要となる場合など、酸素添加ポートの有無を確認しておき、酸素添加できる環境を整えるなど状態に応じた対応が必要です。またアシドーシスを伴う場合などは経皮的二酸化炭素分圧測定（$PtcCO_2$）を使用することで、呼吸状態と併せて評価を行うことでNPPVの設定条件の見直しなどにもつながります。

ポイント！

経皮的二酸化炭素分圧測定（$PtcCO_2$）は平成28年度の診療報酬改定に伴い、成人・小児の神経筋疾患または慢性呼吸器疾患患者の経皮的血中CO_2測定が保険収載されました。
- 1時間以内または1時間につき　100点
- 5時間を超えた場合（1日につき）　600点

2）業者への連絡

在宅NPPV療法で使用する機械はレンタル管理が多く、レンタル時は保守管理を含む賃貸借契約が発生しており、業者にて定期点検などを行っています。入院時はNPPVの業者へ連絡を入れておくとよいでしょう。

在宅での使用状況などのログデータ解析

NPPVの治療履歴をログデータより確認することで、装着時間や、換気状態、リークの状況など在宅でのNPPVの使用状況を知ることができるため必要に応じて確認を行うとよいでしょう。

> 機械の表示画面でも一定の期間であれば確認できるものもあります。
> ログデータによる解析データ2機種について主な項目を掲載します。

1. レスメド社製NPPVの場合

使用している時間や時間帯（図1-ⓐ）がわかるため、装着状況がわかります。**換気回数**（図1-ⓑ）もトレンドで確認できます。呼吸数の増加がないか、いつから増加しているかなども確認することで変化を知ることができ、同時に**分時換気量**（図1-ⓒ）や**リーク量**（図1-ⓓ）、**一回換気量**（図1-ⓔ）、**I:E比**（図1-ⓕ）と多項目で確認・評価することでさらに詳細にNPPVの使用状況を知ることができます。

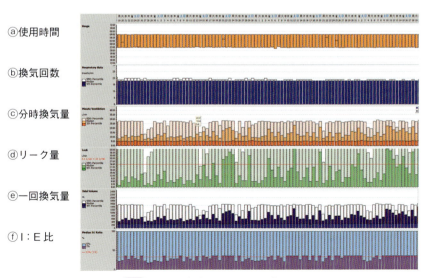

図1 レスメド社製NPPVのログデータ

詳細なログデータを確認したい場合は時間を設定（図2-ⓐ）することで、1日の呼吸数や、換気量、リークなどが詳しく評価できます。リークがどのように変化しているのかなど把握することが可能となり継続している場合などはマスクフィッティングを確認して、変更・調整などを行うとよいでしょう。さらに詳細（10sec）にすると、呼吸のNPPVの送気している波形が立ち上がりから呼気へ変わるタイミング（図2-ⓑ）も確認することができるため吸気時間の調整につなげることができます。

ⓐ 10時間：夜間のトレンドデータの推移

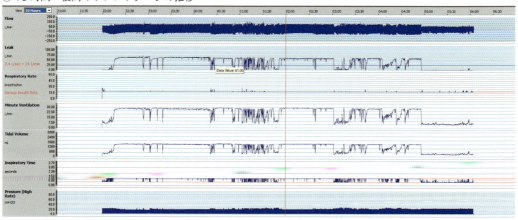

ⓑ 10秒：1呼吸の詳細なデータ

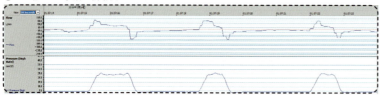

図2 レスメド社製 NPPV のトレンド 10 秒間のログデータ

2. フィリップス・ジャパン社製 NPPV の場合

　使用している時間や時間帯や装着状況（図3-ⓐ）、圧力の推移（図3-ⓑ）、換気量の推移や範囲量（図3-ⓒ）、分時換気量（図3-ⓓ）、呼吸数や自発呼吸割合（図3-ⓔⓕ）、リーク量（図3-ⓖ）と多項目で確認・評価することで、さらに詳細に NPPV の使用状況を知ることができます。

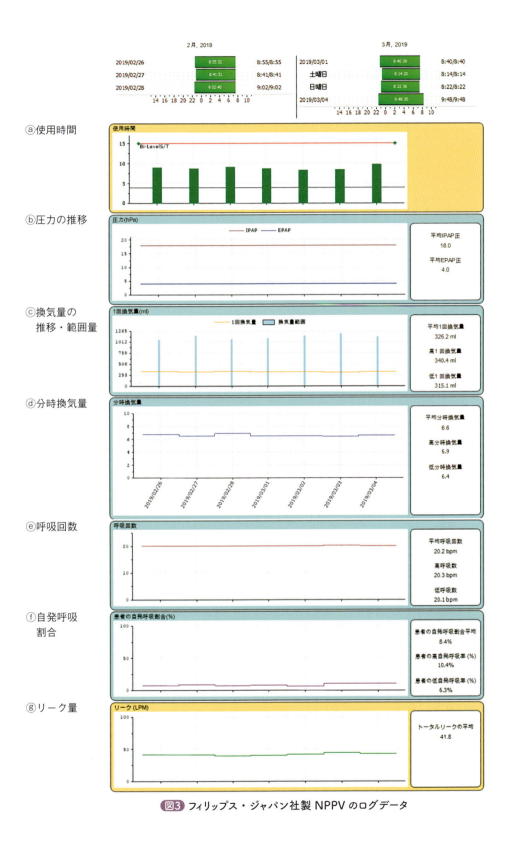

図3 フィリップス・ジャパン社製 NPPV のログデータ

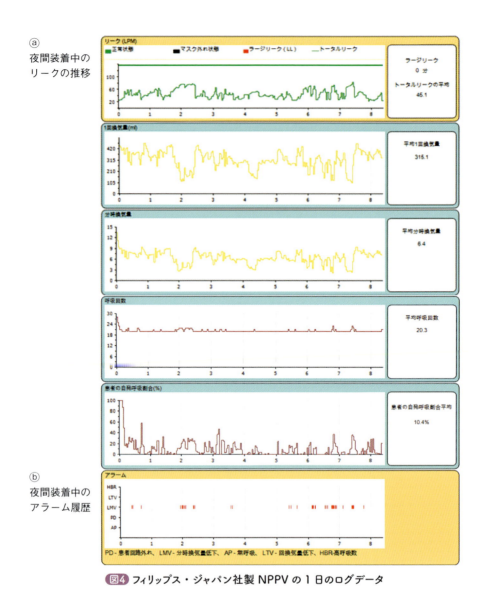

図4 フィリップス・ジャパン社製 NPPV の 1 日のログデータ

　詳細な 1 日のログデータ（**図4-ⓐ**）では、マスクリークなど推移を確認することができ、色によって、「<mark>マスク外れ状態</mark>」「<mark>ラージリーク</mark>」と表記され、一回換気量や、分時換気量や呼吸回数（自発呼吸割合）、<mark>アラーム履歴</mark>（**図4-ⓑ**）を併せて評価することで NPPV の使用状況を確認することができます。

5章

マスクフィッティング技術を高めよう！

1 リーク対策のあれこれ
2 皮膚トラブルの予防と対処
3 マスクフィッティングでよくある質問Q&A

5章 マスクフィッティング技術を高めよう！

1 リーク対策のあれこれ

松本協立病院 師長室　主任看護師／慢性呼吸器疾患看護認定看護師　**大澤 拓**　Osawa Taku

リークの種類とNPPVへ及ぼす影響

1.「リーク」とは

　NPPV専用機には2種類のリークがあります。一つはマスクなどのインターフェイスや、回路に開いている呼気排出孔からの意図的なリークである「インテンショナルリーク」です。これは呼気の再吸入をしないために必要なものです。もう一つは、マスクの端や回路の途中からの意図しないリーク、「アンインテンショナルリーク」です（図1）。

トータルリーク：すべてのリークを合わせたもの

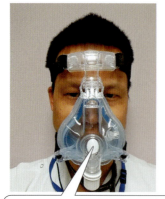

インテンショナルリーク

呼気排出孔や、回路の呼気ポートから意図的にリークさせているもの

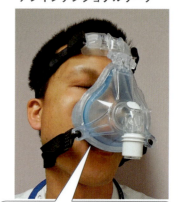

アンインテンショナルリーク

マスクの接触面からのリークや、回路トラブルなどの意図していないリーク

若干のマスクからのリーク程度は補正されるが、回路トラブルなどはあってはならないため即対応！

図1 NPPVの2種類のリーク

2. アンインテンショナルリークの影響

　アンインテンショナルリークが多い場合でもNPPVは圧を維持するよう動作しますので一定の換気は維持できますが、マスクの端から多量のリークがあれば患者本人の苦痛につながり、NPPVの継続が難しくなります。突発的なリークは患者の呼吸として検知されてしまい、オートトリガリングによって呼吸の乱れや換気の悪化につながります。また、持続的なリークは患者の呼吸フローを機器が検知しにくくなり、呼吸に対する同調性・追従性が落ちてしまい、やはり苦痛につながってしまいます。結果的に酸素化や換気効率にも悪影響を及ぼします。

　目元でリークがあれば、眼球の乾燥や結膜炎といったトラブルを起こします。

　また、回路の破損などによるリークは非常に危険なため、回路異常の有無を確認する必要があります。

3. 許容リーク量はトータルリークで30〜60L/min程度が目安

　許容リーク量は、通常のフルフェイスマスク（鼻口マスク）ではトータルリーク50L/min前後まで[1)]といわれますが、機種ごとに幅があり、個々の数値は10〜60L/minといった範囲で記載されているものがあります。

検出されたリーク値に対して機器が意図通りに作動しているかどうかという点で考えれば、取り扱い説明書の推奨リーク範囲や、高リークアラームの初期値などが参考にできるでしょう。

　在宅用機器では、例えばNIPネーザル®VE（レスメド社製）の場合、患者が不快に感じないリーク範囲は24L/minと説明書に記載されており、リーク40L/minが続いたときに高リークアラームを鳴らすように設定されています（いずれもインテンショナルリークを含まない値）。また、ViVO50（チェスト社製）では、リークポート付き回路を使用した場合の推奨リーク量は、圧10cmH₂Oのときに20〜50L/minとなっています（トータルリーク値）。

　フルフェイスマスクでは一般的に、呼気排出孔からのインテンショナルリークはマスク内圧4cmH₂Oでおよそ20L/min前後です（図2）。EPAP圧が増えればインテンショナルリークも増します。こうしたマスクを使用し、フィッティング良好でアンインテンショナルリークがまったくない状態でも、機器がトータルリーク表示の場合は、表示される実測リーク値は少なくとも16〜30L/min程度となります。

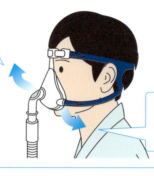

呼気排出孔からの
インテンショナルリーク
20L/min

マスク脇からの
アンインテンショナルリーク
5L/min

NPPVモニターのトータルリーク表示
25L/min

図2 フルフェイスマスクの一般的なリーク量

機器のモニターに表示されるのは、機種や表示設定によって、インテンショナルリークを補正して計算されたアンインテンショナルリークのみを表示している場合と、両方を合わせたトータルリークを表示している場合があるため、注意が必要です。

　重要なことは、ただリークの数値だけにとらわれるのではなく、患者の症状や所見をしっかり観察することです。圧やマスクの状況から可能な範囲でアンインテンショナルリークを減少させることは大切ですが、リーク値を下げることに固執しすぎず、機器の表示と患者の状況、自覚症状などからトータルリークとしてどの程度なら許容できそうかどうかをアセスメントしましょう。

リークの原因、効果的なリーク対策のアイデア

　リークの対処策を考えるためには、なぜリークが起こっているのかを考えることが重要です。

1. マスクフィッティングに問題がある場合

　マスクが緩すぎると顔との接着面からリークします。しかし、きつすぎてもマスクのクッションにしわが寄り、逆にリークが増してしまいます（図3）。特にエアクッションタイプのマスクは、==機器から送気される風圧でクッションが膨らんだまま顔にピタッとのる程度の強さが理想==です。具体的には、頬や口角付近にくるストラップと頬の間に左右共に指が1～2本程度入るくらいがよいでしょう。

> 1章-3（p.37～）のフィッティング手順を正しく行うことが基本になります。

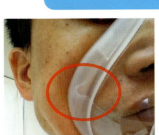
強い圧迫によってできた口角付近のクッションのしわ

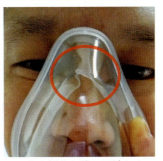
マスクの傾きと強い圧迫によってできた鼻梁のクッションのしわ

図3 マスクのクッションのしわ

2. 義歯外し、痩せによる頬側リーク

　高齢者では特に、頬の痩せや、義歯を外すと歯がないために頬からリークしやすくなることが多くあります。意識レベルが良く、義歯を装着することで解決する場合は、口腔内の保清や窒息リスクなどを考慮した上で、義歯を装着してNPPVを実施することもあります。

　タオルなどを後頭部から後頸部にかけて当てた上からストラップを装着し、頬の肉を盛り上げることでフィッティングが改善します（図4-①）。薄いフィルムドレッシング材を頬から口角にかけて貼付し、シールが送気を受けて膨らむようにしてリークを抑える方法もあります（図4-②）。

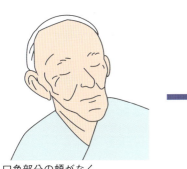
口角部分の頬がなく、マスククッションが当たらずにラージリークとなります。

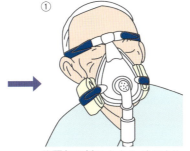
① 後頸部に折りたたんだタオルを当て、その上からストラップを装着し、両頬の肉を盛り上げます。

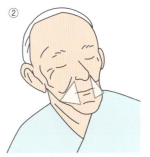
② 口角から頬にかけてフィルムドレッシング材を貼付することにより、風圧を捉え込みます。

図4 義歯外し、痩せによる頬側リークへの対応

3. 開口によるリーク

　鼻マスク使用では、開口によるリークや不快感が問題になることがあります。こうした場合はチンストラップを使用したり、NPPV 施行中に開口予防用のテープで固定を行ったりします。キッチンペーパーで覆ってリークを防ぐ方法もあります（図5）[2]。

　フルフェイスマスクでも、口とマスクのサイズが合わないことにより、入眠時の開口によるリークなどが問題になるときにはやはりチンストラップを使用します。

> 鼻マスク・フルフェイスマスクいずれの場合でも、チンストラップの効果については賛否があるので、実際の効果を見極めながら使用するとよいでしょう。

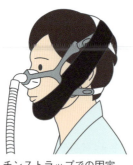
チンストラップでの固定

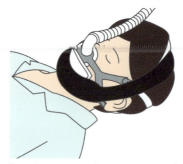
キッチンペーパーをチンストラップで固定

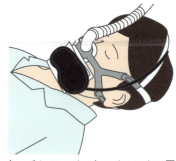
キッチンペーパーをアイマスクで固定

図5 開口によるリークへの対応 [2]
＊工夫の詳細は文献 2 の web 版で閲覧可能

4. 体動や姿勢によるマスクのずれが問題の場合

　マスク自体の重さや、回路の重さによって引っ張りが発生するため、体動や姿勢の違いによりマスクがずれることでリークが発生します。マスクのフィッティングをするときに、回路接続の状態で坐位・臥位や左右寝返りなど想定される動きをしてもらって確認しておくとよいでしょう。

回路の重さはリークにもかなり影響するため、機器や回路の位置を検討し、S字フックや紐などを利用して回路を持ち上げて固定するなどの工夫をします。スマートフォンなどの固定用アームをベッドサイドに取り付けて回路を支えるのも有効です[3]。

　下ずれが問題になる場合、頭頂部方向からの支持があるマスク（AF541、AF811／ともにフィリップス・ジャパン社製）を使用します。前額部アームのような支持部があるタイプのマスク（ミラージュクアトロ®／レスメド社製）であれば、頭頂側にストラップを1本、面テープを縫いつけて足す方法もあります。

5. 頭部が小さい場合

　頭部が小さく、ストラップが安定しない場合は、まずは小さいサイズのストラップを取り寄せて試します。Mサイズのマスクに対してSサイズのストラップを使用するという具合です。また、ストラップのバンドを縫い縮めたり、頭部にタオルを巻いた上からストラップを装着したりすることでフィット状況を確認します（図6）。

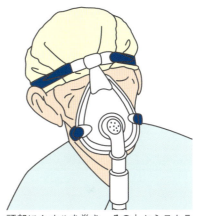

頭部にタオルを巻き、その上からストラップを装着して安定性を増します。

図6 小さい頭部への対応

6. 気道狭搾・閉塞によるリーク増強

　頭部の角度や、顎の小ささ、肥満や睡眠時無呼吸の関与による気道狭搾・閉塞によってリークが増強することがあります。気道が確保できるような枕の高さ、臥床姿勢の検討や、EPAP増強やauto EPAP導入などの設定面の検討をチームで検討すると良いでしょう。

7. 経鼻胃管の凸凹によるリーク

　NPPVを装着しながら、経鼻胃管を挿入しているケースでは、胃管がクッションの下を通るため、リークが問題になることがあります。NGチューブパッド（フィリップス・ジャパン社製）を使用したり、皮膚保護材を使用したりして胃管通過部分の凹凸を減少させます（図7）。貼ることで逆にリークを招く場合もあるので注意します。

　胃管の部分は圧迫が増えるので、定期的に皮膚トラブルの確認が必要です。

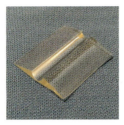
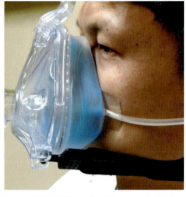

図7 NGチューブパッドによる経鼻胃管によるリークへの対応

8. マスククッション部の汚れ・劣化によるリーク

　マスククッションのシリコンは経時的に劣化し、硬くなったり、割れたりします。クッション性が失われるとリークや皮膚損傷につながります。皮脂などの汚れが付着したままだと劣化が早くなるため、毎日清拭します。このときに、アルコールが含まれたもので拭くと劣化し、硬くなってしまうので避けてください。在宅ではウェットティッシュなどで拭くように説明し、週に1回程度は各メーカー推奨の方法で洗浄するようにします。

クッション部分だけの交換が可能なマスクも多いので、プロバイダに相談すると良いでしょう。

9. トータルフェイスマスクの形状によるリーク

　トータルフェイスマスクのパフォーマックスシリーズなどは、前額部に隙間ができてしまうことがあります（図8）。そのような場合、皮膚保護材の貼付などで隙間を埋めると効果的なことがあります。皮膚保護材と顔面の段差が逆にリークにつながらないように注意します。また、皮膚トラブルにならないよう適宜皮膚の状況を確認します。

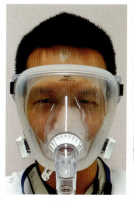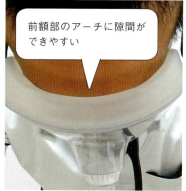

図8 パフォーマックスシリーズの前額部の隙間

前額部のアーチに隙間ができやすい

10. 小児の場合

　小児用マスクも進歩し、ラインナップは増えています。マスクや頭部サイズによってストラップが長いなど、調整が難しいことがありますが、輪ゴムやプラスチック鉗子を用いて長さを調整することができます（図9）。小児は特に皮膚が脆弱ですので、圧迫や摩擦による皮膚トラブルのリスクが高いことに注意して調整します。皮膚保護材の使用も有効ですが、特に在宅ではコスト面を考慮する必要があり、ガーゼにワセリンを塗ってクッションとして使用することもあります。

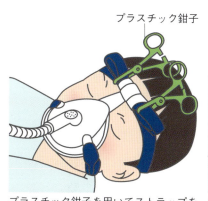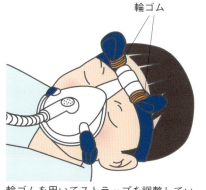

プラスチック鉗子を用いてストラップを調整している例

輪ゴムを用いてストラップを調整している例

図9 小児への対応

引用・参考文献
1) 横山俊樹. 急性呼吸不全を理解する（2）人工呼吸管理（NPPVも含めて）. 日本呼吸ケア・リハビリテーション学会誌. 26（2）, 2016, 163-8.
2) 竹内伸太郎 ほか. 神経筋疾患における睡眠時鼻マスクNPPVの口からのエアリーク対策. 人工呼吸. 32（1）, 2015, 44-9. http://square.umin.ac.jp/jrcm/pdf/32-1/kikanshi32_1_pdf02.pdf
3) 竹内伸太郎. "NPPVのインターフェイス". 小児在宅人工呼吸療法マニュアル. 日本呼吸療法医学会 小児在宅人工呼吸検討委員会 編, 2017, 206.
4) 生駒周作. "皮膚トラブルの予防と対処". この一冊でズバリ知りたい!とことん理解!NPPVまるごとブック（呼吸器ケア2014年冬季増刊）. 大阪, メディカ出版, 2014, 126-34.
5) 帝人ファーマ株式会社. ミラージュクアトロ®マスク取扱説明書. 2013.
6) レスメド株式会社. AirFit®F20取扱説明書. 2017.
7) フィリップス・レスピロニクス合同会社. ドリームウェアフルフェイスマスク取扱説明書. 2018.

5章 マスクフィッティング技術を高めよう！

2 皮膚トラブルの予防と対処

松本協立病院 師長室　主任看護師／慢性呼吸器疾患看護認定看護師　**大澤 拓**　Osawa Taku

　NPPVインターフェイスと触れる顔周辺の皮膚評価、予防対応は非常に重要です。近年、医療関連機器圧迫創傷（medical device related pressure ulcer；MDRPU）の中にNPPVインターフェイスが明確に位置づけられ、MDRPU原因の上位3位以内を争う状況となっています[1]。基本的にフィッティング技術の向上と適切な管理で予防できるトラブルが多いため、関わる医療者が正しい知識を持ち、適宜皮膚状態を観察してアセスメントすることが重要です。また、在宅NPPVでは患者本人やキーパーソンが管理する場面が多いため、在宅医療介護スタッフによる観察や状況確認・情報共有が鍵となります。

皮膚トラブルを予防するための工夫

1. 皮膚トラブルを起こしやすい部位　図1

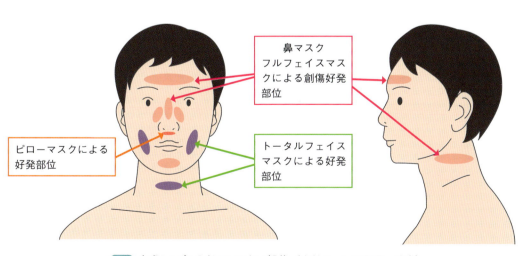

図1　皮膚トラブルを起こしやすい部位（文献2、3より引用・改変）

マスクの形状や、顔の形状との相性もありますが、NPPVマスクとストラップによる圧迫創傷が発生しやすい部位は、①前額部、②鼻梁（鼻根部）、③鼻周囲、④鼻腔周囲、⑤頬部、⑥下顎部、⑦頸部、⑧前胸部です。

2. 患者要因の分析

まずは、患者側の要因を確認します。皮膚が薄くなっていないか、乾燥・湿潤状況はどうか。あるいは浮腫の有無、骨や関節の突出はないか。知覚・感覚の状況や認知能力、不随意運動などの有無、そして栄養状態です。

また、上記の要因や機器の要因に原因が見当たらないケースでは、素材によるアレルギーも考慮する必要があります。現在のインターフェイスは天然ゴムやラテックスを使用しないシリコン製のクッションですが、フレームやストラップ素材にはナイロン、ポリエステル、ポリウレタン、ポリコットンなどさまざまな素材が使用されています。ストラップ素材が皮膚かぶれの原因であれば、ガーゼなどで周囲をカバーすることで避けられる場合もあります。

3. 機器要因の分析

次に、機械側の要因として、マスクのサイズ・形状や回路状況、身体との接触状況、併せて、患者本人の行動予測とそのときの機器や回路への影響を考慮します。

諸々の要因を考慮して機器・デバイスを選択したら、正しくフィッティングをした上で、皮膚の状況を毎日観察します。観察は1日2回が推奨されています[1]。

体の動きや身体的特徴によって、フィッティングの角度や順序、力のかけ方などを、関わるメンバーで共有して圧迫やずれが無駄にかからないようにします。

4. マスクサイズを適正に

各メーカーにはマスクサイズに合わせたゲージ表やサイズチェック表（図2-ⓐ）がありますので参考になります。ゲージ表がない場合、マスクのクッション部分を外すことができれば、外して顔に当ててみてもよいでしょう（図2-ⓑ）。

確認のポイントは、ピローやネーザルマスクであれば、鼻中隔や鼻翼を不必要に圧迫していないサイズということになります。

フルフェイスマスクであれば、鼻梁（鼻根部）、口角、下口唇をしっかり覆っていることです。目元に当たるようだと、目にリークが当たる可能性があります。下側は、開口しても口角がはみ出ないことが必要なので、クッションを当てた状態で「いー」と口を動かしてもらい、確認します。また、下口唇の下まで覆いますが、大きすぎて下顎よ

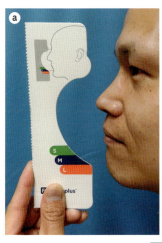 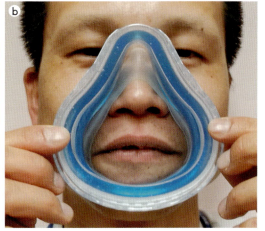

図2 マスクサイズのチェック

り下に落ち込まないようにします。

　マスククッションのサイズは重要ですが、ストラップも重要です。必要であればマスクと違うサイズのストラップを使用することもあります。また、ストラップが劣化し、伸縮性が悪かったり、面テープの固定が悪かったりするとフィッティングが難しくなり、きつく締まりがちになるため、適宜交換しましょう。

1）各種シリコンジェルシート

　軟らかく、洗浄して再使用可能です。圧迫・摩擦刺激の予防のほか、ずれによるリーク予防効果も期待できます。

2）各種インターフェイス専用保護材（図3）

　インターフェイスを製造販売しているメーカー純製の保護材は、インターフェイスとの相性が検証されている点で安心感があります。サイズの適合は確認する必要があります。この鼻パッドは洗浄して繰り返し使用できます。

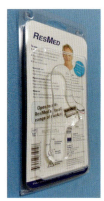

図3 インターフェイス製造販売メーカー純製保護材
写真はレスメド社製のマスク用鼻パッド

起こってしまった皮膚トラブルへの対処法

1. マスクによる発赤・圧痕が残る

　圧迫が生じているときに、フィッティングの調整で改善するのであれば良いのですが、圧痕や発赤が残ってしまう要因の多くがリークを減らそうとしてストラップを締めすぎることです。おおむね基本的には締めることではリークは改善しにくいため、リークの原因を見極めて緩いフィッティングでコントロールできるようにすることが重要です。

　また、マスクを変更することも選択肢の一つです。例えばフルフェイスマスクとネーザルマスクなど、複数のデバイスを使い分けることで同一部位の圧迫や摩擦を避けることも効果的です。同じフルフェイスマスクでも中央の額サポート部分があるものとないものでは鼻梁にかかる圧力が異なります。発赤や圧痕の形や角度が、強く締めてしまっている部分を考えるヒントになります。装着したら、最後にマスク全体を軽く持ち上げる動作を行う（プッシュアップ）と、全体の締まり具合や皮膚への当たる圧力が均一化されます。

2. 表皮剥離

　表皮剥離に至ってしまった創傷は創傷被覆材を使用して保護します。当院ではデュオアクティブ®ET（コンバテックジャパン社製、図4-②）を使用しています。また、創傷の圧迫を避けるようにします。鼻梁の創傷の場合、ネーザルマスクならピローマスク、

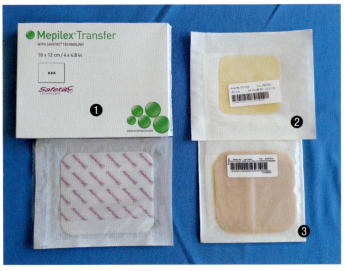

①メピレックス®トランスファー
②デュオアクティブ®ET
③デュオアクティブ®CGF

図4 創傷被覆材

フルフェイスマスクであれば一般的な上から当てるマスクから、アマラビューやドリームウェア（共にフィリップス・ジャパン社製）、ミラージュリバティ™（レスメド社製）などのように鼻の下側から当たるものに変更します。

3. 滲出液を伴う潰瘍

避けたいことですが、もしも滲出液を伴うような深達度の創傷が発生した場合は吸収性の高い創傷被覆材を使用し、それ以上の圧迫を避けるためにマスクを変更します。潰瘍周辺に圧迫が加わらないように、トータルフェイスマスクなどの使用を検討します。感染などを起こさずに治癒するように定期的に処置と観察が必要です。サポートチームがある場合は、呼吸サポートチーム、褥瘡対策チーム、栄養サポートチーム（NST）などの支援を活用し、多職種の連携で改善に努めます。

皮膚トラブルに効果的な製品

- メピレックス®トランスファー（メンリッケヘルスケア社製、図4）：本来は滲出液透過性の高い特性を活かし、熱傷などに使用されるものですが、薄手でスポンジのような感覚で摩擦防止効果があり、皮膚への刺激が非常に少ないため、当院では発赤などを認めて圧迫があると考えたときには皮膚創傷の前に予防的に使用しています。
- デュオアクティブ®ET（コンバテックジャパン社製、図4）：皮剥けなど、創傷が発生したときに創部の保護と保湿、治癒促進のために使用します。
- デュオアクティブ®CGF（コンバテックジャパン社製、図4）：吸水性に優れ、滲出液の出るような創傷の場合に使用します。
- ハイドロサイト®（スミス・アンド・ネフュー社製）：吸水性があり、厚みとクッション性があります。シリーズがあり、接触面に接着剤を使用していないハイドロサイト®プラスなどは刺激が少なめという特徴があります。薄型のものもあります。

引用・参考文献
1) 真田弘美. "非侵襲的陽圧換気療法マスク (non-invasive positive pressure ventilation：NPPV)" ベストプラクティス医療関連機器圧迫創傷の予防と管理. 日本褥瘡学会 編, 東京, 照林社, 2016, 12-3.
2) 生駒周作. "皮膚トラブルの予防と対処". この一冊でズバリ知りたい！とことん理解！NPPVまるごとブック（呼吸器ケア2014年冬季増刊）. 大阪, メディカ出版, 2014, 132-4.
3) 前掲書1), 39-48.
4) 竹内伸太郎. "NPPVのインターフェイス". 小児在宅人工呼吸療法マニュアル. 日本呼吸療法医学会 小児在宅人工呼吸検討委員会 編, 2017, 190-211.

3 マスクフィッティングでよくある質問 Q&A

5章 マスクフィッティング技術を高めよう！

松本協立病院 師長室　主任看護師／慢性呼吸器疾患看護認定看護師　|　大澤 拓　|　Osawa Taku

Q1. 口を動かすたびにマスクがずれていってしまいます。

上下のストラップの強さ、顔面の皮脂・発汗をチェックしましょう。

　不随意運動や会話などで口が動くたびにフルフェイスマスクがずれていく、ということがあります。これはマスクの特性、顔の形状も影響しますが、一般的にはストラップの強さの上下差と、顔面の皮脂や発汗が要因です。

　ストラップの上下で締める強さに極端に差ができていないでしょうか。もちろん、強さに差はあって良いのですが、あまりにも上下どちらかに偏りができると、体動などで揺れが起こったときにずれていってしまいます。その場合、ずれの前にリークや皮膚損傷のリスクが高まります。極端にテンションの上下差が出てしまう場合は、最初からストラップだけで調節するのではなく、クッション材の使用などで全体的にテンションがかかるように工夫します。

　マスククッションと顔の清潔は保持できているでしょうか。筆者は在宅導入のオリエンテーションでは、「1日1回はマスククッションを、おしぼりかアルコールの含まれないウェットティッシュで拭きましょう」と説明していますが、病院などの環境ではできれば着脱の際にチェックだけはしておきたいところです。洗顔や清拭で顔表面を清潔に保つことは、皮膚トラブルの防止の上でも重要です。

Q2. フルフェイスマスクを使用していますが、口が乾いてしまって困っています。

加温による暑さが問題である場合もあります。

　よく開口するケースでは、これは特にメジャーなトラブルです。加湿はもちろん大切なのですが、加温によって暑さが問題になることもあります。特に急性期で自己着脱できない場合は、適宜飲水や含嗽ないし口腔ケアができるように配慮します。人工唾液の使用も検討できます。軟膏類は、状況によってはより乾燥や違和感につながってしまう

場合もあるため、慎重に検討すると良いでしょう。

Q3. 鼻づまりのせいで続けられません。

マスクの種類を問わず鼻閉感はNPPVアドヒアランスに大きく影響します。

　ネーザルマスクやピローマスクでは特に、鼻づまりはNPPVアドヒアランスに大きく影響します。フルフェイスマスクであっても、鼻閉感から呼吸困難でマスクを外したくなることもあります。アレルギー性鼻炎など、治療適応があれば医師に相談して点鼻薬などの処方で対処するのはもちろん、鼻腔乾燥による粘膜傷害を避けるため、適切な加温加湿設定の管理が重要です。

　また、匂いや刺激が気にならなければ、マスクの内側にメントールを含む軟膏を塗布する方法もあります。もともとハッカの匂いが好きな人が、これでアドヒアランスが向上した、という経験もあります。

Q4. マスクを着けていると嘔気が出現します。

嘔気の原因がNPPVによるものかどうか鑑別が必要です。

　嘔吐して誤嚥することは、重篤な合併症である誤嚥性肺炎につながります。嘔吐してしまうようであれば、NPPV使用が困難になる可能性があり、治療としては、換気が必要であれば気管挿管を躊躇しないことが重要になります。嘔気自体はさまざまな原因で起こるため、NPPVそのものが原因であるかどうかの鑑別が必要です。

　NPPVが原因である場合、マスクの圧迫感や、陽圧による消化管へのガス流入が誘引となっている可能性があります。吸気圧が下部食道括約筋の開口圧である20〜30cmH$_2$Oを超えると呑気しやすくなるといわれていますが、はっきりわかっていません[1]。NPPVによる呑気が疑われる場合には経鼻胃管を留置してガスを抜く方法もあります。

　嘔気につながらなくとも、一定の呑気をしても腹部膨満を生じないような排ガス・排便管理をすることが重要です。

Q5. マスクから雑音がします。

インテンショナルリークによる音でなければ回路全体を再チェックします。

　通常、呼気排出孔付きマスクは装着中、インテンショナルリークの音がするものです。このリーク音や回路の呼気ポート以外に普段と異なる違和感のある音がする場合は、マスクがきちんと組めているかどうか確認しましょう。フルフェイスマスクのエルボーの部分は、はまっているように見えて、ときにわずかに外れていたりすることがあります

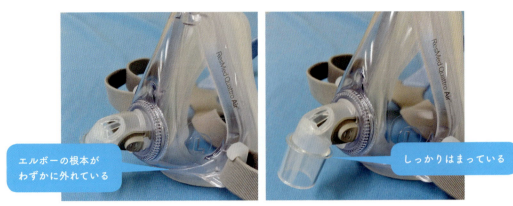

エルボーの根本が
わずかに外れている

しっかりはまっている

図1 エルボーの外れ

（図1）。また、在宅で長く使用し、定期的に洗浄できていなかったり、洗浄が不十分だったりすると、呼気排出孔が汚れてしまっている場合があります。その場合は説明書で推奨されるマスクの洗浄方法に従い、毛先の軟らかいブラシで丁寧に洗浄するようにしましょう。

蛇管など、回路の一部がひび割れてリークしていることもあります。トラブル時に異常箇所が一つとは限らないので、必ず回路全体を再チェックするようにしましょう。

Q6. マスクが呼吸のたびに動いて何だか換気がうまく行っていないようです。

マスクのクッションサイズを再検討してみてもよいでしょう。

マスククッションはそっと顔にのせるように着けて…装着していると、呼吸に合わせてマスクがかなり動いているみたい、という状況です。マスクの揺れを機械が検知してオートトリガリング、あるいはオートサイクリングしてしまうことも考えられます。2段階吸気のような圧波形にもなるかもしれません。マスクのクッションには一定の可動性があります。しかし、こうしたマスクの動きを機器が検知して換気リズムが乱れてしまうほど動くということは、マスクのクッションサイズが大きすぎる可能性があります。フィッティングの際に検討して選択されたもので、患者の呼吸フローがある程度しっかりしているのであれば、機器側でトリガー感度を少し鈍化させることで解決するかもしれませんが、機器側の追従性を高く保つためにも、インターフェイスの変更を検討しておくと良いでしょう。

引用・参考文献
1) 鈴川正之. 急性期NPPVハンドブック（非売品）. 急性期NPPV研究会, 東京, メディカルレビュー社, 2017, 214.

6章

疾患・病態別にNPPV管理をおさえよう！

1 COPD増悪
2 COPD安定期
3 気管支喘息発作
4 ARDS、重症肺炎
5 心原性肺水腫
6 間質性肺炎急性増悪
7 周術期・抜管後の換気補助
8 拘束性胸郭疾患（RTD）
9 小児の場合
10 神経筋疾患（ALS）

6章 疾患・病態別にNPPV管理をおさえよう！

1 COPD 増悪

独立行政法人国立病院機構松江医療センター
呼吸器内科　医長／教育研修部　部長　門脇　徹　Kadowaki Toru

NPPV の有用性

1. COPD 増悪期の病態

　慢性閉塞性肺疾患（COPD）の増悪は「息切れの増加、咳や痰の増加、胸部不快感・違和感の出現あるいは増強などを認め、安定期の治療の変更が必要となる状態」と定義されています[1]。増悪の呼吸状態を端的に表現すると、「努力性の浅い頻呼吸（rapid shallow breathing）」です[2]。図1にCOPDの増悪期の病態とNPPVの作用点を示します。主に呼吸器感染を原因とした気管支攣縮・気道分泌増加・気道炎症をトリガーとして末梢気道狭窄が増悪し、肺胞内から空気が吐き出せなくなる現象（エアトラッピング）が起こり、内因性PEEPが高まります。またこれにより横隔膜の平低化が安定期より増悪し、気道抵抗が上昇して呼吸努力が増加して呼吸筋疲労・不全状態に陥って換気量が低下します[3]。

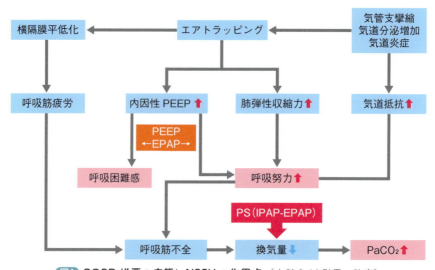

図1 COPD 増悪の病態と NPPV の作用点（文献3より引用・改変）

2. なぜNPPVが推奨されるのか？

　COPD増悪期におけるNPPVは適正なEPAPが内因性PEEPに対するカウンターPEEPとして、またIPAP（実際にはIPAP−EPAPで示されるプレッシャーサポート）が換気量低下に対する換気補助として作用するという極めて有効な呼吸療法で、これまでに有効性が十分に示されています。したがってわが国の現行ガイドラインでも「COPD増悪による急性呼吸不全に対し、NPPVを使用すべきである」（エビデンスレベルⅠ・推奨度A）と強く推奨されています[2]。病態・重症度の把握による適切な患者選択、そして適切な設定・管理によるNPPVを行うことで 表1 に示す「急性期NPPVのゴール」を達成することは高い確率で可能と考えます[4]。

表1　急性期NPPVのゴール（文献4より引用）

1. 症状の軽減
2. 呼吸仕事量の軽減
3. 動脈血ガスの改善・安定
4. 患者の不快感を少なく
5. 患者・人工呼吸器の一体性
6. リスクは最小に
7. 挿管を避ける

NPPVの適応基準

1. どのようなときにNPPVを導入するのか？

　NPPVの導入基準は現行NPPVガイドラインでは 表2 のように示されています[2]。前述のような機序で急性（非代償性）呼吸性アシドーシスをきたしている場合や努力性呼吸となっている場合に適応となります。この基準を用いた場合には成功率が80～85％とされています[2]。この基準では頻呼吸についての具体的な記載がありませんが、「ERS（ヨーロッパ呼吸器学会）／ATS（アメリカ胸部医学会）ガイドライン」においては上段の動脈血ガス分析（ABG）データに加えて「標準治療下において呼吸回数が20～24回/minを超える場合」にもNPPV開始を考慮すべきと記載されています[5]。ベースの呼吸状態（呼吸回数）からの変化も加味する必要がありますが、これも一つの目安として考えてよいでしょう。

　表3 にはこの病態における侵襲的人工呼吸の適応基準を示しています[2]。一般的なNPPVの除外基準に加えて「NPPV不耐」「NPPV失敗」が基準として入っています。これを見ても、この

表2　COPDの増悪におけるNPPVの適応基準（文献2より引用）

以下のうち1項目以上
- 呼吸性アシドーシス（動脈血ガス分析：pH ≦ 7.35 かつ/あるいは $PaCO_2$ ≧ 45 mmHg）
- 呼吸補助筋の使用、腹部の奇異性動作、または肋間筋の陥没など、呼吸筋の疲労または呼吸仕事量の増加あるいはその双方が示唆される臨床徴候を伴う重度の呼吸困難

表3 COPDの増悪における侵襲的人工呼吸療法の適応基準
（文献2より引用）

- NPPVが忍容できない、またはNPPVに失敗
- 呼吸停止または心停止
- 呼吸減弱（意識消失または息苦しさによるあえぎを伴うもの）
- 意識低下、鎮静によるコントロールが不十分な精神運動性激越
- 大量の誤嚥
- 呼吸器分泌物を持続的に除去できない
- 心拍数50/min未満で、俊敏性に欠ける
- 血行動態が重度に不安定で、輸液と血管作動薬に反応しない
- 重度の心室性不整脈
- NPPVが忍容できない患者において、生命を脅かす低酸素血症を認める場合

病態においてはまずNPPVが第一選択であることがわかります。

またPaCO$_2$の上昇があったとしても、アシドーシスをきたしていなければNPPVを使用しないことが2017年の「ERS/ATSのガイドライン」では提案されています[5]。しかし呼吸性アシドーシスをきたしていなかったとしても 表2 のように努力性呼吸を認める場合や呼吸困難を強く訴える場合には、速やかに換気補助を行わないといずれ破綻してアシドーシスが進行しCO$_2$ナルコーシスに陥ってしまうことも多く経験されます。十分なモニタリング下に治療薬（ステロイドや抗菌薬、気管支拡張薬など）の効果発現や患者の経過を見極めながら慎重な対応が必要でしょう。

2. 重症例にはどこまでNPPVが許容されるのか

どこまで重症のCOPD増悪に対してNPPV介入が許容されるか、についても理解する必要があります。国内NPPVガイドラインには総論において「pHが低い（7.30～7.22）」をNPPV失敗の予測因子として挙げていますが、COPD増悪の項ではどこまで低いpHを許容してよいか（＝NPPVでの介入を行ってよいか）について言及されていません[2]。

2005年のDiazらの報告ではCO$_2$ナルコーシスによる昏睡状態の患者に対してNPPVで治療を開始したところ80%が改善し、非昏睡状態の患者と比較してむしろ成功率が高かったと報告しています[6]。この研究での昏睡状態患者のpHの中央値は7.13（range 6.93～7.23）と相当低い値でした。このような重症の呼吸性アシドーシスを伴った症例においてNPPVを使用する場合にはその後の気管挿管や死亡リスクが高くなるため、経験豊富な施設において気管挿管スタンバイ状態で行う、対象患者がDNI（do-not-intubate）オーダーあり、など限られた条件下でのみ行うべきでしょう。

BTS（英国胸部疾患学会）／ICS（集中治療学会）のガイドラインでは「pH 7.25の

呼吸性アシドーシスを呈する場合には侵襲的人工呼吸を考慮」と記載されています[7]。対象患者においてDNIオーダーがなく気管挿管を視野に入れている場合にはこの値が一つの目安となるでしょう。

3. 在宅夜間NPPV患者の増悪入院の場合

　在宅NPPVが普及している現在では、すでに在宅で夜間NPPVを行っている患者がCOPD増悪をきたして入院するケースも多くなっています。表2の導入基準を満たしている場合には終日NPPVに治療をステップアップする必要があります。COPD増悪では酸素化が通常の状態より不良となっているため、付加酸素量を増やす必要があります。

　また増悪しているということは普段の設定では呼吸管理が困難となっている可能性が高いと考えられます。したがって、在宅NPPVを施行中の患者が増悪して終日NPPVを行う必要が生じた場合にはFiO_2の規定が可能かつ大きなモニターで圧波形・フロー波形が観察でき、呼吸状態が確認しやすい急性期用のNPPV専用機に変更するのがよいでしょう。

　ただし一部の患者においては在宅用機器とのギャップを訴えて急性期用機器によるNPPVの受け入れが不良となることがあります。多くの場合はマスクやモードの変更による不快感、状態悪化による非同調や機器変更による騒音などが原因です。このようなギャップを生じる原因を解決する必要がありますが、困難かつ必要FiO_2が50％程度までであれば在宅用機器を使用（設定変更は呼吸状態に応じて必要）しながらの急性期対応も可能です。

> いずれにせよNPPVは基本的には意識下での人工呼吸ですので、患者の状態や訴えに応じた柔軟な対応が必要です。

4. 終日NPPVからの離脱

　なお、終日使用で開始したNPPVの中止（離脱）に関してですが、国内のガイドラインでは「離脱は病状に合わせて臨機応変に行うが、NPPVの離脱時間を増やすon-off法でよい」[2]とあり、BTSガイドラインには「pHと$PaCO_2$が正常化し患者の状態が総じて改善していれば中止可能」[7]と記載されています。実際には終日NPPVやそのほかの標準的治療が奏効することで呼吸状態の改善が認められた場合には、適宜身体所見やABGなどで評価をしながら中止すればよいと考えます。その過程では徐々に使用時間

を短く（例：終日から夜間のみ、その後中止）していくとよいでしょう。

　中止の時間帯においてCO_2貯留が懸念される場合には後述のHFT（high flow therapy）の使用もオプションとなります。呼吸状態の改善に伴って吸気圧や呼気圧、またバックアップ呼吸について不快感を訴える場合がありますので、その場合には調整が必要です。

> 終日NPPVを行う前に在宅NPPVが導入されていない患者においてはNPPVが不要となった時点で、また在宅で夜間NPPVを施行していた患者においてはNPPVが夜間のみとなった時点で"離脱"と考えてよいでしょう。

HFTとの使い分け

1. HFTが検討される場面

　近年、急性呼吸不全、特にⅠ型呼吸不全に対してHFTが爆発的に普及しています。現時点ではCOPD増悪に対するHFTのエビデンスは十分ではありませんが、少ないながら報告されているケースレポートや臨床研究にはHFTで対応可能な一定の患者群がいることが示唆されています。

　PlotnikowらはNPPVで治療を開始したCOPD増悪患者におけるHFTへの切り替えが有効であったとする症例報告をしました[8]。この症例はNPPV導入前ABGはpH 7.27、$PaCO_2$ 89mmHg、PaO_2 45mmHgであり、NPPVはIPAP 18cmH_2O、EPAP 8cmH_2Oで開始されました。しかしながら、1時間後にはpH 7.29、$PaCO_2$ 91mmHg、PaO_2 73mmHgと酸素化ならびにpHについては軽度改善を認めたものの、CO_2貯留は改善せず意識レベルは低下しました。原因として小顎症によりマスクフィッティングが不十分であるため、ラージリークを生じNPPVが奏効しないことが考えられました。マスク変更やNPPV機器変更などを繰り返し行いましたが改善しないためHFT（フロー50L/min、FIO_2 45%）に切り替えたところ、速やかにすべてのパラメーターが改善し、5日後にはHFTを離脱できたという報告です[8]。

　また、Leeらは軽度の呼吸性アシドーシスを伴うCOPD増悪患者（$PaCO_2$ ＞ 45mmHgかつ 7.25 ＜ pH ＜ 7.35）88人に対してNPPVを行う群とHFTを行う群の2群に分け、30日以内の挿管率・死亡率を調査したところ有意差は認められず、治療開始6時間後、24時間後の動脈血ガスデータについても両群に有意差を認めなかったことを報告しています[9]。

① NPPV スタンバイ状態で比較的軽症の呼吸性アシドーシス（7.25 < pH < 7.35）。
② 上記①の条件下で、NPPV に対する拒否や高度せん妄などでマスク装着が困難な場合。
③ DNI オーダーありの状態で、
　a. NPPV で治療を開始したが奏効しない。
　b. NPPV の除外基準に相当する場合。
　c. 何らかの理由により NPPV 装着が困難と判断された場合。

> 症例報告や対象患者の少ない研究で判断することは危険ですが、このような条件下では HFT での治療を検討してもよいかもしれません。

2. COPD 増悪に対し HFT が奏効した症例

　もちろん、本稿執筆時点（2019 年 3 月）では COPD 増悪に対する HFT のエビデンスが不足しているため、HFT を用いる場合には十分なインフォームドコンセントのもとに行うことが重要です。以下に当院で HFT が奏効した症例を提示します。

症例① 78 歳、男性

（現病歴）最重症 COPD と診断され、在宅酸素療法（HOT）を導入されていた。夕方に呼吸困難が出現していたが外来受診せず自宅で様子を見ていた。症状が改善しないため夜間になり救急搬送された。
救急外来到着時では O_2 3L/min 吸入下で SpO_2 83%、意識レベルは JCS I 群であった。胸部 CT で気管から右主気管支にかけて大量の痰貯留が認められた。
その際の ABG データを以下に示す。
- **救急外来受診時（O_2 5L/min、マスク）の ABG**：pH 7.172、$PaCO_2$ 99.7mmHg、PaO_2 67.4mmHg、HCO_3^- 35.0mmol/L、BE 2.4mmol/L

　入院後、去痰不全のため気管支鏡による吸痰も必要な状態であり、また巨大ブラを合併していたため NPPV はこの時点では装着困難と判断された。吸痰を繰り返すことで呼吸困難は徐々に改善し、翌朝（入院 9 時間後）の ABG 所見は下記のように改善した。しかしながら、排痰困難かつ CO_2 貯留を認めることから NPPV スタンバイ状態で HFT を開始した。HFT 開始 1 時間後の ABG（下記）では $PaCO_2$ の改善傾向が認められ、排痰も容易となり忍容性が良好なことから HFT を継続した。その後 図2 のように $PaCO_2$ は著明に改善した。
- **入院 9 時間後（O_2 3L/min カニューラ）の ABG**：pH 7.25、$PaCO_2$ 87.1mmHg、PaO_2 76.0mmHg、HCO_3^- 36.7mmol/L、BE 2.4mmol/L
- **HFT フロー 40L/min、F_IO_2 0.4 で 1 時間後の ABG**：pH 7.27、$PaCO_2$ 78.8mmHg、PaO_2 69.0mmHg、HCO_3^- 35.2mmol/L、BE 5.3mmol/L

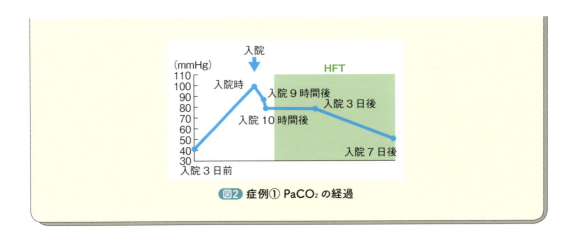

図2 症例① $PaCO_2$ の経過

　本症例は、本来であればNPPVの適応ですが、去痰不全があり巨大ブラ合併もあることからNPPVは困難と判断されHFTを行って奏効したケースです。事前のDNIオーダーはあり、のケースでもありました。

NPPV設定の考え方

1．圧、呼吸数、F_IO_2 の設定調整の例

　ガイドラインにはCOPD増悪時の初期設定について提示してあります（表4）[2]。在宅でNPPVを行っていない患者においてはこの初期設定でABGや呼吸状態を評価しながら細かくセッティングをしていくとよいでしょう。在宅NPPV導入されているケースでは、夜間NPPVを行いながらも破綻（治療コンプライアンスが悪く行っていないこともしばしば経験しますが）しているわけですから"再設定"が必要とされています。問題点を整理して"再設定"する必要があります。国内のNPPVガイドラインにも「NPPVが効果的でない場合の検討項目」として具体的な対策について示されているので参考にするとよいでしょう（表5）[2]。症例②を通して見ていきましょう。

表4 急性期 NPPV の初期設定
（文献2より引用・改変）

IPAP の設定

導入は 8～10 cmH$_2$O で開始し、患者の快適さ（呼吸困難や呼吸補助筋の使用の程度）、次いで PaCO$_2$、一回換気量、呼吸数を参考に設定を変更する

- PaCO$_2$ は、まず 5～10 mmHg 程度低下することを目標
- PaCO$_2$ の最終的な目標は、呼吸不全前の安定期の値
- 一回換気量は 6～10 mL/kg を目標

EPAP の設定

基本的には 4 cmH$_2$O のままでよい

- 酸素化が不十分→ PEEP 効果を期待して上げる
- トリガーがうまくかからない場合、試しに 4 → 6 → 8 cmH$_2$O と変化させてトリガーが改善すればその値に変更

表5 NPPV が効果的でない場合の検討項目
（文献2より引用・改変）

原因治療が適切か？

- 内科的治療のチェックと既治療の確認
- 喀痰貯留には理学療法

合併症の出現

- 気胸、誤嚥性肺炎などの可能性

PaCO$_2$ 高値の継続

□ 酸素濃度が高い？　SpO$_2$ 85～90％ に
□ 漏れが多い？　マスクフィット・口漏れ
□ 回路の組み立ては適切か？　連結部・漏れ
□ 再呼吸？　呼気バルブの開存、EPAP は適切か
□ 患者は人工呼吸と同期しているか？
　・呼吸数、I：E、assist/control の変更
　・呼気トリガーのチェック（可能なら）
　・吸気トリガーのチェック（可能なら）
　・EPAP の増加を考慮（COPD で bilevel PAP の場合）
　　口で吸気、呼気を支持、手で下部胸郭の呼吸補助
□ 換気量が不足？ 胸は膨らんでいるか？
　・IPAP または換気量を増加，吸気時間増加
　・呼吸回数を増加（換気量増加のため）
　・換気モード・人工呼吸器の変更（可能なら）

PaCO$_2$ は改善したが、PaO$_2$ が低い

- 吸入気酸素濃度の増加
- EPAP の増加（bilevel PAP の場合）

症例② 75歳、男性

（主訴）呼吸困難　（現病歴）7年前に COPD による慢性呼吸不全に対して HOT 導入され、近医でフォロー中であった。もともとの ADL は自宅ではポータブルトイレ使用＋車いすでの生活であった。2カ月前に帯状疱疹後疼痛のコントロール目的で同院に入院。1週間前に肺炎を発症したのを契機に呼吸状態が悪化した。NPPV による呼吸管理を開始したが、改善しないため当科に救急車で搬送された。

- **身体所見（NPPV 装着下）**：呼吸数 24 回/min、rapid & shallow、胸鎖乳突筋収縮著明、意識レベル JCS II-20、呼吸音減弱
- **O$_2$ 2L/min（NPPV 装着下）の ABG**：pH 7.29、PaCO$_2$ 87.0 mmHg、PaO$_2$ 75.0 mmHg、HCO$_3^-$ 40.5 mmol/L、BE 9.3 mmol/L
- **胸部 X 線**：右下肺野に浸潤影を認める。

COPD 増悪に対しての NPPV を他院で開始された状態でしたが、使用されていたのは在宅用の機器でした。NPPV を装着した状態で救急搬送されていました。

ア：呼吸状態が改善しなかったのはなぜか

よく観察すると上記アを招いた原因としては次の２点が考えられました。

①自発呼吸と同期していない

②アの原因は自発呼吸のトリガーエラー

ちなみに"持ち込み"のNPPV機器の設定は「S/Tモード、IPAP/EPAP：12/5 cmH$_2$O、O$_2$：2L/min、バックアップ換気回数：12回/min」でした。

イウ：非同調への対応

上記①はCO$_2$ナルコーシスによるものと考えられ、ウの所見からすると成功率は90％以上と考えられます。NPPVの非常に良い適応と考えますが、うまくいっていないようです。このような場合には表5を参考に"再設定"をしていくわけですが、症例②で問題となったのは非同調です。Auto PEEPが高い状態ではこのようにうまくトリガーがかからないことがありますので、よく行う対策としては<mark>EPAPを上げてみる、トリガー感度を鋭敏にする</mark>などがあります。

> **症例②設定調整後**
>
> 本症例ではバックアップ換気回数を自発呼吸と同じ24回/minに増やし、IPAPを15cmH$_2$Oに上げて観察したところ、5分後に開眼し、ゴソゴソ動き始めました。その後も終日NPPVを合計3日間行い、順調に呼吸状態が改善したため夜間のみのNPPV施行として2週間後に在宅導入して退院可能となりました（退院時にはPaCO$_2$ 53mmHgまで低下していました）。

エ：バックアップ換気回数を増やす意味

本来であれば<mark>Auto PEEPによると思われるトリガーエラー</mark>に対してはEPAPを上げて対応するのがよいと考えます。wheezeを聴取するケースでは聴診しながらEPAPを上げていき、消失するところをいわゆるカウンターPEEPとしてEPAPとするとわかりやすいと思います。

症例②では胸部聴診所見でwheezeを聴取しませんでした。実際にはEPAPを6→8→10 cmH$_2$Oと上げていきましたが、非同調は改善せず（EPAPが足りなかったかもしれません）、バックアップ換気回数を増やすことで対応できました。症例②では在宅用機器のまま設定変更しましたが、本来ならNPPV専用機に変更してフロー波形を見ながらEPAPの調整を行うのがベストです。

㋔：IPAPを上げる意味

　これは$PaCO_2$を下げたいという意図のもとに行いました。患者が忍容できるようなら20 cmH₂O程度までは上げてもよいと考えます。ただし、$PaCO_2$が低下し、意識レベルがクリアになるとIPAPを不快に感じるケースも多いので、患者の状態を見てよく相談しながら圧設定やそのほかの設定を行うことが重要です。

2. S/Tモードでは対応困難なケース

　COPD増悪期にはF_IO_2が規定できるNPPV専用機（V60／フィリップス・ジャパン社製）の使用が望ましいと考えます。同機で使用できるモードはCPAP、S/T、PCV、AVAPSの4つです。基本的にBilevel PAPを使用しますので、CPAPを除く3つのモードの選択となります。

通常はS/Tモードの選択でよいと考えます。S/Tモードで対応が困難な場合は大きく分けて下記の2つの場合でしょう。
①患者が不快感を訴え、IPAPを上げることが困難
②頻呼吸などによる非同調

①患者が不快感を訴え、IPAPを上げることが困難な場合

　この場合には意外と"吐けていない"ケースもあるため、フロー波形を見ながらEPAPを上げることで呼気十分となればIPAPを上げなくても呼吸状態が改善したり、不快感が軽減することでIPAPを上げることも可能となる場合もあります。IPAPを上げたいがなかなか難しいケースに対してモード変更で対応する場合には、換気量保証圧補助換気（volume assured pressure support；VAPS）モードの一つであるAVAPS（average volume assured pressure support）を選択することで解決できることもあります。2013年にはCO_2ナルコーシス（論文中は高CO_2性脳症）による意識障害を呈したCOPD増悪患者に対してS/TモードとAVAPSモード（実際にはS/TモードにAVAPSモードを追加します）の比較の結果が報告されています[10]。AVAPSを追加した方が、IPAPを高くすることができ（S/Tモードでは12〜14 cmH₂O程度、AVAPS追加では17〜19 cmH₂O）、結果としてAVAPSモードで速やかな$PaCO_2$の低下に伴った意識レベルの改善が認められました[10]。このようにうまくIPAPが上げられないケースではVAPSを使用することも一手です[11]。

②頻呼吸による非同調

頻呼吸による非同調については、まず呼気時間をしっかりとること（前述と同様にEPAPを調節すること）で対応ができる可能性があります。またNPPVを装着することで、無理にNPPVからの送気に合わせようとして頻呼吸になってしまう（パニック呼吸に近い状態）ケースも散見されます。このような場合（特に後者）にはPCVモードに変更し、吸気時間を確保しながらEPAPやIPAPも合わせていくとうまくNPPVに"乗る"ことも多く経験されます。

3. 痰が多いケースにはどう対応するか

最も困るパターンの一つです。p.241の症例①はまさにこれに相当します。「気道分泌物を持続的に除去できない」ケースは侵襲的人工呼吸の適応基準（実質的にはNPPVの除外基準と考えてもよいでしょう）に相当します（表3→p.238）。分泌物が多く、咳反射が弱い状態はNPPVの"immediate failure"（＝NPPV開始後数分〜1時間以内のNPPV失敗）のリスク因子の一つです[12]。対策としては症例①で行われたような「早期の気管支鏡」と「用手的・機械的胸部理学療法」が挙げられています[12]。当院ではこのようなケースでは理学療法士による排痰補助を行いながら吸引を繰り返し、排痰促進しながらNPPVを導入することで、"immediate failure"を防ぐことができています。症例①はHFTのみで対応しましたが、HFTとNPPVを組み合わせながらの管理もこのようなケースでは有効と思われます。

また、陽・陰圧体外式人工呼吸器（biphasic cuirass ventilation；BCV）のセクレションクリアランスモードを補助的に用いると排痰に有効です。症例によってはこのような機器を用いることも検討したいところです。意識レベルが比較的クリアに保たれている場合には短時間作用性β_2刺激薬のネブライザー吸入を行うと排痰の一助となります。

おわりに

COPD増悪期は適切な患者選択、患者の状態に基づく柔軟な機器設定を行うことでNPPVにより十分に対応が可能な病態です。

またNPPVだけではなく、HFTやBCVなどもうまく組み合わせながら包括的に管理を行うスキルをマスターするとさらに成功率が高くなります。

本稿では誌面の都合上触れることができませんでしたが、今後はCOPDによる呼吸不全の最終末期の症例も"増悪期"として対応する場面が増えてくるでしょう。このようなケースでは緩和ケアとしてのNPPVの側面も持ち合わせています。さまざまな場

面において本稿が役立つことを望みます。

引用・参考文献
1) 日本呼吸器学会 COPD ガイドライン第 5 版作成委員会 編. COPD（慢性閉塞性肺疾患）診断と治療のためのガイドライン 第 5 版 2018. メディカルレビュー社, 2018, 170p.
2) 日本呼吸器学会 NPPV ガイドライン作成委員会 編. NPPV（非侵襲的陽圧換気療法）ガイドライン. 改訂第 2 版. 東京, 南江堂, 2015, 157p.
3) Organized jointly by the American Thoracic Society, the European Respiratory Society, the European Society of Intensive Care Medicine, and the Société de Réanimation de Langue Française, and approved by ATS Board of Directors, December 2000. International Consensus Conferences in Intensive Care Medicine: noninvasive positive pressure ventilation in acute Respiratory failure. Am J Respir Crit Care Med. 163 (1), 2001, 283-91.
4) Mehta S. et al. Noninvasive ventilation. Am J Respir Crit Care Med. 163 (2), 2001, 540-77. Review. No abstract available.
5) Rochwerg B. et al. Official ERS/ATS clinical practice guidelines: noninvasive ventilation for acute respiratory failure. Eur Respir J. 50 (2), 2017, pii: 1602426.
6) Díaz GG. et al. Noninvasive positive-pressure ventilation to treat hypercapnic coma secondary to respiratory failure. Chest. 127 (3), 2005, 952-60.
7) Davidson AC. et al. BTS/ICS guideline for the ventilatory management of acute hypercapnic respiratory failure in adults. Thorax. 71 (Suppl), 2016, 2:ii1-35.
8) Plotnikow G. et al. High-flow nasal cannula oxygen for reverting severe acute exacerbation of chronic obstructive pulmonary disease: A case report. Med Intensiva. 41 (9), 2017, 571-2.
9) Lee MK. et al. High flow nasal cannulae oxygen therapy in acute-moderate hypercapnic respiratory failure. Clin Respir J. 12 (6), 2018, 2046-56.
10) Briones Claudett KH. et al. Noninvasive mechanical ventilation with average volume assured pressure support (AVAPS) In patients with chronic obstructive pulmonary disease and hypercapnic encephalopathy. BMC Pulm Med. 13, 2013, 12.
11) 門脇 徹. VAPS のトリセツ. 日呼ケア・リハ学会誌. 1, 2016, 39-43.
12) Ozyilmaz E. et al. Timing of noninvasive ventilation failure: causes, risk factors, and potential remedies. BMC Pulm Med. 14, 2014, 19.

2 COPD 安定期

独立行政法人国立病院機構松江医療センター
呼吸器内科 医長／教育研修部 部長　門脇 徹　Kadowaki Toru

NPPVの有用性

1. COPDの病態

　慢性閉塞性肺疾患（COPD）は気流閉塞や気腫化による肺過膨張のため、換気血流比不均等、auto PEEP、吸気筋長短縮が生じており、これらがガス交換障害、呼吸負荷増加、呼吸筋収縮効率低下、呼吸筋疲労をもたらし、病期の進行と共に有効換気量が低下し、II型呼吸不全に至ります[1]。このような病態にNPPVを使用することで有効換気量増加、呼吸仕事量軽減、呼吸筋休息が期待され、その結果、高二酸化炭素血症に伴う症状緩和、呼吸困難の軽減、QOL向上、増悪頻度の低下などの効果が期待されます[1]。しかしながらCOPD安定期においてはわが国のガイドラインのスタンスは「適応のあるCOPD症例では、NPPVは試みてよい」（エビデンスレベルI、推奨度C1）と、別項でも記したCOPD増悪期におけるゴールドスタンダードの位置づけよりもかなり"引き気味"の推奨度となっています[2]。

2. なぜNPPVが増悪期ほど推奨されないのか

　"引き気味"となっている最大の理由は期待された効果の証明が一部の臨床研究にとどまっているためと考えられます。Köhnleinらは高二酸化炭素血症を大幅に改善することを目標とした長期NPPVを標準治療に追加することで有意な生存率やQOLの改善が認められたことを報告しています[3]。一方、COPD安定期におけるNPPV併用と標準治療を比較したメタ解析（7つのランダム化比較試験の解析）では動脈血ガス分析（ABG）、QOL、呼吸機能検査、6分間歩行試験などにおいて3カ月の治療期間で有効性が認められませんでした[4]。このようにCOPD安定期におけるNPPVは臨床現場で普及して約20年が経過し、NPPVが非常に効果的な患者群が存在することが認知され

ているのにもかかわらず、いまだに賛否両論です。詳細は後述しますが、COPD 安定期において期待される効果を発揮するには①可能なら relatively high IPAP、②明確な目標設定、③ NPPV 導入後に低下した $PaCO_2$ を維持できること、④ EPAP の適性圧にも注意を払うがポイントと筆者は考えます。

在宅 NPPV の適応基準

NPPV の導入基準は現行 NPPV ガイドラインでは 表1 のように示されています[2]。また NPPV の導入にあたっては「薬物療法・酸素療法・呼吸リハビリテーションなどの包括的内科治療を行った上で必要性を判断することが望ましい」とされています[2]。 表1 のように自他覚症状があり、高二酸化炭素血症、夜間低換気、睡眠呼吸障害や増悪を繰り返す症例が主な適応となります。導入後 3〜4 カ月後に ABG、睡眠時の呼吸状態、QOL、NPPV のアドヒアランス評価を行い、継続の必要性を評価することも導入の条件となっています[2]。

表1 COPD（慢性期）における長期 NPPV 導入基準 （文献 2 より引用）

①あるいは②に示すような自・他覚症状があり、③の（a）〜（c）いずれかを満たす場合。	
①	呼吸困難感、起床時の頭痛・頭重感、過度の眠気などの自覚症状がある。
②	体重増加・頸静脈の怒張・下肢の浮腫などの肺性心の徴候
③	(a) $PaCO_2 \geq 55mmHg$：$PaCO_2$ の評価は、酸素吸入症例では、処方流量下の酸素吸入時の $PaCO_2$、酸素吸入をしていない症例の場合、室内空気吸入下で評価する。 (b) $PaCO_2 < 55mmHg$ であるが、夜間の低換気による低酸素血症を認める症例。夜間の酸素処方流量下に終夜睡眠ポリグラフ（PSG）あるいは SpO_2 モニターを実施し、$SpO_2 < 90$ ％が 5 分間以上継続するか、あるいは全体の 10％ 以上を占める症例。また、OSAS 合併症例で、nCPAP のみでは、夜間の無呼吸、自覚症状が改善しない症例。 (c) 安定期の $PaCO_2 < 55mmHg$ であるが、高二酸化炭素血症を伴う増悪入院を繰り返す症例。

慢性安定期 COPD における HFT 臨床研究

ハイフローセラピー（high flow therapy；HFT）の詳細な生理学的機序については誌面の都合上省略しますが、COPD 増悪の項（→ p.240〜）で記載したような酸素化改善や少量の換気改善効果が慢性安定期においても期待されています。本稿執筆時点（2019 年 4 月）では国内では在宅 HFT 療法は保険未収載であり、保険診療での使用はできません。そのため現時点では慢性安定期 COPD 患者に対する在宅 HFT の国内データは Nagata らのパイロット研究のみです[5]。これまでの諸外国のデータと共に 表2 に主な研究結果を示します[8]。

表2 慢性安定期COPDにおけるHFT臨床研究のまとめ（文献8より引用・改変）

著者／発表年	① Bräunlich／2015[6]	② Nagata／2018[5]	③ Storgaard／2018[7]
患者数	11	合計：29 A群13／B群16	合計：200 HFT群100／LTOT群100
研究デザイン	HFT後 NPPVへ切り替え	HFTとLTOT クロスオーバー	多施設ランダム化 並行群間試験
$FEV_{1.0}$% pred.	29.7%	A群：29.44% B群：29.43%	—
$FEV_{1.0}$/FVC	45.3%	A群：40.98% B群：30.79%	HFT：37.5% LTOT：40.2%
治療期間	6週間	6週間	1年間
使用時間 （　／day）	5時間以上	8時間以上	平均6時間
総流量（L/min）	20	A群：29.2 B群：30.3	20
導入前 $PaCO_2$（mmHg）	53.7	HFTにより 4.1mmHg	HFT群で 30分後：2.17低下 6カ月後：2.10低下 1年後：1.95低下
導入後 $PaCO_2$（mmHg）	45.5※		
6分間歩行試験	—	有意な改善なし	LTOT群で歩行距離減少 HFTで増加※
SGRQ	—	HFT群で改善※	HFT群で改善※
COPD増悪	—	—	HFT群で少ない※

※有意差あり

　2015年に報告された11人の患者〔いずれも長期酸素療法（long-term oxygen therapy；LTOT）中〕を対象（平均$PaCO_2$ 53.7mmHg）とした研究（表2-①）は、全患者に対して6週間HFTを施行した後に6週間NPPV（IPAP/EPAP 16/5.8cmH_2O）に切り替えるというデザインで行われ、その結果HFT6週間後の$PaCO_2$ 45.5mmHg、NPPV6週間後の$PaCO_2$ 46.4mmHgでありいずれもベースラインの値より有意に低下していましたが、HFT後とNPPV後では統計学的有意差を認めませんでした[6]。

　国内のパイロット研究（表2-②）はLTOT中の29人の患者を対象にLTOTとHFT6週間ずつのクロスオーバー試験として行われました。LTOTのまま6週間経過し、その後にHFTを上乗せした群（Group A：開始前$PaCO_2$ 51.5mmHg）、LTOTに6週間HFTを上乗せしてからLTOTのみに戻す群（Group B：開始前$PaCO_2$ 52.3mmHg）の2群に分けて研究を行って解析されました。酸素化、6分間歩行試験、スパイログラム、呼吸困難度（mMRC）については有意な改善は認められなかったものの、$PaCO_2$（4.1mmHg低下）、平均夜間経皮CO_2（5.1mmHg低下）、さらにSGRQ（total 7.8ポイ

ント低下）については有意に改善することが示されました[5]。

　デンマークで行われた LTOT 中の COPD 患者を対象（合計 200 人）とした 2 群間（各群 100 人ずつ）前向き比較試験（HFT vs LTOT）（表2-③）では、HFT 群で LTOT 群と比較して有意に COPD 増悪回数やそれに伴う入院回数が少なく、また QOL、呼吸困難度、$PaCO_2$、6 分間歩行試験のいずれも有意な改善が認められました[7]。

　このように現時点では在宅 HFT の研究結果は数が少なく限定されていますが、おおむね結果は期待値どおり良好で、HFT により短期間の換気改善効果だけではなく、QOL の改善や増悪の減少も示唆されています。現在国内ではこのデンマークの研究と同様の多施設ランダム化並行群間試験（FLOCOP 研究）が施行されており、その結果が待たれます。

在宅 HFT の導入基準・推奨設定（試案）

　期待値が高い HFT を国内で在宅使用できるようになるにはまだ少し時間がかかりそうですが、在宅ハイフローセラピーの手引き作成委員会では慢性安定期 COPD 患者における在宅 HFT の導入基準・推奨設定を試案として表3のように提案しています[8]。

表3 慢性安定期 COPD における在宅 HFT 導入基準（試案）と推奨設定（文献 8 より引用・改変）

導入基準（試案）	設定	
在宅酸素療法（HOT）施行中で①に示すような自覚症状あるいは②もしくは③を満たす場合 ① 呼吸困難（感）、去痰困難、起床時頭痛・頭重感など ② HOT 導入時もしくは導入後に高炭酸ガス血症（$PaCO_2$ 45 mmHg 以上）を認める症例 　ただし $PaCO_2$ 55mmHg 以上では NPPV が不適の場合のみとする ③ HOT 処方酸素投与下で $PaCO_2$ が 45 mmHg 未満であっても夜間の低換気による低酸素血症を認める症例。終夜睡眠ポリグラフ（PSG）あるいは SpO_2 モニターを実施し、SpO_2 ＜ 90％が 5 分間以上継続するか、あるいは全体の 10％以上を占める	流量	30～40L/min[※1]
	酸素投与量[※2]	・HOT で使用している投与量 ・SpO_2 ＞ 88％を維持できる投与量
	目標露点温度	37℃[※3]

※1 初回設定時には 20～25L/min から開始し、徐々に流量を増加させ、30L/min 以上となるよう設定する。患者が耐えられるようなら 40L/min 以上としてもよいが上限は 60L/min まで。30L/min に耐えられない場合には 20～25L/min としてもよい。
※2 HOT で使用している投与量で SpO_2 ＞ 90％を維持できない場合に増量する。
※3 原則 37℃で使用する（加温加湿効果の観点から重要）が、不快に感じたり夜間発汗著明となる場合には 34℃に下げてもよい。

NPPVとの使い分けとNPPVへの移行について

保険診療が可能となった場合には、表3のようにPaCO₂ 55mmHg未満であればHFTの導入が検討されますが、NPPVの導入基準を満たす場合（PaCO₂ 55mmHg以上）には、不適（NPPV不耐もしくは拒否など）例にのみHFTが検討されます。

PaCO₂ 60mmHg前後の症例においてHFTとNPPVのどちらが有益か？というclinical questionに対して答えがまだ出ていない現状を踏まえると、HFTを行うとしてもNPPVスタンバイ状態で慎重に導入すべきと考えます。

在宅HFT導入後に高二酸化炭素血症が進行する場合、COPD増悪による入院を繰り返す場合などは躊躇せず速やかにNPPVへの切り替えを検討する必要があります。

NPPV設定の考え方

1. COPD安定期の目標設定イメージ

慢性期NPPVの目標設定は世界的にNPPVが普及し始めた頃から表4のように定められています[9]。これは少しイメージしにくいので図1に"NPPVが効果を発揮した理想的なケース"をイメージ化してみました。**NPPV導入後に検査所見（主にABG）と自覚症状がNPPVによって改善することでQOLが改善し、究極的な目標である寿命の延長につながっている**、というストーリーです。先ほど触れたKöhnleinらの研究成果[3]はまさにこのイメージを具現化したポジティブデータであると筆者は考えます。したがって、COPD安定期における有効な設定はQOLの改善や寿命の延長が得られている報告からこそ学ぶ必要があると考えます。

また、注意すべき点がもう一つ。これまでCOPD安定期におけるNPPVについては主に欧米からの報告となっています。気腫化が著明で、るい痩の高度な患者が多いわが国のCOPD安定期のNPPVの設定において欧米の設定（慢性気管支炎タイプが多く、体格の良い患者に対する設定）をそのまま受け入れるのは難しいでしょう。したがって、有効な設定を考えるにあたっては**国内からの報告にも注目する必要があります。**

表4 慢性期 NPPV のゴール
（文献 9 より引用）

1. 睡眠時間・質の改善
2. QOL の改善
3. 機能的状態を増加
4. 寿命の延長

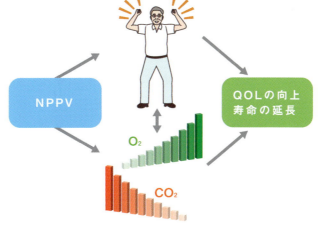

図1 NPPV 導入による理想的な経過のイメージ

2. 国内外のデータで見る圧設定のヒント

では、まず代表的なポジティブデータである Köhnlein らの報告を詳細に見てみます。この研究では、初期設定において明確な目標設定をしている点が秀逸です。その目標とは「$PaCO_2$ を 20% 下げる」もしくは「$PaCO_2$ を 48.1mmHg 以下に下げる」というものです。実際の設定は IPAP 21.6 ± 4.7 cmH_2O、EPAP 4.8 ± 1.6 cmH_2O、平均バックアップ換気回数は 16.1 ± 3.6/min でした[3]。

2016 年の COPD 患者に対する在宅 NPPV のメタ解析[10] の対象となった研究のうち、QOL が有意に改善、また改善する傾向にあったとする研究を抽出してそれぞれの研究で用いられた圧設定について筆者がまとめたものを 表5 に示します。IPAP 12～15 cmH_2O を用いた研究もありますが、多くが 18 cmH_2O 以上の "relatively high" IPAP を用いていることがわかります[3, 10〜16]。ただし、いずれも欧米からの報告であることから、この "relatively high IPAP" がいわゆる適性圧かどうかはわかりませんが、一つのヒントにはなりそうです。

表5 QOL 改善が成立している研究における NPPV 設定[10]

著者 / 発表年		IPAP（cmH_2O）	EPAP（cmH_2O）	PS（cmH_2O）
Meecham-Jones[11]	1995	18	2	16
Tsolaki[12]	2008	15.3 ± 2.0（12～18）	5.4 ± 0.7（4～8）	≒ 10
McEvoy[13]	2009	12.9（12.5～13.4）	5.1（4.8～5.3）	7.8
Duiverman[14]	2008	20（4）	6（2）	16
Duiverman[15]	2011	23（4）	6（2）	17
Bhatt[16]	2013	15	5	10
Köhnlein[3]	2014	21.6 ± 4.7	4.8 ± 1.6	16.8

翻って国内の設定を見てみましょう。日本呼吸器学会NPPVガイドラインでは「S/Tモードを第一選択とするが、トリガーエラーが起こる場合にはTimedモードへの変更を考慮する」[2]と記載があるものの、そのほかの設定については増悪期のような初期設定の推奨がありません。一般的には患者の受け入れを良くするためにEPAP 4cmH$_2$O、IPAP 4〜8cmH$_2$O程度の低い圧から開始し、徐々に圧を上昇させていくのがよいでしょう[17]。では実際にはどの程度の圧力をかければよいのでしょうか。2015年の国内実態調査の結果では約半数の症例がIPAP 10未満から12cmH$_2$O、EPAP 4〜5cmH$_2$Oが用いられ、バックアップ換気回数は自発呼吸と同数で設定されており[18]、前述の"relatively high IPAP"に設定されているケースは少数でした。またTsuboiらの報告ではIPAP 13.3 ± 5.1cmH$_2$O程度、EPAP 5.8 ± 3.8cmH$_2$Oで6カ月後にPaCO$_2$が10mmHg以上低下し、低下した状態が4年間維持できたと報告されています[19]。

> **ポイント！**
>
> ### COPD安定期のNPPV設定のポイント
>
> わが国のCOPD患者では気腫型が多く、高度るい痩のタイプが多いこと、欧米のデータや国内のデータを踏まえて下記の設定を筆者は推奨します。
> ①可能なら"Relatively high IPAP"（＝IPAP 15〜20cmH$_2$O）。
> ②「PaCO$_2$を20％下げる」もしくは「PaCO$_2$を48.1mmHg以下に下げる」という目標を達する設定。
> ③やむを得ずlow pressure support（IPAP-EPAP < 10cmH$_2$O）となったとしても導入後3〜6カ月で低下したPaCO$_2$値を維持できること。
> ④EPAPについては多くの機器で初期設定である4cmH$_2$Oのままではなく、auto PEEPを改善させる値をログデータのフロー波形などで検証しながら最適圧を設定する（4〜10cmH$_2$O）。

また、モードについては国内ガイドラインではS/TかTモードということになっていますが、上記①〜④が満たせるようなら各種VAPSモードの使用でも構いません。むしろさまざまなモードをローテーションしながら（＝<u>モードローテーション</u>、表6）[20]患者が好む最適なモードを選択するのがよいでしょう。

表6 モードローテーション[20]とは

第1段階	はじめはSモードで圧力設定などを行って夜間導入。Sモードの運転状況をログデータで確認します。特に第2段階で必要なバックアップ呼吸数を見極めます。また、フロー・圧力波形やABGの結果なども見ながら圧力の再設定をします。
第2段階	第1段階で得た情報をもとにS/Tモードのバックアップ呼吸を定め、ログデータで運転状況を確認します。動脈血ガス分析も確認します。患者の意見も聞き、不快感などがないことも併せて確認します。
第3段階	S/Tモードで得た設定情報をもとにVAPSモードに切り替えてログデータをチェックします。また、Tモードも同様に行います。
最終段階	S/Tモード、VAPSモード、Tモードのうち、不快感がなく最も治療効果が上がるモード選択をします。

3. モードローテーションによる慢性期導入

前述の①〜④の推奨設定とモードローテーションを行った慢性期導入の実際を症例を通じて見ていきましょう。

症例：75歳、男性

（**主訴**）労作時呼吸困難（mMRC Ⅲ度）（**現病歴**）2009年8月に最重症COPDと診断。2010年10月からはHOTが導入されていた。2014年11月のABGで$PaCO_2$が上昇傾向（> 55mmHg）となったため、慢性期NPPV導入目的に入院した。

- **ABG**（O_2 1L/min）：pH 7.380、$PaCO_2$ 59.4mmHg、PaO_2 62.0mmHg、HCO_3^- 34.4mmol/L、BE 7.5mmol/L

モードローテーション第1段階：Sモード

- **1日目**：SモードでIPAP/EPAP 14/4cmH$_2$Oで2時間練習。
- **2日目**：問題なく上記設定の受け入れができたため、IPAP/EPAP16/5cmH$_2$Oとして同日より夜間運転。連日5夜運転可能で不快感なく受け入れ良好であった。その時点でのABG結果を示す。
- **ABG**（O_2 1L/min）：pH 7.440、$PaCO_2$ 44.3mmHg、PaO_2 89.0mmHg、HCO_3^- 29.4mmol/L、BE 5.0mmol/L

第一段階終了時点でログデータを確認しました（図2）。フロー波形では呼気が基線に戻っていることが確認できたため、EPAPは5cmH$_2$Oが適正圧と考えられました。無呼吸・低呼吸による低換気状態が確認できたためやはりバックアップ換気が必要と判断しました。

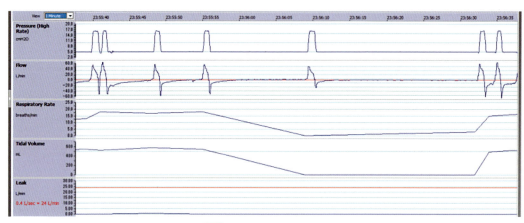

図2　第1段階ログデータ

> **モードローテーション第2段階：S/Tモード**
>
> **7日目**：圧力変更は行わず。第1段階（Sモード）での自発呼吸が13～15回/minと少なめであったため、やや少ない12回/minでバックアップ換気を設定した。
>
> 　この設定で5夜連続運転を行いおおむね受け入れは良好であったが、患者より「呼吸をしてないのに強い風が来てびっくりした」「機械と合わないようなときがある」との訴えがあった。その時点でのABG結果を示す。
> ・**ABG（O$_2$ 1L/min）**：pH 7.450、PaCO$_2$ 43.2mmHg、PaO$_2$ 84.0mmHg、HCO$_3^-$ 29.7mmol/L、BE 5.5mmol/L

　第2段階終了時点でログデータを確認しました（図3）。図2で認められた無呼吸・低呼吸期間においてバックアップ換気（矢印）が作動していることを確認しました。

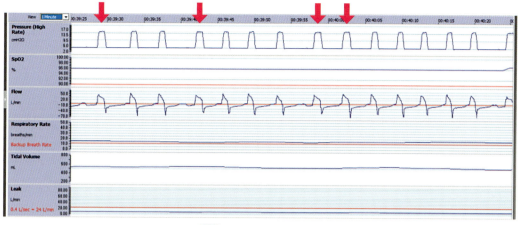

図3 第2段階ログデータ

モードローテーション第3段階：VAPSモード

12日目：S/Tモードで使用した「IPAP/EPAP 16/5cmH$_2$O」を使用機器（NIP ネーザル® V）のiVAPS測定モードに入力（実際にはEPAP 5cmH$_2$O/PS 11cmH$_2$Oとして入力）し、患者の身長も入力して運転したところ、「Va 6.6L/min、PS 4〜20cmH$_2$O、バックアップ換気14回/min」と打ち出された。

これまでの経緯から、患者が耐え得るIPAPの上限は16cmH$_2$O程度と考えられたこと、iBR（intelligent back-up rate）を10回程度で作動させたいというねらいからバックアップ呼吸も調整して「Va 6.6L/min、PS 4〜11cmH$_2$O、バックアップ換気15/min」と再入力したところ「Va 6.0L/min、Vt 500 mL」をターゲットとしてして作動することが表示され、夜間iVAPSモードでの運転を開始した。

この設定で6夜連続運転を行い受け入れは良好であったが、患者より「起きているときには心地良いけど、だんだんと風を強く感じます」との訴えがあった。PS min〜maxの幅（圧力の上下動の幅の大きさ）が不快に感じた可能性を考え、PS minを6cmH$_2$Oにアップした。これで夜間NPPVについての不快感はまったくなくなった。この時点でのABG結果を示す。

- **ABG（O$_2$ 1L/min）**：pH 7.379、PaCO$_2$ 50.9mmHg、PaO$_2$ 86.3mmHg、HCO$_3^-$ 29.3mmol/L、BE 3.7mmol/L

第3段階終了時点で同様の設定でTモードを試みましたが、数分も耐えることができなかったため試験運転も断念しました。患者に夜間使用した3モードのうちが最も忍容性が高いモードについて尋ねたところiVAPSと答えたためこの設定のまま在宅導入しました。

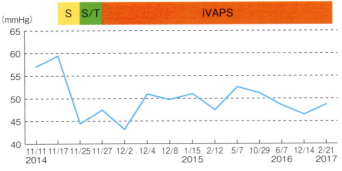

図4 NPPV 導入後の $PaCO_2$ の経過

図4 にその後の経過を示します。退院後も週2回の NPPV 下リハビリテーションを継続しました。NPPV 導入後2年以上にわたり、$PaCO_2$ はほぼ 50mmHg 以下に保たれて経過しました。本症例では導入後呼吸機能が低下せず、体重減少もなく推移しました。QOL については質問票による評価が行えていませんが、趣味の囲碁を楽しむために外出する機会が増え、「マスクの治療をやって元気が出ました」と喜んでいました。約2年間 COPD 増悪による入院が回避できました。

本症例では"relatively high IPAP"とまではいかないものの、max IPAP 16 cmH_2O と国内では"relatively high"と称してもよい圧力であり、「$PaCO_2$ を20％下げる」もしくは「$PaCO_2$ を 48.1mmHg 以下に下げる」という状態を約2年間維持できました。客観的評価はできていませんが、患者の満足度も高く QOL が向上し、予後も改善したケースと考えます。

おわりに

安定期 COPD においては NPPV のエビデンスが不十分、とされていますが、一人ひとりの患者に合ったテーラーメイドな設定や対応を行うことで十分効果が発揮できる病態と考えます。ぜひ、症例ごとにきめ細やかな NPPV の設定・管理を行っていただきたいと思います。

今後は在宅 HFT との使い分けや NPPV への移行のタイミングの見極めなどより難しい問題が出てくることが予測されます。さまざまな場面において本稿が役に立つを望みます。

引用・参考文献

1) 日本呼吸器学会COPDガイドライン第5版作成委員会 編. COPD（慢性閉塞性肺疾患）診断と治療のためのガイドライン 第5版 2018. 東京, メディカルレビュー社, 2018, 170p.
2) 日本呼吸器学会NPPVガイドライン作成委員会 編. NPPV（非侵襲的陽圧換気療法）ガイドライン. 改訂第2版. 東京, 南江堂, 2015, 157p.
3) Köhnlein T. et al. Non-invasive positive pressure ventilation for the treatment of severe stable chronic obstructive pulmonary disease: a prospective, multicentre, randomised, controlled clinical trial. Lancet Respir Med. (9), 2014, 2698-705.
4) Struik FM. et al. Nocturnal noninvasive positive pressure ventilation in stable COPD: a systematic review and individual patient data meta-analysis. Respir Med. 108(2), 2014, 329-37.
5) Nagata K. et al. Domiciliary High-Flow Nasal Cannula Oxygen Therapy for Patients with Stable Hypercapnic Chronic Obstructive Pulmonary Disease. A Multicenter Randomized Crossover Trial. Ann Am Thorac Soc. 15(4), 2018, 432-9.
6) Bräunlich J. et al. Nasal High-flow versus non-invasive ventilation in stable hypercapnic COPD: a preliminary report. Multidiscip Respir Med. 10(1), 2015, 27.
7) Storgaard LH. et al. Long-term effects of oxygen-enriched high-flow nasal cannula treatment in COPD patients with chronic hypoxemic respiratory failure. Int J Chron Obstruct Pulmon Dis. 13, 2018, 1195-205.
8) ハイフローセラピー（HFNC）研究会 在宅ハイフローセラピーの手引き作成委員会. 在宅ハイフローセラピーの手引き. 2019, 34p.
9) Mehta S. et al. Noninvasive ventilation. Am J Respir Crit Care Med. 163(2), 2001, 540-77.
10) Dretzke J. et al. The effect of domiciliary noninvasive ventilation on clinical outcomes in stable and recently hospitalized patients with COPD: a systematic review and meta-analysis. Int J Chron Obstruct Pulmon Dis. 11, 2016, 2269-86.
11) Meecham Jones DJ. et al. Nasal pressure support ventilation plus oxygen compared with oxygen therapy alone in hypercapnic COPD. Am J Respir Crit Care Med. 152(2), 1995, 538-544.
12) Tsolaki V. et al. One-year non-invasive ventilation in chronic hypercapnic COPD: effect on quality of life. Respir Med. 102(6), 2008, 904-11.
13) McEvoy RD. et al. Nocturnal non-invasive nasal ventilation in stable hypercapnic COPD: a randomised controlled trial. Thorax. 64(7), 2009, 561-6.
14) Duiverman ML. et al. Nocturnal non-invasive ventilation in addition to rehabilitation in hypercapnic patients with COPD. Thorax. 63(12), 2008, 1052-7.
15) Duiverman ML. et al. Two-year home-based nocturnal noninvasive ventilation added to rehabilitation in chronic obstructive pulmonary disease patients: a randomized controlled trial. Respir Res. 12, 2011, 112.
16) Bhatt SP. et al. Noninvasive positive pressure ventilation in subjects with stable COPD: a randomized trial. Int J Chron Obstruct Pulmon Dis. 8, 2013, 581-9.
17) 永田一真. COPD：患者に受け入れられやすい設定とは？. 呼吸器ジャーナル. 67(1), 2019, 76-82.
18) 立川 良ほか. 慢性期COPDに対する非侵襲的陽圧換気（NPPV）療法の実態調査. 日呼ケア・リハ学会誌. 25(3), 2015, 389-94.
19) Tsuboi T. et al. The Importance of Stabilizing PaCO2 during Long-term Non-invasive Ventilation in Subjects with COPD. Intern Med. 54(10), 2015, 1193-8.
20) 門脇 徹. VAPSのトリセツ. 日呼ケア・リハ学会誌. 26(1), 2016, 1-5.

6章 疾患・病態別にNPPV管理をおさえよう！

3 気管支喘息発作

広島大学大学院 救急集中治療医学 助教 | **緒方嘉隆** | Ogata Yoshitaka

はじめに

　気管支喘息発作は、救急・ICU領域で比較的頻繁に遭遇する疾患です。そのほかの疾患でNPPVを使用する場合と同様に、まずは原因疾患に対する治療がすべてに優先することは当然です。気管支喘息発作に対するNPPVの推奨度としては、日本呼吸器学会が発行するNPPVガイドライン[1]によれば、エビデンスレベルⅡ、推奨度C1と推奨度は高くありません。しかし現場レベルで使用されているケースは実際には多いだろうと思われます。

NPPVの有用性における文献的考察

　気管支喘息発作に対するNPPV療法を文献的に見てみましょう。
　53人の重症気管支喘息発作患者を対象に行われたランダム化比較研究（RCT）で、通常の薬物療法のみを受ける群と、それに加えてNPPVを併用する2群で検討がなされました。結果はNPPVを追加した群で、呼吸機能（$FEV_{1.0}$）の改善と、気管支拡張薬使用量の低減、ICU滞在期間・入院期間の短縮が可能であったとしています[2]。
　また重症気管支喘息発作で入院となった265人の後ろ向きの解析では、186人がNPPVを装着され、うち8人が気管挿管に移行しています。23人がNPPVを導入されずに気管挿管され、58人は薬物療法のみで治療を受けています。全患者の平均pHは7.23で、挿管患者では6.99と低値でした。45人が、GCS≦10であり、うち25人がNPPVを装着され、気管挿管に移行したのは1人のみでした。以上から重症喘息発作にNPPV療法は効果的であり、意識レベルの変容を認める患者群に対しても症例を選べば導入可能であると結論づけています[3]。
　97施設の診療録データベースの解析の報告によれば、13,930人のうち1,254人（9%）

が何らかの機械換気（NPPVあるいは挿管人工呼吸）が必要であり、うち40%以上にNPPVが装着されました。NPPVで治療に成功した群は、気管挿管された群よりも予後が良好でしたが、NPPVで治療された群はより軽症な群であった可能性があるとしています。そしてNPPV失敗群の死亡率が高かったことからも==気管挿管への移行の遅れには十分留意すべき==と結論付けています[4]。

> 閉塞性肺疾患の患者において、呼気時の気道の抵抗の増加などにより完全に呼出できず、正常よりも肺が膨らみきった状態（過膨張）

　気管支喘息発作時には==エアトラッピング==に起因して気道内にauto PEEPが発生し、呼吸仕事量が増加し、疲労が生じます。そこでauto PEEPを打ち消す目的で、NPPVを装着しPEEPを付加するのです。このPEEPを==カウンターPEEP==と呼びます[2, 5]。

　上述したように、ほかの病態に使用する場合と同様、気管挿管に移行するタイミングを逸すると予後は極めて不良となるので、経験豊富な施設において慎重に使用するべきで、即座に気管挿管に移行できる環境での使用が望ましいでしょう。いずれにしてもNPPVで粘りすぎないことが肝要で、導入するべきか否か、あるいは導入後も継続するべきか否か、判断に迷った場合は気管挿管すべきです。挿管を要する重症症例では、吸入麻酔薬や筋弛緩薬の使用を検討することもあります。

NPPV導入基準

　一般に急性期NPPVの導入基準に関しては以下の通りで、気管支喘息発作に関しても適応されると考えます。

導入基準[6]

1. 通常を上回る中等度〜高度の呼吸困難、呼吸回数 ≧ 25回/min、呼吸補助筋の使用、奇異性呼吸
2. $PaCO_2$ > 45mmHg、pH < 7.35、あるいは PaO_2/F_IO_2 < 200mmHg

の各1項目を満たす場合、適応を検討します。

具体的な設定

以下に筆者の私見を交えてですが、具体的に設定を見ていきましょう。

ほかの病態での導入と同様で、すでに呼吸不全に陥っている患者にいきなり高い圧設定から開始することは避けるべきです。もちろん患者のアドヒアランスの問題もあるのですが、特に気管支喘息の発作時には barotrauma（圧損傷：気胸など）の危険性が高まるからです。

1. まずは CPAP モード 4cmH$_2$O と最小限の PEEP を付加してみる

多くの施設で NPPV の初期設定のデフォルトが S/T モードとなっていることが多いかもしれません。しかし、上述した理由で筆者は CPAP モードから開始することが望ましいと考えています。まずは CPAP モード 4cmH$_2$O と最小限の PEEP を付加します。その際、F$_I$O$_2$ は、PaO$_2$ 80mmHg 程度を目標に調整します。

上述したように、この最小限の圧付加のみで、auto PEEP に拮抗すれば（カウンターPEEP）、患者の呼吸状態が改善する場合があります。患者の呼吸様式（呼吸補助筋の使用の軽減、呼吸数の減少など）、自覚症状を注意深く観察し、PEEP を 6 → 8cmH$_2$O と 2cm ずつ増量してみます。それ以上の圧付加は避けた方が良いかもしれません。必要に応じて血液ガス分析も評価します。改善があれば、胸部聴診で呼気性喘鳴が軽減・もしくは消失する場合もあります。またいわゆる silent chest（重症喘息で呼吸音が聴取されない状態）のケースでは当初呼吸音がまったく聴取されず、むしろ喘鳴が出現する場合もあるので注意が必要です。

2. 改善に乏しければ、S/T モードに変更してみる

換気圧を 2cmH$_2$O 付加します。例えば CPAP 4cmH$_2$O であれば、S/T モード IPAP/EPAP 6/4cmH$_2$O とします。バックアップは f = 12 回 /min と短め、吸気時間も 1.0 秒未満と短めに設定するとよいでしょう（ただし大抵の場合、患者は頻呼吸を呈するので設定呼吸数を超えてしまいますが……）。上記と同様、呼吸様式、自覚症状、血液ガスを評価します。2cmH$_2$O ずつ換気圧を増量します。換気圧は最大 10cmH$_2$O 程度までとします。つまり、S/T モード IPAP/EPAP 6/4cmH$_2$O で開始したなら、IPAP/EPAP 14/4cmH$_2$O までとします。EPAP の上限を 10cmH$_2$O 未満とするならば、IPAP の上限は 20cmH$_2$O 未満となります。

3. 注意するポイント

1) CPAP、S/T 以外のモード

　CPAP、S/T 以外のモード、例えば PCV モードは、非同調による気道内圧の急激な上昇を引き起こす可能性があるので使用は避けます。

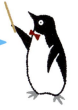

NPPV における PCV モードであり、挿管人工呼吸時の PCV モードとは異なることに注意してください。

2) NPPV のグラフィックモニターを観察し、活用しよう

　気管支喘息発作時には十分に呼出できないので、呼気波形が基線にまで戻らないままに次の吸気が始まってしまいます。十分に呼出するためには、つまり、吸気量と呼気量を一致させるためには、できる限り呼気時間は長くとりたいところです。長くとることができれば、呼気波形が基線にまで戻ってから次の吸気が始まり、エアトラッピングを減らすことが可能となるのです。

　逆に NPPV 装着および薬物治療により改善すれば、グラフィックモニター上で、呼気波形が基線に戻ることを観察できるともいえます。

　気管支喘息発作時には往々にして呼吸が窮迫しているため、必要に応じて鎮静を併用することで呼吸数を減らすことを検討してもよいかもしれません。例えば筆者はデクスメデトミジンを併用することも多いです。

3) CO_2 ナルコーシスによる意識レベル低下

　気管支喘息発作に伴って急速に CO_2 ナルコーシスを呈し、意識レベルの低下を認める場合もしばしば認められます。本来であれば、NPPV の適応は禁忌とすべきところです。しかし、気道が開通していて、分泌物での窒息の可能性がそれほど高くないケースにおいては、即座に気道確保が可能な状況下で、筆者は NPPV 導入を行っています。この場合も粘りすぎることは禁物で、1時間以内で改善しなければ気管挿管に迷わず移行しています。

4) 気管支喘鳴に対する治療

　NPPV を装着するだけで、疾患が改善するわけではありません。詳細は他稿に譲りますが、至極当然のことながら、並行して気管支喘息に対する治療を可及的に行うことが肝要です。

5）気管挿管移行のタイミング

　そして以上の治療でも改善しなければ、当然、迷わず気管挿管・人工呼吸管理に移行すべきです。

たびたび注意喚起を行いますが、気管挿管の遅れは、予後不良につながる可能性があることを常に留意しましょう。

引用・参考文献
1) 日本呼吸器学会 NPPV ガイドライン作成委員会 編．NPPV（非侵襲的陽圧換気療法）ガイドライン．改訂第 2 版．東京，南江堂，2015，157p.
2) Gupta D. et al. A prospective randomized control trial on the efficacy of noninvasive ventilation in severe acute asthma. Respir Care. 55(5), 2010, 536-43.
3) Bond KR. et al. Non-invasive ventilation use in status asthmaticus: 16 years of experience in a tertiary intensive care. Emerg Med Australas. 30(2), 2018, 187-92.
4) Stefan M. et al. Outcomes of Noninvasive and Invasive Ventilation in Patients Hospitalized with Asthma Exacerbation. Ann Am Thorac Soc. 13(7), 2016, 1096-104.
5) Lim WJ. et al. Non-invasive positive pressure ventilation for treatment of respiratory failure due to severe acute exacerbation of asthma. Cochrane Database Syst Rev. 2012; 12, CD004360.
6) 急性期 NPPV 研究会 編．急性期 NPPV ハンドブック．2017, 39.

4 ARDS、重症肺炎

獨協医科大学埼玉医療センター集中治療科　学内教授　長谷川隆一　Hasegawa Ryuichi
同　学内講師　多田勝重　Tada Katsushige
同　学内講師　神津成紀　Kozu Seiki

【ARDS】NPPV の有用性

　急性呼吸窮迫症候群（acute respiratory distress syndrome；ARDS）では肺炎などに伴う肺への直接傷害のみならず、全身性の疾患に伴う間接傷害により肺に好中球が集積します。その結果、血管内皮や肺胞上皮に炎症が生じて透過性が亢進し、肺胞内に水分が漏出、肺水腫をきたして著しい酸素化障害を呈します。

　ARDS の治療はその原因となった疾患を改善させることが第一ですが、呼吸不全が重篤な場合は気管挿管し人工呼吸を行います。このとき ARDS の予後を改善する目的で一回換気量を 6〜8mL/kg に制限し、高めの PEEP で肺胞の開存を維持する「肺保護換気戦略」を行います。

　ARDS に対して NPPV を用いた場合は、気道内の陽圧が肺胞を開存させることで、酸素化の改善や呼吸筋の負荷軽減が期待できます。最近「LUNG SAFE Study」という国際的観察研究のデータが報告されました[1]。その中では ARDS 患者 3,022 例が検討され、NPPV 使用数は 436 例（15.5％）、治療が制限された 87 例を除くと NPPV の失敗率は 37.5％であり、関連する因子は始めの 2 日間における臓器不全スコア高値、PaO_2/FiO_2（P/F 比）低値、$PaCO_2$ 上昇でした。NPPV 失敗例の死亡率は 45.4％と高く、さらに NPPV の使用はハザード比 1.446（95％信頼区間 1.159〜1.805）と ICU の死亡率を上昇させていました。特に PaO_2/FiO_2 150 未満の患者では、NPPV を使用すると有意に死亡率が高くなるという結果でした。つまり、中等症〜重症の ARDS 症例に NPPV を用いると、むしろ予後を悪化させる可能性があるわけです。一方、別の検討では、症例数は 40 例と少ないものの、発症 24 時間以内で PaO_2/FiO_2 が 200〜300 と軽症の ARDS 患者において NPPV が通常の酸素療法に比較して気管挿管や死亡率を減らすことが示されており[2]、発症早期の軽症 ARDS では NPPV の有効性が期待できそうです。

　ARDS に対する NPPV の成功率については文献によってばらつきがありますが、13

の論文をまとめたプール解析では気管挿管率48%（95％信頼区間39〜58％）と報告されています[3]。

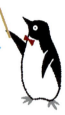

つまりおよそ半数はNPPVのみで管理できずに気管挿管に至ること、そして前述のようにNPPV失敗例の予後は始めから挿管管理された場合よりも悪くなる可能性があるということに注意が必要です。

ARDSへのNPPVの適応基準

ARDS症例へのNPPVは、約50％の成功率や失敗したときの死亡率上昇を考慮すると慎重に適応を選ぶ必要があります。「NPPVガイドライン改訂第2版」[4]および「ARDS診療ガイドライン2016」[5]では以下に示す臨床的疑問（clinical question；CQ）と推奨が示されています。

NPPVガイドライン改訂第2版

CQ10　ARDS患者の呼吸管理にNPPVを使用すべきか？
［推奨］
①ARDS症例でのNPPV施行については慎重にあるべきである。
【エビデンスレベルⅠ、推奨度C1】
②多臓器の障害が少ない軽症ARDSに対しては、NPPVの使用が推奨される。
【エビデンスレベルⅡ、推奨度B】

ARDS診療ガイドライン2016

CQ2　成人ARDS患者の初期の呼吸管理として非侵襲的陽圧換気（NPPV）を行うべきか。
［推奨］
成人ARDS患者の初期の呼吸管理として非侵襲的陽圧換気（NPPV）を行うことを提案する。【Grade 2C、推奨の強さ：弱い推奨、エビデンスの確信性：低】

また、NPPV失敗のリスク因子（高齢、循環動態不安定、高度の酸素化障害と呼吸性アシドーシス、気道分泌物多量、腎障害など）を有する症例では、導入そのものを慎重に検討すべきです。

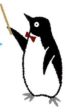

> 実際にNPPVを導入した場合は、以下の点に注意して経過を観察しましょう。

ARDSへの「適応」まとめ
- □ NPPVは原則として**発症早期の軽症ARDS症例（PaO_2/FiO_2 200〜300mmHg）**を適応とする
- □ **導入後1〜2時間**でPaO_2/FiO_2の改善、呼吸数や換気量の低下が得られること
- □ 始めの重症度が高い、バイタルサインが不安定などの場合はNPPVに固執せず挿管・人工呼吸管理への移行を検討

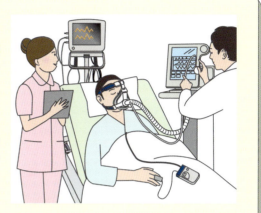

HFTとの使い分け

　急性呼吸不全に対するランダム化比較試験ではハイフローセラピー（HFT）群に比べてNPPV群で気管挿管へ移行する失敗例が多く、死亡率も高くなることが示されました[6]。しかしARDSに対するHFTの有用性はいまだ確立しておらず、NPPVとの使い分けについても明確な指針は示されていません。

　一方、HFTも重症例では失敗しやすいことが前後比較研究で示されていますので[7]、NPPVと同様に軽症のARDSへの適応が勧められます。したがって、ARDS発症早期の軽症呼吸不全例においてNPPVによるCPAPや気管挿管/人工呼吸を拒否する場合にはHFTを使用するとよいかもしれません。

> 特にQOLを優先する場合には、HFTの有用性は高いといえます。

ARDS に対する NPPV 設定の考え方

「NPPV ガイドライン改訂第 2 版」では「5cmH₂O 程度の EPAP（呼気圧）から開始し、4cmH₂O ずつ徐々に漸増する。IPAP（吸気圧）は呼吸数 25〜30 回 / 分以下、一回換気量 5〜6mL/kg 以上を目標に設定する」とありますが、ARDS の主病態が透過性亢進型の肺水腫であることを考慮すると PEEP にあたる CPAP（または EPAP）を高めに設定するのが望ましいところです。

一方、肺保護の観点からは IPAP を低めに設定して一回換気量を制限したいところですが、患者の吸気努力が大きいと経肺圧が上昇して肺障害が助長される可能性が示されているので[8]、オピオイドなどを投与して吸気努力をを抑えることも考慮しましょう。

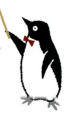

20cmH₂O を超える IPAP は空気誤嚥の原因になることがあるので、それを超えない範囲で設定する方がよいでしょう。

ARDS に対する「設定」まとめ
- □ 患者が許容できれば 8〜12cmH₂O の CPAP（または EPAP）を用いる
- □ 患者の吸気努力が大きくなりすぎないよう IPAP を設定する（原則として 20cmH₂O を超えないこと）

【重症肺炎】NPPV の有用性

重症肺炎ではガス交換障害に加えて気道分泌物の増加が主たる病態なので、人工気道を用いない NPPV は一般に適応となりません。しかし意識清明でせん妄がなく、循環が安定しており自力での痰の喀出や運動、離床が可能な症例では、すぐに気管挿管 / 人工呼吸に移行できる ICU などの環境で NPPV を用いることができるでしょう。

例えば PaO₂/FIO₂ < 250 を満たす酸素化障害を有する重症市中肺炎患者 127 例を対象としたイタリアの観察研究では、早期に NPPV を導入することでおよそ 75％の症例で気管挿管を回避し、全体の死亡率も 24.4％と低かったと報告されています[9]。NPPV 成功群は失敗群に比べて重症度が低く、合併症が少なく、NPPV 導入後 1 時間の酸素

化や呼吸数の改善が有意でした。

　一方、184 例の重症肺炎を対象としたスペインの観察研究でも、NPPV の成功率は 63 ％と高く、重症度や胸部 X 線所見、導入後 1 時間の心拍数や酸素化、アシドーシスなどが NPPV の成否に関連していました[10]。この研究ではさらに慢性の呼吸器疾患や心疾患の合併例の方が NPPV の効果が高いことを報告しており、NPPV の成功には併存する基礎疾患も影響することが示されました。

　同様の結果は急性呼吸不全を対象とした最近のメタ解析でも示されており、肺水腫を合併した肺炎症例では NPPV による ICU 死亡率への相対リスク 0.51（95％信頼区間 0.22～0.79）と改善効果を認めています[11]。また COPD 合併の重症肺炎に関しても、56 例の前向きランダム化比較試験で COPD 合併群と非合併群が比較され、気管挿管率（0 vs 55％）、ICU 入室期間（0.3 vs 8 日）、2 カ月後死亡率（11 vs 63％）において有意差を認め、NPPV の有用性が示されました[12]。

> 重症肺炎への NPPV は適応を慎重に見極めて用いれば気管挿管を回避できる可能性が高く、また患者の併存疾患にも着目して用いることが成功の鍵といえそうです。

重症肺炎への NPPV の適応基準

　重症肺炎に対する適応について「NPPV ガイドライン改訂第 2 版」[4]の臨床的疑問と推奨を以下に示します。

> **NPPV ガイドライン改訂第 2 版**
> **CQ11　重症肺炎患者に対して NPPV を使用すべきか？**
> ［推奨］
> ①COPD 患者に合併した重症肺炎に対しては、NPPV の使用が推奨される。
> 　【エビデンスレベルⅡ、推奨度 B】
> ②非 COPD 患者に合併した重症肺炎に対しては、NPPV の有用性は明らかでない。
> 　【エビデンスレベルⅣ、推奨度 C2】
> ③インフルエンザ感染後の重症肺炎に対しては、軽症例を除いて NPPV は推奨されない。
> 　【エビデンスレベルⅣ、推奨度 C2】

　これを最近の文献からの知見を加えて、下記のように言い換えることができます。

> **重症肺炎への「適応」まとめ**
> □ 原則として**意識清明で循環動態が安定しており**、
>   喀痰の自喀出が可能である軽症例を適応とする
> □ 特に「**心原性肺水腫**」や「**COPD**」**合併例**では
>   気管挿管を回避できる可能性が高い

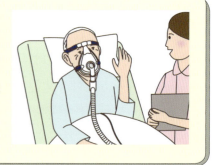

　一方、肺炎患者は<mark>高齢者</mark>が多く、医学的な適応とは別に"<mark>気管挿管の差し控え</mark>"としてNPPVが用いられることも多いと思います。加えて介護施設からの誤嚥性肺炎などでは咽頭機能の低下も問題であり、<mark>気道が分離できないNPPVの有効性は限定的でしょう</mark>。無理なNPPVの導入は気管挿管／人工呼吸に比べてむしろ予後を悪化させる可能性もあるため、ガス交換障害を改善することのみを目的にNPPVを用いるのではなく、対象患者にとってNPPVが真に有用かよく吟味して適応すべきでしょう。

> NPPVは「非侵襲的」とはいうものの、安易な導入は患者の苦痛を招くことにもなりますし、ICU以外の場所でNPPVを行う場合マスクや回路のトラブルも問題になっています[13]。

HFTとの使い分け

　ARDSの場合と同様に、HFTは発症早期の軽症例で喀痰の自力での痰の喀出が可能な肺炎症例に限定して用いるべきですが、<mark>COPDや心原性肺水腫の合併例ではこれらの疾患に対するHFTの効果がまだ十分証明されていない</mark>ので、NPPVの導入を優先すべきといえます。一方、QOLを優先する場合は、NPPVよりもHFTの方が有用性は高いと思われます。

重症肺炎に対するNPPV設定の考え方

　肺炎は肺胞の炎症に伴う局所の滲出機転により無気肺や胸水が生じて、肺内シャントの増大、機能的残気量の低下、換気血流の不均等などからガス交換障害をきたします。これに対しNPPVによる気道内陽圧は肺胞を開存させて機能的残気量を増加し、酸素

化の改善と呼吸筋仕事量の低下をもたらします。したがって、特に既往のない患者の肺炎であればCPAPモードが適応です。CPAPは心原性肺水腫にも有効なので、慢性心疾患を合併する肺炎症例でも第一選択としてよいでしょう。一方、すでに呼吸性アシドーシスをきたしている症例やCOPD合併例では、換気補助と呼吸筋負荷の軽減のためS/TモードまたはPCVモードでIPAP値を設定します。IPAP値は8～10mL/kg程度の一回換気量を目安に調整し、結果として呼吸数が25回/min以下へ落ち着くのが目標です。

　肺炎による呼吸不全に対し確立したNPPVの設定はありませんが、347例の肺炎患者を対象としたイタリアの観察研究では、CPAPとS/T（またはPCV）の比率はそれぞれ50.7%と49.3%とほぼ同数でした[14]。しかしS/T（PCV）症例でAPATCH IIスコアや呼吸性アシドーシスが有意に高値であり、COPD合併例、重症例や換気不全例でS/T（PCV）モードが多く用いられていました。

> **重症肺炎に対する「設定」まとめ**
> ☐ 酸素化障害、心不全合併例に対しては6～10cmH$_2$OのCPAPを用いる
> ☐ 呼吸性アシドーシスをきたしている換気不全例、COPD合併例ではS/TまたはPCVモードを用いる

　導入後はARDSと同様に経過を慎重に観察し、バイタルサインは安定しているか、1～2時間で酸素化や呼吸数の改善が認められるか、NPPVの受け入れは良好か、などについて評価します。NPPVの効果が認められない、あるいはバイタルサインが不安定となる場合はNPPVに固執せず、気管挿管・人工呼吸管理への移行を検討すべきでしょう。ただし高齢者などで患者本人・家族からリビングウィルなどが明確に提示されている場合はNPPVを上限にした管理となりますので、苦痛を取り除く治療へ切り替えるタイミングの見極めが必要です。

引用・参考文献

1) Bellani G. et al. Noninvasive ventilation of patients with acute respiratory distress syndrome. Insights from the LUNG SAFE Study. Am J Respir Crit Care Med. 195 (1), 2017, 67-77.
2) Zhan Q. et al. Early use of noninvasive positive pressure ventilation for acute lung injury: a multicenter randomized controlled trial. Crit Care Med. 40 (2), 2012, 455-60.
3) Agarwal R. et al. Role of noninvasive ventilation in acute lung injury/acute respiratory distress syndrome: a proportion meta-analysis. Respir Care. 55 (12), 2010, 1653-60.
4) 日本呼吸器学会NPPVガイドライン作成委員会 編. NPPV（非侵襲的陽圧換気療法）ガイドライン. 改訂第2版. 東京, 南江堂, 2015, 98-103.
5) 3学会合同ARDS診療ガイドライン2016作成委員会 編. ARDS診療ガイドライン2016. 東京, 総合医学社, 2016, 177-85.
6) Frat JP. et al. High-flow oxygen through nasal cannula in acute hypoxemic respiratory failure. N Engl J Med. 372 (23), 2015, 2185-96.

7) Messika J. et al. Use of high-flow nasal cannula oxygen therapy in subjects with ARDS: A 1-year observational study. Respir Care. 60 (2), 2015, 162-9.
8) Yoshida T. et al. Spontaneous breathing during lung-protective ventilation in an experimental acute lung injury model: high transpulmonary pressure associated with strong spontaneous breathing effort may worsen lung injury. Crit Care Med. 40 (5), 2012, 1578-85.
9) Nicolini A. et al. Early non-invasive ventilation treatment for respiratory failure due to severe community-acquired pneumonia. Clin Respir J. 10 (1), 2016, 98-103.
10) Carrillo A. et al. Non-invasive ventilation in community-acquired pneumonia and severe acute respiratory failure. Intensive Care Med. 38 (3), 2012, 458-66.
11) David-João PG. et al. Noninvasive ventilation in acute hypoxemic respiratory failure: a systematic review and meta-analysis. J Crit Care. 49, 2019, 84-91.
12) Confalonieri M. et al. Acute respiratory failure in patients with severe community-acquired pneumonia. A prospective randomized evaluation of noninvasive ventilation. Am J Respir Crit Care Med. 160 (5 Pt 1), 1999, 1585-91.
13) 日本医療安全調査機構, 医療事故調査・支援センター. 医療事故の再発防止に向けた提言第7号 一般・療養病棟における非侵襲的陽圧換気 (NPPV) 及び気管切開下陽圧換気 (TPPV) に関わる死亡事例の分析. 2019/02, URL; https://www.medsafe.or.jp/uploads/uploads/files/teigen-07.pdf
14) Brambilla AM. et al. Non-invasive positive pressure ventilation in pneumonia outside Intensive Care Unit: An Italian multicenter observational study. Eur J Intern Med. 59, 2019, 21-6.

6章 疾患・病態別にNPPV管理をおさえよう！

5 心原性肺水腫

京都大学大学院 医学研究科 呼吸不全先進医療講座 特定助教　濱田　哲　Hamada Satoshi

はじめに

心原性肺水腫は、血管内水分が肺間質、肺胞腔に漏出して増加した状態であり、加えて肺コンプライアンスの低下や気道抵抗の増加が生じることで呼吸不全を呈するようになります。心原性肺水腫による急性呼吸不全は重症化しやすい病態ですが、NPPV（特にCPAP）の有効性が確立した病態でもあります。「NPPV（非侵襲的陽圧換気療法）ガイドライン改訂第2版[1]」や「急性・慢性心不全診療ガイドライン（2017年改訂版）[2]」いずれにおいても、適応がある場合は積極的にNPPVを使用することが推奨されています。

近年、心原性肺水腫を含めた急性呼吸不全に対してハイフローセラピー（HFT）を使用する場面が増えてきていますが、心原性肺水腫においてはその使用を推奨するための十分なエビデンスがないのが現状です。そのため現時点ではHFTは、主にNPPVや気管挿管管理から離脱する際の補助療法としての使用が考慮されます。以下、心原性肺水腫に対する呼吸管理としてNPPVとHFTについて解説します。

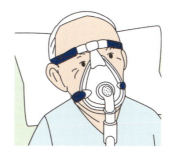
NPPV

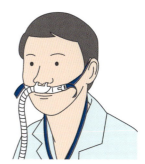
HFT

NPPVの有用性

心原性肺水腫による急性呼吸不全において、第一選択としてNPPV（特にCPAP）の使用はエビデンスレベルが非常に高く、強く推奨されています〔NPPVガイドライン

ではエビデンスレベルⅠ、推奨度A]。実際NPPVは、心原性肺水腫の患者において、呼吸数、心拍数、呼吸困難感といった臨床症状やアシドーシス、高二酸化炭素血症といった血液ガスデータを改善させるだけでなく気管挿管率も減らすという高いエビデンスが確立しています。

　ランダム化比較試験を含む32の臨床試験、合計2,916症例を解析したメタ解析の結果では、標準的治療を受けた患者群に比して、NPPVによる治療を受けた患者群では、有害事象が低かっただけでなく、院内死亡率が低く（相対危険度0.66、95％信頼区間0.48～0.89）、気管挿管率も低かった（相対危険度0.52、95％信頼区間0.36～0.75）ことが示されています[3]。

　これらの効果は、主にNPPVによってPEEPが加わることによるものと考えられています。心原性肺水腫においてPEEPは、肺胞の虚脱の防止だけでなく、虚脱した肺胞の再拡張などによる肺コンプライアンスの改善や酸素化能の改善などにより呼吸仕事量を軽減させます。加えて胸腔内圧の上昇によって静脈還流量が減少することによる前負荷の軽減、さらには左室が収縮するために抗する力を減少させることによる後負荷の軽減などにより心拍出量を増加させることが知られています[1, 2]。

NPPVの適応基準

　心原性肺水腫を呈した患者では、まず鼻カニューラ、酸素マスクなどで酸素投与を開始します。PaO_2 80mmHg（SpO_2 95％）未満、または$PaCO_2$ 50mmHg以上の場合、あるいは頻呼吸、努力性呼吸、起坐呼吸など臨床症状の改善が認められない、もしくは悪化する患者では、表1の禁忌事項がなく、適応条件に当てはまる場合速やかにNPPVを開始します[2]。NPPV開始後1～2時間が勝負であり、表1の移行基準を満たす場合は、速やかに気管挿管を行い、人工呼吸管理を行います[2]。

表1 心原性肺水腫に対するNPPVの適応・禁忌・気管挿管への移行基準
（文献2より引用）

NPPVの一般的適応条件
①意識があり、協力的である
②気道が確保できている
③喀痰の排出ができる
④顔面の外傷がない

NPPV禁忌事項
①心停止または呼吸停止
②顔面の構造異常
③不応性低血圧
④ドレナージされていない気胸がある
⑤嘔吐、腸管の閉塞、活動性消化管出血がある
⑥大量の気道分泌物がある
⑦誤嚥の危険性が高い

NPPVから気管挿管への移行基準
①患者の病態が悪化
②動脈血ガス分圧が改善しない、または悪化
③気胸、痰の貯留、鼻梁のびらんなどの新たな症状、または合併症の出現
④症状が軽減しない
⑤意識レベルの悪化

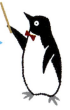

移行基準の中で血液ガス所見は重要であり、人工呼吸管理への移行予測因子としてNPPV開始1時間後の$PaO_2/FiO_2 < 200$が報告されています[4]。

HFTとの使い分け

　前述したように2019年現在、心原性肺水腫はNPPVの有効性が確立した病態であるので、適応がある場合はNPPVを第一選択で使用しなくてはいけません。HFTの使用に関しては、その適応基準を明確にするエビデンスが十分にないのが現状です。そのためHFTは、何らかの理由（インターフェイスに対する不快感や圧に対する不快感やせん妄など）でNPPV継続が困難で、気管挿管による人工呼吸管理の適応でもないと判断された場合やNPPVや人工呼吸管理から離脱する場合に使用される可能性が考えられます。

　近年、心不全症例を含めた527症例を対象として、人工呼吸器からの離脱時の呼吸管理としてHFTと従来の酸素療法とのランダム化比較試験が行われた結果、抜管後72時間後の再挿管率はHFTの方が低かったとの報告があります[5]。ただし、心原性肺水腫は非常に速い経過で改善、悪化をきたし得る病態であることから、HFT使用に際しては厳密なモニター管理や集中治療室に準ずる管理ができる環境下での使用が望まれ、気管挿管やNPPV使用のタイミングを見落とさないことが重要となります。

NPPV設定の考え方[6]

　インターフェイスとしては、トータルフェイスマスクあるいはフルフェイスタイプのものが顔への密着度が良く、開始しやすいです。使用するモードはCPAPを第一選択としますが、CPAPを行っても高二酸化炭素血症や呼吸困難感が継続する場合は、bi-level PAPに変更します。

　設定に関しては、CPAPモードの場合、4〜5cmH₂Oで開始し、患者の呼吸運動の様子や酸素化の状態を見ながら7.5〜10cmH₂O

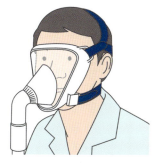

フルフェイスマスク

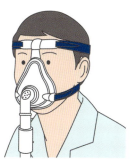

トータルフェイスマスク

まで上げます。bi-level PAPモードの場合は、最低限のバックアップの呼吸数を確保し、自発呼吸にトリガーするように低圧から開始します。具体的にはPEEPまたは呼気気道陽圧（EPAP）は4cmH$_2$O、プレッシャーサポート（PS）は4〜6cmH$_2$Oで開始し、患者の反応を見ながら、目標換気量が4〜7mL/kgになるようにPEEPまたはEPAPは4〜7cmH$_2$O、PSは6〜18cmH$_2$Oくらいまで上げます。FiO$_2$に関しては0.4以上で開始します。高濃度酸素の投与は避け、SpO$_2$ 95％以上を設定目標とします。

引用・参考文献
1) 日本呼吸器学会NPPVガイドライン作成委員会 編. NPPV（非侵襲的陽圧換気療法）ガイドライン. 改訂第2版. 東京, 南江堂, 2015, 77-81.
2) 急性・慢性心不全診療ガイドライン（2017年改訂版）. 2018, 89-91.
3) Vital FM. et al. Non-invasive positive pressure ventilation（CPAP or bilevel NPPV）for cardiogenic pulmonary oedema. Cochrane Database Syst Rev. 5, 2013; CD005351.
4) Frat JP. et al. Predictors of intubation in patients with acute hypoxemic respiratory failure treated with a noninvasive oxygenation strategy. Crit Care Med. 46(2), 2018, 208-15.
5) Hernández G. et al. Effect of Postextubation High-Flow Nasal Cannula vs Conventional Oxygen Therapy on Reintubation in Low-Risk Patients: A Randomized Clinical Trial. JAMA. 315(13), 2016, 1354-61.
6) Masip J. et al. Indications and practical approach to non-invasive ventilation in acute heart failure. Eur Heart J. 39(1), 2018, 17-25.

6章 疾患・病態別にNPPV管理をおさえよう！

6 間質性肺炎急性増悪

神戸市立医療センター中央市民病院 呼吸器内科 医長　立川 良　Tachikawa Ryo

間質性肺炎急性増悪とは

　間質性肺炎急性増悪とは、間質性肺炎の慢性経過中に、細菌性肺炎・心不全・肺胞出血などで説明ができない肺野の浸潤影が新しく出現し、急性に呼吸不全が進行する病態を指します（図1）。急性増悪は原因が不明の場合も多いですが、感染、薬剤、放射線治療、手術などさまざまな刺激によって誘発されることが知られています。慢性間質性肺炎で最も多いタイプの特発性肺線維症（idiopathic pulmonary fibrosis；IPF）では、1年当たり10％前後の患者で急性増悪が起こります[1, 2]。有効性が確立された治療がないため死亡率は約50％と高く、間質性肺炎の患者の重要な死因の一つとなっています[3]。

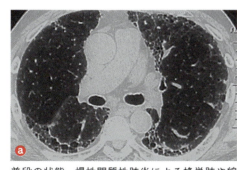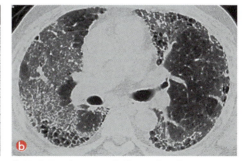

ⓐ 普段の状態。慢性間質性肺炎による蜂巣肺や線維化病変が見られます。

ⓑ 急性増悪を起こした状態。通常、数日〜1週間以内の急速な経過で、両肺野に新しくすりガラス影や浸潤影が出現します。

図1　間質性肺炎の急性増悪

NPPV の有用性

NPPV ガイドラインでは、間質性肺炎急性増悪に対する NPPV のエビデンスレベルはⅣ（コホート研究や症例対照研究によるエビデンスがある）、推奨度は C1（エビデンスは少ないが行うことを考慮してもよい / 有効な可能性がある）となっています[4]。エビデンスレベルは必ずしも高くないのですが、実臨床では NPPV は間質性肺炎急性増悪に対して広く用いられており、気管挿管を行わずに非侵襲的な呼吸管理で対応する場面が多いのが、この病態の特徴です。図2 に最近の当院での呼吸管理の実際を示します。

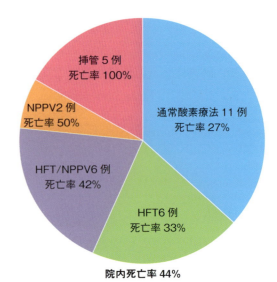

図2 間質性肺炎急性増悪に対する初回コードと実際の呼吸管理（N = 36）
（神戸市立医療センター中央市民病院 2016～2018 年）

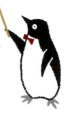

間質性肺炎急性増悪において、気管挿管を回避して非侵襲的呼吸管理が中心となっている理由はいくつか考えられます。

1. 間質性肺炎急性増悪における NPPV の利点

間質性肺炎急性増悪は、NPPV の利点を生かしやすい病態といえます。重症の呼吸不全にも対応できる能力があり、NPPV で当座の呼吸不全の管理を行う間に、病態の把握や治療反応性の観察を行い、気管挿管 / 人工呼吸の適応を判断する時間的な猶予をつくることができます。間質性肺炎急性増悪の治療として、ステロイドなどの免疫を抑制する薬剤が用いられますが、NPPV は気管挿管に伴う合併症、特に人工呼吸器関連肺炎を回避できる可能性があります。また、臓器障害が肺に限定されており、NPPV が失敗しやすい意識障害やショックなどの状況が少ないことや、気道分泌物が少ないことも NPPV 向きといえます。治療は長期化することも多く、意思疎通が可能であることも重要な点です。

2. 気管挿管／人工呼吸の予後が不良

図2 を見ると、呼吸管理の侵襲度が上がるにつれて死亡率も上昇し、気管挿管例の予後は不良です。呼吸不全の重症例ほど死亡率が高くなるのは当然ですが、過去の報告を見ても、気管挿管／人工呼吸を行った場合の死亡率は極めて高くなっています[5, 6]。一方で、間質性肺炎急性増悪に対してNPPVを中心とした呼吸管理戦略で対応できることや、死亡率の軽減にもつながる可能性が示され、NPPVが第一選択として広く用いられるようになりました[7, 8]。

3. 緩和治療の側面

間質性肺炎急性増悪は、ひとたび発症すると突然に終末期呼吸不全に陥る可能性がある病態ともいえます。回復の見込みが乏しい場合に、いたずらに侵襲度の高い人工呼吸を行うことは、治療に伴う苦痛を長引かせたり、人としての尊厳を損なったりする可能性があり、病態の可逆性と治療の侵襲性のバランスを考える必要があります。「特発性間質性肺炎診断と治療の手引き」でも、特に背景の間質性肺炎が進行している場合、気管挿管による人工呼吸管理の適応は慎重に決定すべきとの見解を示しています[9]。NPPVであれば、回復の見込みが厳しい場合にも緩和的手段として用いながら、状況に応じてハイフローセラピー（HFT）への移行など人工呼吸器の中止も検討しやすくなります。

NPPVの適応とHFTとの使い分け

P/F比300未満の急性呼吸不全に対しては、NPPVやHFTの適応があります。図2 に示すようにHFTも最近は間質性肺炎の急性増悪に対して広く用いられるようになり、より非侵襲的な呼吸管理が現場に導入されています[10]。NPPVとHFTの使い分けに明確な基準はなく、症例ごとにどちらの呼吸管理方法がより適しているかを考えながら選択をします（表1）。

NPPVの優れている点は、しっかりと陽圧をかけて肺胞の虚脱を防止し、酸素化を改善できることです。HFTからNPPVへ変更するとFiO_2で0.1〜0.2は低く設定できることが多く、酸素化の不良な重症例においてはNPPVを使用する場面が多くなります。HFTは、NPPVと比較してもさらに侵襲性が少なく、忍容性に優れています。換気効率を改善して自覚的な呼吸困難を緩和する効果もあります。

表1 NPPVとHFTの比較

	NPPV	HFT
F$_I$O$_2$	0.21〜1.0	0.21〜1.0
PEEP	6〜12cmH$_2$O程度を使用することが多い 一定圧に調節可能	3cmH$_2$O程度がかかる 開口するとPEEPは低下する
酸素化	HFTよりも良好	NPPVよりも不良
圧サポート	S/Tモードで圧サポート可能	なし
加湿	HFTよりも不良	NPPVよりも良好
忍容性	HFTよりも不良	NPPVよりも良好
その他		死腔のウォッシュアウトで換気効率を改善し、呼吸仕事量を軽減できる

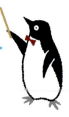

重症例にはNPPVを、軽症例、患者のQOLや忍容性を重視する症例、管理が長期化した症例などではHFTを用いることが多くなっています。

NPPVの設定

　間質性肺炎急性増悪では、非挿管例においても急性呼吸窮迫症候群（ARDS）に準じた肺保護換気を目指すのが原則です。特に過剰換気は肺の過膨張によって正常肺の傷害を助長する可能性が高く、6〜8mL/kg程度の低一回換気量が推奨されます。モードは原則的にCPAPを選択し、6〜12cmH$_2$O程度のEPAPをかけて肺胞の虚脱を防ぎます。しかし、非鎮静下のNPPVでは、呼吸困難のために患者の呼吸努力が強くなり、圧サポートがなくとも一回換気量が多くなってしまうことがあります。ある程度はやむを得ませんが、適切なEPAPとマスクフィッティングでなるべく呼吸困難を緩和できるように努めましょう。デクスメデトミジン塩酸塩や少量のモルヒネ塩酸塩などの鎮静薬が、呼吸困難の緩和に用いられる場合もあります。呼吸疲労やCO$_2$の貯留が見られる場合はS/Tモードで圧サポートを併用します。酸素毒性による肺傷害を避ける意味でも、不要な高濃度酸素投与は避け、SpO$_2$値は90〜95%程度を目標としましょう。

引用・参考文献
1) Taniguchi H. et al. Pirfenidone in idiopathic pulmonary fibrosis. Eur Respir J. 35 (4), 2010, 821-9.
2) Azuma A. et al. Double-blind, placebo-controlled trial of pirfenidone in patients with idiopathic pulmonary fibrosis. Am J Respir Crit Care Med. 171 (9), 2005, 1040-7.
3) Natsuizaka M. et al. Epidemiological Survey of Japanese Patients with Idiopathic Pulmonary Fibrosis and Investigation of Ethnic Differences. Am J Respir Crit Care Med. 190 (7), 2014, 773-9.
4) 日本呼吸器学会 NPPV ガイドライン作成委員会 編. NPPV（非侵襲的陽圧換気療法）ガイドライン. 改訂第 2 版. 東京, 南江堂, 2015, 157p.
5) Mallick S. Outcome of patients with idiopathic pulmonary fibrosis (IPF) ventilated in intensive care unit. Respir Med. 102 (10), 2008, 1355-9.
6) Stern JB. et al. Prognosis of patients with advanced idiopathic pulmonary fibrosis requiring mechanical ventilation for acute respiratory failure. Chest. 120 (1), 2001, 213-9.
7) Tomii K. et al. Role of non-invasive ventilation in managing life-threatening acute exacerbation of interstitial pneumonia. Intern Med. 49 (14), 2010, 1341-7.
8) Yokoyama T. et al. Noninvasive ventilation in acute exacerbation of idiopathic pulmonary fibrosis. Intern Med. 49 (15), 2010, 1509-14.
9) 日本呼吸器学会 びまん性肺疾患診断・治療ガイドライン作成委員会 編. 特発性間質性肺炎診断と治療の手引き. 改訂第 3 版. 東京, 南江堂, 2018.
10) Ito J. et al. Respiratory management of acute exacerbation of interstitial pneumonia using high-flow nasal cannula oxygen therapy：a single center cohort study. J Thorac Dis. 11 (1), 2019, 103-12.

7 周術期・抜管後の換気補助

大阪はびきの医療センター 集中治療科 主任部長　柏　庸三　Kashiwa Yozo

NPPVの有用性〜なぜNPPVが奨励されるのか〜

1. 周術期におけるNPPV

　心臓外科や呼吸器外科、食道や腹部消化器外科のような大手術を施行された患者では、しばしば無気肺や肺水腫、術後肺炎などの呼吸器合併症が発症し、ときに発生した術後呼吸不全はICU在室期間や入院期間の延長、死亡率の上昇をもたらします[1, 2]。このような術後の呼吸器合併症をいかに予防し、また呼吸不全を発症した場合にどのように対処すべきかは重要な課題であり、これらを予防・治療する目的で、NPPVが用いられます。

　術後患者では、術中の不十分な気道クリアランスや圧迫により無気肺を生じ、輸液や手術侵襲に伴う心機能の低下により肺水腫をきたしやすくなります。無気肺や肺水腫は低酸素血症の原因となるばかりでなく、コンプライアンスの低下により呼吸仕事量を増大させ、また、手術による横隔膜などの呼吸筋の障害や不十分な疼痛コントロールも、術後呼吸機能を損なう原因となります。さらに、術中麻酔薬・鎮痛薬の残存や術後鎮痛薬は、呼吸中枢抑制による低換気を引き起こすばかりでなく、喀痰排出の低下や、上気道保持機能の低下による気道抵抗の増大の原因となります。これまで、腹部外科術後や呼吸器外科術後、心臓外科術後患者に対しNPPV導入により無気肺や酸素化の改善、再挿管率の低下、回復期間の短縮などの効果があることが報告されています[3〜12]。

2. 抜管後におけるNPPV

　重症肺炎や急性呼吸窮迫症候群（ARDS）、慢性閉塞性肺疾患（COPD）の増悪、心不全など、さまざまな病態に対して気管挿管人工呼吸を行いますが、長期化する人工呼吸は、人工呼吸器関連肺炎など合併症のリスクを増大し、患者死亡率を上昇させ予後を

悪化させるため、可能な限り早期に人工呼吸から離脱できることが望まれます[13]。しかし、人工呼吸を要した病態が治療により改善し、人工呼吸器からの離脱を進めようとすると、CPAPやTピースによる自発呼吸下では呼吸状態が悪化して人工呼吸器を外せないという状況にしばしば遭遇します。これは、コンプライアンスの低下や気道抵抗の上昇によって増大した過大な呼吸仕事量に呼吸筋疲労をきたしてしまうこと、肺胞が虚脱して酸素化が悪化することなどが主な原因です。

このような抜管に難渋する症例においても、抜管後の換気補助としてNPPVは有用であり、特にCOPDを中心に、人工呼吸器離脱困難な症例に対してNPPVにより人工呼吸器関連肺炎などの合併症の頻度が減少し、気管挿管期間を短縮し死亡率が低下することが、また、抜管後再び呼吸不全を生じるリスクの高い症例に対してNPPVを実施することで再挿管率が低下することなどが、これまでの臨床研究によって示されています[14~16]。

NPPVの適用基準～どのようなときにNPPVを導入するのか～

1. 周術期におけるNPPVの適応

1）術後の予防的NPPV

術後の予防的NPPVの効果については、これまで腹部外科手術や呼吸器外科肺切除術、心臓外科手術術後患者で検討されています。腹部術後患者では、術後にNPPVを適用することで、呼吸機能や酸素化能が改善することが複数の臨床試験で示されており、特に高度肥満患者では術後無気肺ができやすいことから、NPPVの有用性が期待されます[3~5]。また、肺切除後患者においても、術後無気肺の予防や酸素化の改善効果が報告されています[8,9]。さらに、心臓外科術後においては、術後予防的なNPPVにより酸素化が改善し、呼吸器合併症や肺炎の発生率と再挿管率が低下し、ICU再入室が減少したとの報告があります[11]。しかし、いずれの検討でも、死亡率の抑制にどの程度寄与するかは不明です。明確な適応基準はありませんが、高度肥満患者や、基礎疾患として心疾患・呼吸器疾患などを有する患者など、特にリスクを有する症例を選択して実施を検討すべきであろうと思われます。

2）術後呼吸不全へのNPPV

一方、術後呼吸不全を発症した場合に対しては、NPPVにより気管挿管を回避できる可能性がある一方で[6,7,10]、NPPVによる管理に失敗し気管挿管となった患者の死亡率は高かったとの報告もあります[17]。NPPV導入後に改善が見られない場合、速やかに気管挿管人工呼吸へ移行できるよう、迅速に判断する必要があります。

2. 抜管後における NPPV の適応

　人工呼吸器からの離脱を開始するためには、安定した自発呼吸が存在することに加えて、原因疾患に対して有効な治療が行われていること、意識清明であり、良好な血行動態であるなど、全身状態が安定していることが必要です。これらの条件を満たした上で、さらに自発呼吸により安定したガス交換が維持できるかの評価、および気管挿管による気道確保の必要性の評価を行います。人工呼吸器からの離脱の評価は、CPAP モードやTピースを用いた 30 分〜2 時間程度の自発呼吸トライアル（spontaneous breathing trial；SBT）を用いて行うことが一般的です。

　人工呼吸下である程度良好な酸素化および換気が得られるにもかかわらず、SBT に成功しない場合、NPPV を用いての早期抜管を検討します。これまでに、SBT に成功しなかった症例を対象とし、NPPV を用いて早期抜管することで死亡率が有意に低下することが複数の臨床試験およびメタ解析で示されています[14]。特に COPD においては、NPPV を用いた人工呼吸器からの離脱の手法により、人工呼吸器関連肺炎の発症や人工呼吸器からの離脱失敗の頻度が低下し、人工呼吸期間や ICU 滞在日数、入院日数を減らし、死亡率を低下させることが示されており、積極的に NPPV を用いた早期抜管を試みるべきでしょう。

　また、SBT の評価を満たし、抜管できた場合でも、高齢者や心不全、慢性呼吸器疾患など呼吸不全の再燃するリスクの高い症例に対しては、抜管直後より予防的に NPPV を適用することで再挿管を回避することが期待されます。

　一方で、抜管後呼吸不全に対しては、酸素投与群に比べて NPPV が再挿管率を低下させる有益性は証明されていません[18, 19]。さらに、NPPV 群で ICU 死亡率が高かったとの報告もあり、NPPV による再挿管の遅れが死亡率を上昇させるおそれもあります[19]。NPPV による呼吸管理を試みることは可能ですが、いたずらに NPPV を継続することで再挿管すべきタイミングを逸しないよう慎重な観察が必要です。

　以下に、筆者の施設で用いている人工呼吸器離脱評価としての SBT 開始条件および SBT 判定基準を示します。

自発呼吸トライアル（SBT）開始条件

①原因疾患に対して適切な治療が行われている。
②意識清明である。
③良好な血行動態である。
④安定した自発呼吸努力が存在する。
⑤適切な酸素化が得られている：PEEP 7cmH$_2$O 以下，F$_I$O$_2$ 0.5 以下の人工呼吸下で酸素化が保たれ、呼吸性アシドーシスがない。

SBT 判定基準

実施条件
・CPAP モードを用いる場合：F$_I$O$_2$ ≦ 40％、PS 5〜7cmH$_2$O、PEEP ≦ 7cmH$_2$O で実施。
・T ピースを用いる場合：F$_I$O$_2$ ≦ 40％で実施。

評価項目
・意識・全身状態：意識状態の悪化、不穏の出現、呼吸苦の増悪がない。
・呼吸：呼吸数 ≦ 30、一回換気量 ≧ 5mL/kg/BW、RSBI（呼吸数/一回換気量）≦ 105、PaO$_2$ ≧ 60mmHg、PaCO$_2$ の上昇 ≦ 10mmHg
・循環：心拍数 ≦ 140、心拍数の上昇 ≦ 20％、血圧の上昇 ≦ 20％、新たな不整脈の出現がない。

HFT との使い分け〜HFT が検討される場面〜

　近年急速に普及しつつあるハイフローセラピー（high flow therapy；HFT）は、酸素濃度を 21〜100％までの任意の値で設定し、加温加湿を行った上で鼻腔への高流量投与を可能としたシステムであり、上気道の二酸化炭素の洗い出し効果や呼吸抵抗の減少による呼吸仕事量の軽減や、若干の PEEP 効果による肺胞リクルートメントが得られるなどの効果があります。HFT 用カニューラは NPPV マスクに比べ装着時の不快感もはるかに低く、患者の忍容性が高いことから導入が容易である点も特徴です。HFT は、必ずしも高い PEEP や換気補助を要さない症例において特に有用性が期待できます。
　心臓外科術後患者を対象とした臨床研究では、術後呼吸不全のリスクが高い症例に対して NPPV と HFT の効果を比較し、HFT は NPPV と同等の挿管回避率であり、ICU 死亡率にも有意差はありませんでした[20]。心臓外科術後患者に対しては、再挿管を予防する、あるいは術後呼吸不全に対して、特に患者の受け入れの問題から NPPV の導入が困難な場合に、その代替手段として HFT の導入を試みることは妥当と考えられます。

また、呼吸器外科術後患者では、肺葉切除術後再挿管のリスクの高い患者を対象に従来の酸素療法とHFTを比較した臨床試験で、HFTにより再挿管率が低下し、入院期間が短縮したと報告されています[21]。一方、腹部術後患者を対象に再挿管を予防する目的でHFTを通常の酸素投与と比較した検討では、特に再挿管率や死亡率を下げる効果は示されませんでした[22]。呼吸器外科および腹部外科術後呼吸不全に対しては、NPPVの有用性がいくつかの臨床研究で示されている一方でHFTについてはいまだ不明であり、その導入については慎重である必要があります。

　人工呼吸患者の抜管後におけるHFTの有用性については、内科疾患を中心に、SBTに成功し抜管した患者のうち、特に再挿管のリスクの高い患者を対象に、HFTはNPPVと同等に再挿管および抜管後呼吸不全を予防したと報告されています[23]。このような症例に対しては、積極的に抜管後呼吸療法としてHFTの導入を行ってよいと思われますが、HFTではあくまでも換気補助は得られないことから、COPDなどの本来換気補助を要する可能性の高い病態への適応は注意を要します。

NPPV設定の考え方

　周術期および抜管後にNPPVを実施する場合、対象患者の多くが低酸素性呼吸不全を呈することから、FiO_2を設定可能なNPPV機器を使用することが望ましいです。また、常に気管挿管／人工呼吸へ移行する可能性を念頭に置きながら治療にあたる必要があるので、波形を含めたグラフィックモニター機能を有する人工呼吸器が患者の呼吸状態を把握する上で役立ちます。一般的には、NPPV専用人工呼吸器を用いることが多いですが、近年ではガスリーク補正機能を有しNPPVモードで使用可能なICU用人工呼吸器も増えています。

1. ICU用人工呼吸器を使用する場合

　閉鎖回路を使用するICU用人工呼吸器を用いる場合は、ある程度のマスクリークがあることを前提にしているNPPV専用人工呼吸器に比べてマスクリークの影響を受けやすく、自発呼吸（Sモード、S/Tモード）の際にリークが大きくなると、自発吸気がないのにあると誤って認識し送気が開始されたり（オートトリガリング）、また吸気フローの変化による呼気認識ができない（呼気のトリガーエラー）といった問題が発生し、不同調による患者不快の原因となります。このため、NPPV専用人工呼吸器に比べてマスクリークに対してより注意が必要です。このようなオートトリガリングや呼気認識エラーに対しては、吸気トリガー感度や呼気トリガー感度、最大吸気時間の設定を調節す

ることである程度は対処できますが限界があり、やはり マスクフィッティング が重要となります。

2. 使用されるインターフェイス

インターフェイスについては、マスクリークへの対応が鼻マスクより容易であることや、口呼吸を行う患者にも適用できることから、フルフェイスマスク や トータルフェイスマスク を用います。

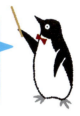

ヘルメット型インターフェイスは、症例によっては装着時の不快感が少なく、合併症も少ないとされており、通常のフェイスマスクの装着が困難な症例などでは特に有用性が期待されますが、呼出二酸化炭素の再呼吸の問題やNPPV人工呼吸器との同調性が悪い点に留意が必要です[24]。

3. 目的に応じたモード選択

NPPVの導入にあたっては、CPAPのみを適用する場合と、陽圧換気補助を目的としてNPPVを行う場合があります。酸素化の改善のみを目的とすれば、CPAPで十分な効果が期待できますが、より呼吸仕事量の軽減を図りたい場合には、NPPVによる陽圧換気補助が必要となります。周術期および抜管後の換気補助においても、NPPVを患者が無理なく継続できることが大切であるため、導入時にはできるだけ患者が受け入れやすいように、自発呼吸を用いたモード（SモードやS/Tモード）を選択し、設定圧も IPAP 8〜10cmH$_2$O、EPAP 5cmH$_2$O 程度で開始します。必要に応じて徐々に設定圧を上げますが、低いサポート圧でも患者が不快感を訴え継続が難しければ、CPAPモードへの変更を考慮します。

また、周術期の予防的NPPV導入 や、心不全患者における肺水腫 のように、肺胞の虚脱や肺水腫発生の抑制を主な目的としてNPPVを導入する場合には、CPAPでも十分な効果が得られることも多く、この場合、CPAP 6〜8cmH$_2$O 程度で開始し、必要に応じて設定圧を調節します。F$_I$O$_2$ は、抜管前の条件を参考に 0.4〜0.5 で開始します。酸素化が不十分であった場合、さらにF$_I$O$_2$を上げることは可能ですが、それによって再挿管の判断が遅れると、患者はより危険な状態にさらされます。気管挿管／人工呼吸へ移行すべきタイミングを見誤らないための注意深い観察と迅速な判断が必要です。

引用・参考文献

1) O'Donohue WJ Jr. Postoperative pulmonary complications. When are preventive and therapeutic measures necessary?. Postgrad Med. 91(3), 1992, 167-75.
2) Arozullarh AM. et al. Multifactorial risk index for predicting postoperative respiratory failure in men after major noncardiac surgery. The national veterans administration surgical quality improvement program. Ann Surg. 232(2), 2000, 242-53.
3) Ebeo CT. et al. The effect of bi-level positive airway pressure on postoperataive pulmonary function following gastric surgery for obesity. Respir Med. 96(9), 2002, 672-6.
4) Böhner H. et al. Prophylactic nasal continuous positive airway pressure after major vascular sugery: results of a prospective randomized trial. Langenbecks Arch Surg. 387(1), 2002, 21-6.
5) Kindgen-Milles D. et al. Nasal-continuous positive airway pressure reduces pulmonary morbidity and length of hospital stay following thoracoabdominal aortic surgery. Chest. 128(2), 2005, 821-8.
6) Squadrone V. et al. Continuous positive airway pressure for treatment of postoperative hypoxemia: a randomized controlled trial. JAMA. 293(5), 2005, 589-95.
7) Narita M. et al. Noninvasive ventilation improves the outcome of pulmonary complications after liver resection. Intern Med. 49(15), 2010, 1501-7.
8) Perrin C. et al. Prophylactic use of noninvasive ventilation in patients undergoing lung resectional surgery. Respir Med. 101(7), 2007, 1572-8.
9) Aguiló R. et al. Noninvasive ventilatory support after lung resectional surgery. Chest 112(1), 1997, 117-21.
10) Auriant I. et al. Noninvasive ventilation reduces mortality in acute respiratory failure following lung resection. Am J Respir Crit Care Med. 164(7), 2001, 1231-5.
11) Zarbock A. et al. Prophylactic nasal continuous positive airway pressure following cardiac surgery protects from postoperative pulmonary complications: a prospective, randomized, controlled trial in 500 patients. Chest. 135(5), 2009, 1252-9.
12) Al Jaaly E. et al. Effect of adding postoperative noninvasive ventilation to usual care to prevent pulmonary complicaitons in patients undergoing coronary artery bypass grafting: a randomized controlled trial. J Thrac Cardiovasc Surg. 146(4), 2013, 912-8.
13) Torres A. et al. Incidence, risk, and prognosis factors of nosocomial pneumonia in mechanically ventilated patients. Am Rev Respir Dis. 142(3), 1990, 523-8.
14) Burns K E. et al. Noninvasive ventilation as a weaning strategy for mechanical ventilation in adults with respiratory failure: a Cochrane systematic review. CMAJ. 186(3), 2014, E112-22.
15) Ferrer M. et al. Early noninvasive ventilation averts extubation failure in patients at high risk: a randomized trial. Am J Respir Crit Care Med. 173(2), 2006, 164-70.
16) Nava S. et al. Noninvasive ventilation to prevent respiratory failure after extubation in high-risk patients. Crit Care Med. 33(11), 2005, 2465-70.
17) Lefebvre A. et al. Noninvasive ventilation for acute respiratory failure after lung resection: an observational study. Intensive Care Med. 35(4), 2009, 663-70.
18) Keenan SP. et al. Noninvasive positive-pressure ventilation for postextubation respiratory distress: a randomized controlled trial. JAMA. 287 (24), 2002, 3238-44.
19) Esteban A. et al. Noninvasive positive-pressure ventilation for respiratory failure after extubation. N Engl J Med. 350(24), 2004, 2452-60.
20) Stephan F. et al. High-flow nasal oxygen vs noninvasive positive airway pressure in hypoxemic patients after cardiothoracic surgery: a randomized clinical trial. JAMA. 313(23), 2015, 2331-9.
21) Yu Y. et al. Effect of high-flow nasal cannula versus conventional oxygen therapy for patients with thoracoscopic lobectomy after extubation. Can Respir J. 2017, 7894631.
22) Futier E. et al. Effect of early postextubation high-flow nasal cannula vs conventional oxygen therapy on hypoxaemia in patients after major abdominal surgery: a French multicentre randomized controlled trial (OPERA). Intensive Care Med. 42(12), 2016, 1888-98
23) Hernandez G. et al. Effect of postextubation high-flow nasal cannula vs noninvasive ventilation on reintubation and postextubation respiratory failure in high-risk patients: a randomized clinical trial. JAMA. 316(16), 2016, 1565-74.
24) Conti G. et al. Noninvasive positive-pressure ventilation with different interfaces in patients with respiratory failure after abdominal surgery: a matched-control study. Respir Care. 52(11), 2007, 1463-71.

6章 疾患・病態別にNPPV管理をおさえよう！

8 拘束性胸郭疾患（RTD）

独立行政法人国立病院機構 南京都病院 呼吸器センター 内科医長 | 角　謙介 | Sumi Kensuke

　肺結核後遺症や脊椎後側弯症といった拘束性胸郭疾患（restrictive thoracic disease；RTD）は、Ⅱ型慢性呼吸不全をきたし、しばしばNPPVの良い適応となります。肺結核後遺症は外科治療群と内科治療群に分かれます。現在のような有効な抗結核薬がなかった時代は、胸郭成形、肺切除、人工気胸などの外科治療が主体でした。これらはいずれも肺容量を大きく減らしてしまうので、換気量が少なくなります。術後しばらくは呼吸努力でカバーできますが、30～40年過ぎると加齢と呼吸筋力低下によって徐々に高二酸化炭素血症が進行します[1]。また広範な肺病変を有する肺結核は抗結核薬による内科治療によって治癒しても、瘢痕化して肺実質が破壊されるため呼吸不全に至ることがあります。一般に外科治療の方が拘束性換気障害は重篤です[2]。脊椎後側弯症は病態としては肺結核の外科治療群と似ています。肺病変はほとんどありませんが、胸郭が狭くなってしまうので結果的に換気量が少なくなります。

　これらRTDによるⅡ型慢性呼吸不全に対する長期NPPV療法についてはその効果に関して多くの報告があり、ガイドラインでも導入が推奨されています（エビデンスレベルⅣ、推奨度A）[3]。

　では、このRTDに対するNPPV導入の実際について具体的に見ていきましょう。

NPPVの有用性

　前述したように、RTDは換気量が少なくなります。特に一回換気量が少なくなると当然、肺胞換気量も少なくなります。そして死腔を考慮すると、一回換気量の低下は肺胞換気量の大きな低下を招くことになってしまいます（図1）。このためRTDはCOPDに比して、より換気量が下がる夜間において低酸素血症が重篤であり、またそのような症例では日中に高二酸化炭素血症を呈することが知られています[4,5]。

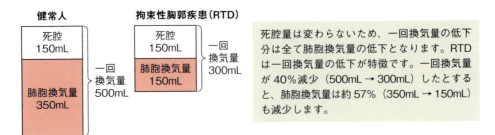

図1 RTDの一回換気量

1. エビデンスレベルと推奨度の背景

　RTDに対するNPPV療法は、極めて有効に働きます。臨床症状・QOL・予後の改善が報告されています[6〜9]。現在すでに広く用いられており、良好な治療成績が得られているので、倫理的な観点から対照群を置いた研究ができません。推奨度がAなのにエビデンスレベルがⅣから上がらないのはそれによります。故に、既にNPPVを導入されているRTD症例において、一時的にNPPVを中断したときの睡眠時低換気・自覚症状の再出現を示すことにより、長期NPPVの効果を実証しています[10, 11]。

2. 酸素療法か NPPV か

　またRTDにおいては、慢性換気不全が生じたときは酸素療法よりもNPPVを優先して導入するべきという意見もあります[12, 13]。これは患者によって分かれるところでしょうが、夜間のSpO_2モニタリング、血液ガス所見などから総合的に判断する必要があります。実際には、酸素療法を先行させてその後NPPVを導入する症例もあれば、初めからNPPVのみで導入する症例もあります。ただいえるのは、酸素療法単独で導入している患者は、年次を経て高二酸化炭素血症が悪化していくことが多いので[14]、定期的に動脈血ガス分析を見て評価していく必要があります。これを省略してSpO_2だけでフォローしていると、ふと気がついたら驚くほど高二酸化炭素血症になっていたなどということが起こるので注意が必要です。

NPPVの適応基準

> ガイドラインに示される適応基準の詳細は成書を参照していただければよいのですが、要点を言えば次の3つがポイントになります。
> ①自覚症状（起床時の頭痛・眠気・疲労感など）
> ②睡眠時低換気（夜間SpO_2＜90％が5分以上続くか、全体の10％以上）
> ③日中の高二酸化炭素血症（$PaCO_2$≧60mmHg、$PaCO_2$≧45mmHg）
> ①の自覚症状を呈する場合は、②があれば即NPPV適応、②がなくても、日中の$PaCO_2$が45mmHg以上であればNPPV適応になります。①の自覚症状がない場合でも、日中の$PaCO_2$が60mmHg以上であればNPPVの適応です[14]。

　ただ、自覚症状については注意が必要で、高二酸化炭素血症に長年慣れてしまった患者は、自覚症状を当然のこととして受け入れて不快を訴えない場合もあります。こういう患者にNPPVを導入して高二酸化炭素血症が改善すると、その時点で初めて自覚症状に気づき、今となってみれば、NPPV導入前は不快だったと初めて訴えることがあります。これはレスポンスシフトといって、他疾患でも日常しばしば経験する現象です[14]。

　上記の所見がなくても、高二酸化炭素血症を伴う急性増悪の入院を繰り返す症例はNPPVの適応になります。また、実際、慢性呼吸不全の患者の在宅酸素やNPPV導入は、急性増悪入院時に酸素なりNPPVなりを開始して、そのまま導入という流れになることがよくあります。ただし繰り返しますが、あくまでも基本は普段の動脈血液ガス所見です。「悪化したら導入すればいいか」という気持ちで見ていると手遅れになることもあります。

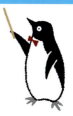

慢性安定期の在宅酸素療法患者において、動脈血液ガスをこまめに採血して$PaCO_2$をフォローする手間を惜しまないようにしてください。

HFTとの使い分け

　RTDによる慢性呼吸不全は高二酸化炭素血症が問題となっている症例がほとんどで、NPPVよりもHFTが第一選択になる症例はあまり多くありません。ただHFTはその高いフローで鼻咽頭の解剖学的死腔を洗い流す効果があり[14]、死腔が減少することで肺胞換気量が増加して、結果的にCO_2の排出量を増加させます。故に通常の鼻カニューラによる酸素療法よりは、低FIO_2のHFTの方が理にはかなっています。ただし現時

点でまだ在宅HFTの保険適用がないこと、大量に消費する加湿用の滅菌精製水を安定的に確保するのが難しいことなど、現時点では問題が多く、実際の導入は難しいのが現状です。

NPPV設定の考え方

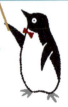

RTD患者に対するNPPVにおいて、使用する換気モードは症例によって異なりますが、以下に概要を示します。3つに分けてみましょう。

①SモードやS/Tモードのように基本的には患者の呼吸に人工呼吸器が合わせるモード
②Tモードのように人工呼吸器に患者が合わせるモード
③PAVやVAPSのように患者の自発呼吸に合わせて換気量を自動で調整するモード

4章-1（p.160～）にもあったように、一見、自発呼吸を生かした優しいモードのSやS/Tモード、自発呼吸を完全に無視した非人間的なTモードという印象を持たれる人は多いですが、自発呼吸に伴う呼吸筋疲労はかえって、①SやS/Tモードの方が、②Tモードよりも多く見られ、患者がうまく合わせてくれるなら、②Tモードの方が呼吸筋の休息という観点では優れている可能性があります[15]。実際に長期NPPVを導入された肺結核後遺症の患者でモード別に比較したところ、①S/Tモードをはじめとする自発呼吸を生かしたモードと、②Tモードをはじめとする人工呼吸器に患者が合わせるモードでは、血液ガスの改善こそ両群間に差はなかったのですが、10年後の生存率では後者②の方がより高かったという報告もあります[16]。

前述の通りRTDは換気量が少なくなり、夜間REM睡眠時にさらにその傾向が著明になります。故に吸気開始時の流量変化が小さくなり、トリガーがかかりにくくなります。この面からも、S/TモードよりTモードの方が優れている可能性が示唆されます。

RTD症例では、導入時にS/TとTモードを両方試してみて、患者がTモードの方を好むようならそちらを選択するのが良いと考えられます。③の自動調整するモードは近年好んで使用されていますが、RTDに対しては呼吸努力の軽減・夜間$PaCO_2$のコントロールといった面からも従来のモードに比してやや劣るという報告があります[17, 18]。これは、もともと呼吸調整に難があるような換気不全患者において、自発呼吸を生かす形で換気量を調整するというコンセプトがそもそも厳しいということなのかもしれません。

ほかの項目の調整のポイントを以下に示します。

1. （Tモードにおける）換気回数・IPAP圧

　Tモードにおいては、そもそも患者の自発呼吸を消すという基本コンセプトがあるので、患者に自発呼吸する暇を与えないように、24回/min前後というやや多めの換気回数に設定します。そしてIPAP圧もS/Tモードより2〜4cmH₂O程度高めにします。ややきつめにも見えますが、ここで変に手加減をすると、設定分のみで換気量が保てなくなるため、余分な呼吸努力を惹起したり、同調が悪くなったりするので注意が必要です。

2. トリガー感度・ライズタイム

　前述のようにRTD患者では換気量が少なくなり吸気努力を捉えにくくなるため、吸気トリガーはやや敏感に設定します。

　NPPVの呼気トリガーは、ピークの吸気流速に比して、何%まで落ちたらそろそろ吸気が終わると判断してIPAPからEPAPに切り替わるという設定になっています。敏感にすると流速が少しでも落ちたらEPAPに切り替わり、鈍感にすると流速がかなり落ちないとEPAPに切り替わりません。

　RTDは、イメージするなら小さくて硬い肺・硬い胸郭です。故に吸気のときは通常に比べてすぐに吸気流速は落ちてしまいます（図2）。したがってRTDでは呼気トリガーはやや鈍感に設定して、IPAPの一定の時間を確保し換気量を維持します。

　また、小さくて硬い肺・硬い胸郭であるRTDは、急に肺が膨らむと圧を強く感じる症例が多いので、ライズタイムは長めに設定して、圧が急に上がりすぎないようにします。

> 大きくて柔らかい肺であるCOPDはこの逆で、圧がある程度急にしっかり入った方が楽と感じる患者が多いので、ライズタイムは短めに設定します。

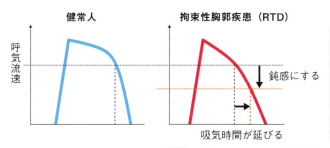

図2 健常人とRTDの吸気流速イメージ

RTDでは吸気流速がすぐに減ってしまうため、ピークの流速からの減少を基準にした呼気トリガー設定では、健常人と同じ設定ではすぐに呼気に変わってしまいます。故に呼気トリガーを鈍感にすることで吸気時間を確保しています。

一例、症例を示します。

> ## 症例提示
>
> **76歳、女性。強度脊椎側弯症、Ⅱ型慢性呼吸不全（図3）**
>
> 　2016年11月に肺炎・呼吸不全で近所の急性期A病院に入院、その後退院・CO_2ナルコーシスで再入院を繰り返していました。在宅NPPVを試みるも同調不良、かつ装着手技習得不能にて、なかなか導入ができませんでした。2018年8月にNPPV導入目的で当院に転院となりました。
>
> 　入院前までNPPVは、S/Tモード、IPAP 9cmH₂O、EPAP 4cmH₂Oの設定とされていましたが、呼吸は頻回の自発呼吸で、なおかつ換気量も少ない傾向にあったため、当院転院後Tモードに変更し、IPAP 18cmH₂O、EPAP 4cmH₂O、吸気時間0.9秒、呼吸回数26回/min、ライズタイム250msecとしました。この設定でスムーズに受け入れられて、日中徐々に練習し使用時間を延ばしていき、数日後から夜間装着が可能となりました。
>
> 　動脈血液ガスは、入院時pH 7.356、$PaCO_2$ 65.1mmHg、PaO_2 62.0mmHg、HCO_3^- 35.6mmol/L（酸素カニューラ1L/min）でしたが、NPPVが安定して使用できるようになった約1カ月後にはpH 7.479、$PaCO_2$ 42.4mmHg、PaO_2 92.7mmHg、HCO_3^- 30.8mmol/L（酸素カニューラ1L/min）まで改善していました。
>
> 　包括的呼吸リハビリテーションを追加して、在宅の状況を整え、自宅でも自力で装着できる練習をして、同年11月に退院となりました。2019年6月現在もお元気です。
>
>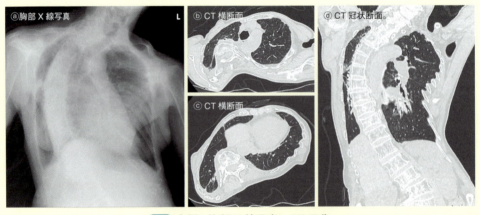
>
> **図3　症例の胸部X線写真とCT画像**
> 強度の側弯で胸郭変形が起こり、肺が圧迫されています。

　この症例で良かった点は、まずTモードに変えて圧と呼吸回数を上げたことで、呼吸がNPPVに合うようになったことが挙げられます。これで長時間の装着ができて、夜間も着けられるようになりました。またA病院で練習していた機械は、性能は良いのですが、タッチパネルで操作が煩雑であるため、この年齢の患者が自力で操作するのは厳しい状況でした。当院で導入したのはボタンも少なく、基本的にスイッチのON・

OFF以外は機械を触る必要がないものだったので、患者も気分的に楽になったようでした。またこの習得を献身的に援助した多職種スタッフの努力も大きい要因でした。

あと、A病院が急性期病院であり、長期の入院が不可能であったのに比し、当院は慢性期のリハビリテーション入院を受け入れているため、月単位で腰を据えた多職種参加型の包括的なリハビリテーションと教育入院ができる環境であったことは大きかったようでした。

最後に付け加えますが、私はA病院のことを悪く言うつもりまったくありません。当院で対応できないような急性期や先進的な医療は逆にいつもA病院のお世話になっています。病院にはそれぞれ役割があります。それぞれの病院が得意な分野を持ち、協力して患者を診ること。またそれぞれの職種が得意な分野を生かして、協力して患者を診ることは非常に大切であることを、この患者を通じて再度痛感した次第でした。

引用・参考文献

1) Bredin CP. Pulmonary function in long-term survivors of thoracoplasty. Chest. 95 (1), 1989, 18-20.
2) 毛利昌史ほか. 肺結核後遺症による在宅酸素療法症例の検討. 結核. 71 (11), 1996, 597-601.
3) 日本呼吸器学会 NPPV ガイドライン作成委員会 編. NPPV（非侵襲的陽圧換気療法）ガイドライン. 改訂第2版. 東京, 南江堂, 2015, 114p.
4) Kimura H. et al. Nocturnal oxyhemoglobin desaturation and prognosis in chronic obstructive pulmonary disease and late sequelae of pulmonary tuberculosis. Respiratory Failure Research Group in Japan. Intern Med. 37 (4), 1998, 354-9.
5) 花田伸英ほか. 在宅酸素療法中の慢性呼吸器疾患患者における睡眠時低酸素血症. 日呼吸会誌. 38 (1), 2000, 17-23.
6) Leger P. et al. Nasal intermittent positive pressure ventilation: long-term follow-up in patients with severe chronic respiratory insufficiency. Chest. 105 (1), 1994, 100-5.
7) Simonds AK, Outcome of domiciliary nasal intermittent positive pressure ventilation in restrictive and obstructive disorders. Thorax. 50 (6), 1995, 604-9.
8) 坪井知正. 鼻マスク陽圧換気法を長期人工呼吸療法として導入した慢性呼吸不全41症例の検討. 日本胸部疾患学会雑誌. 34 (9), 1996, 959-67.
9) Clinical indications for noninvasive positive pressure ventilation in chronic respiratory failure due to restrictive lung disease, COPD, and nocturnal hypoventilation--a consensus conference report. Chest. 1999, 116 (2), 521-34.
10) Hill NS. et al. Efficacy of nocturnal nasal ventilation in patients with restrictive thoracic disease. Am Rev Respir Dis. 145 (2Pt 1), 1992, 365-71.
11) Petitjean T. et al. Sleep and respiratory function after withdrawal of noninvasive ventilation in patients with chronic respiratory failure. Respir Care. 53 (10), 2008, 1316-23.
12) Jäger L. et al. Increased survival with mechanical ventilation in posttuberculosis patients with the combination of respiratory failure and chest wall deformity. Chest. 133 (1), 2008, 156-60.
13) Gustafson T. et al. Survival of patients with kyphoscoliosis receiving mechanical ventilation or oxygen at home. Chest. 130 (6), 2006, 1828-33.

6章 疾患・病態別にNPPV管理をおさえよう！

9 小児の場合

独立行政法人国立病院機構八雲病院 小児科　診療部長　石川悠加　Ishikawa Yuka

NPPVの有用性

1．NPPVガイドラインにおける推奨度

　NPPVガイドラインでは、小児の神経筋疾患の慢性呼吸障害の管理にNPPVは有効です（エビデンスレベルⅣ、推奨度C1）[1]。そして、神経筋疾患以外の小児の慢性呼吸障害に対しては、NPPVを慎重に適応します（エビデンスレベルⅤ、推奨度C1）[1]。

　最近では、神経筋疾患や中枢性肺胞低換気症候群（congenital central hypoventilation syndrome；CCHS）の長期人工呼吸の有効性に基づいて、いろいろな希少疾患に対する長期人工呼吸の効果を期待して良いと考えられます[2～4]。

　また、小児におけるNPPVへの協調性の欠如は、経験あるセンターでは問題になりません[2～4]。適応が的確で、熟練したスタッフと技術を用いて好みに合わせて調整することにより、大半の子どもは治療の効果を体感して耐容し、要求もします[2,3]。

2．気管切開との比較

　長期人工呼吸には気管切開とNPPVがありますが、気管切開人工呼吸は子どものボディイメージに影響を与え、発達に重大な障害となり、在宅人工呼吸のリスクがNPPVに比べて高くなります[2～4]。このため、できるだけNPPVを活用して、気管切開を回避することが強く推奨されています[2～4]。

NPPV の適応基準

1. 睡眠呼吸モニターによる判断

小児の場合、NPPV の適応や条件調整については研究報告が少なく、解明されていないことが多くあります[5]。呼吸機能検査が実施できない症例もあるため、血液ガス分析で適応を判断します[2, 3]。血液ガスの異常は覚醒時より先に睡眠時に認めやすく、小児の神経筋疾患では、覚醒時の約2年前から睡眠時の異常が起こります[5]。小児に対する睡眠ポリグラフは大変なスキルが必要なため、睡眠時のパルスオキシメーターによる SpO_2 と経皮二酸化炭素分圧（transcutaneous CO_2 partial pressure；$PtcCO_2$）により適応を判断するのがよいとされています[5]。このため、睡眠呼吸障害を疑う症例（表1）に、睡眠呼吸モニターを行い、NPPV 適応を判断します（表2）[5]。

表1 小児で睡眠呼吸障害を疑い睡眠呼吸モニター（SpO_2 および経皮 CO_2 モニター）測定を実施する目安[1, 3, 5, 9]

1か2の場合

1. 慢性肺胞低換気症状
    1) 年長児や思春期の患者
       慢性肺胞低換気症状（疲労、息苦しさ、朝または持続性頭痛、朝の倦怠感や疲労感や嘔気や食欲不振、日中のうとうと状態と頻回の眠気、睡眠時に頻回に覚醒、睡眠時の体位交換の増加、嚥下困難、集中力低下、頻回の悪夢、呼吸困難の悪夢、呼吸障害による心不全徴候や症状として発汗や頻脈、下腿浮腫、イライラ感、不安、尿意による睡眠時に頻回の arousal、学習障害、学業成績低下、過度の体重減少、筋肉痛、記憶障害、上気道分泌物の制御困難、肥満、言葉が途切れがち、補助呼吸、胸腹部の呼吸パターンの異常、頸部前屈の弱化、移動時や食事中のチアノーゼ）
    2) 2歳以下の小児
       頻呼吸、陥没呼吸、体重減少や体重増加不良、泣き声が弱い、効果的な咳ができない、食べ物や唾液が咽頭や喉頭周囲に貯留、繰り返す発熱や気道感染症、気道の過敏性、奇異呼吸

2. 肺活量低下（%肺活量＜50% 目安）

表2 小児に対する NPPV 導入の基準：睡眠時 SpO_2 および経皮 CO_2 モニター[1, 3, 5, 9]

- 最小 SpO_2 ＜ 90%
- 最高経皮 CO_2 ＞ 50mmHg
- SpO_2 ＜ 90% が全睡眠時間の 2% 以上
- 経皮 CO_2 ＞ 50mmHg が全睡眠時間の 2% 以上

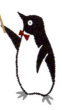

睡眠時の呼吸モニターで NPPV の適応とならない場合、再度症状が悪化した場合や、肺活量低下例では年1回程度測定します。

2. NPPV 導入・継続の判断

　NPPVを実際に導入する場合、小児NPPVに熟練した専門多機能のセンターで行います[5]。NPPVの耐久性や効果により継続するかどうかを判断します。不快の方が強くNPPVの効果を実感できず睡眠に至らない場合は、いったん中止して、3〜6カ月間は症状に気をつけながら経過を観察し、再度モニターを行います。

　中には、睡眠時の症状や血液ガスの異常がタイムリーに発見されないまま、上気道炎による急性呼吸不全に対するNPPV使用後に、睡眠時の使用を開始することもあります。

3. 本人の意思確認の困難さ

　小児の場合は、本人の意思確認が困難なことが多く、家族と主治医や医療スタッフでの十分な話し合いによりNPPVの導入を選択します。ただし、気管切開や窒息を避けるために実施される種々の呼吸ケアや呼吸理学療法も、緊張や疲労などを誘発しやすく、期待される効果が得られにくく、副作用も把握しにくいので注意します。

4. 気道クリアランスの評価

　在宅NPPVを効果的に安全に使用するためには、気道分泌物（痰）や異物が喀出できる気道クリアランスが重要です[2,3]。

　12歳以上の指標では、咳のピークフロー（cough peak flow；CPF）が270L/min以上あれば、上気道炎や誤嚥時も、気道分泌物や異物を喀出できます[6,7]。これ以下では、徒手や機械による咳介助をしなければ、気道感染時の肺炎や無気肺、呼吸不全急性増悪、誤嚥性肺炎、窒息に陥ります。測定できない低年齢（一般に6歳以下）や理解度が低い場合は、咳の音、発熱や上気道炎の頻度や回復遅延、肺炎や無気肺、誤嚥性肺炎、急性呼吸不全増悪の病歴から、咳が弱い可能性を推測します。

5. 咳介助の実際

　自力の咳が弱い場合、徒手による咳介助でCPFを高めます[6,7]。徒手による咳介助は、送気されたエアを肺に溜めた後、声門を開くと同時に、胸部や腹部を圧迫します。送気は、最大強制吸気量（maximum insufflation capacity；MIC）を得る手技を使用します[6]。救急蘇生バッグ（バッグバルブマスク）の送気、量調節式人工呼吸器を用いたNPPVの一回換気量を2〜3回溜める方法、舌咽呼吸（glossopharyngeal breathing；GPB）があります[6]。

　しかし、徒手による方法は、小児では効果的に実施できない場合や、痰や異物でむせ

ているときには困難な場合もあるので、機械による咳介助（mechanical insufflation-exsufflation；MI-E）にアクセスできるようにしておきます[6, 7]。

HFT との使い分け

　成人と同様、$PaCO_2$ が 49mmHg 以下の場合は、酸素投与またはハイフローセラピー（HFT）の適応の可能性があります。ただし、$PaCO_2 \geq 50mmHg$ であったり、神経筋疾患の場合は、CPAP より換気補助を行うモードで NPPV を行う必要があります[2]。

NPPV 設定の考え方

1. 小児の NPPV 条件設定のコツ

　小児の生理的特徴を踏まえて、睡眠時 SpO_2 および経皮 CO_2 モニターが正常化または正常にできるだけ近くなるように NPPV の条件設定を行います（表3）。

　小児の NPPV 条件設定においても、圧調節換気か量調節換気かを選択します[2, 3]。一般に、二相性陽圧換気または bilevel PAP（bilevel positive airway pressure）は、6歳以下、理解度が不十分な患者、咽頭や喉頭機能が低下している患者、肺活量低下が軽度な患者に好まれやすいといわれます。bilevel PAP の呼気圧（EPAP）は、酸素化やトリガー感度に問題がなければ最小値を基本とします[5, 8]。また、小児において、理由は不明ですが、睡眠時に圧調節の量保障換気（VAPS モードなど）もよく使われます[5]。ただし、会話や食事をする際には、呼気弁回路を使用した PEEP ゼロの量調節が有用です[2, 3]。このため、昼間と夜間で NPPV 条件設定を変更することもあります[8]。

2. トリガー感度の限界

　低年齢や呼吸筋力低下例においては、現状の携帯型人工呼吸器のトリガー感度調節に限界があります[8, 9]。トリガーの感度を上げると浅表性多呼吸になり、トリガーの感度を鈍くすると呼吸仕事量が増え、睡眠時などはほとんどトリガーされません。このため、補助／調節換気（assist control；A/C、機種によっては spontaneous/timed；S/T と記載）モードだけでなく、自発呼吸があってもコントロール（機種によっては T と記載）モードを活用することもあります。

表3 小児の呼吸の生理的特徴をふまえた NPPV 条件設定 [3, 9]

小児の呼吸の生理的特徴	NPPV 条件設定の配慮点
● 気道が細いため、気道狭窄がある場合の気道抵抗は大きい。	● 気管挿管に比べて、NPPV では高い圧を要することがある。
● 体重当たりの一回換気量は成人と変わらないが、成人より呼吸が速く、一回換気量や呼吸数が不規則になりやすい。 ● 睡眠のステージ、発熱、感染により換気補助の必要度が変化する。	● 条件変更を適宜行ったり、覚醒時と睡眠時の条件を別々に設定したり、発熱時の条件をつくっておく。
● 横隔膜が成人に比べて水平に付着しているため呼吸仕事量が大きく、体重当たりの酸素消費量が高い。 ● さらに、疲労に強い筋肉のタイプ1線維が少なく、疲れやすい。 ● 代謝需要が高いため、末梢組織が低酸素血症になりやすい。	● 自発呼吸をトリガーする場合、十分なバックアップ回数を設定する。
● 筋力低下のある子どもでは適切なトリガーを設定することが困難になりやすい。 ● 呼気トリガーにより吸気が不十分に終了することがある。	● 自発呼吸があっても調節換気を活用することもある。睡眠時に呼気トリガーのために吸気が途中で終了している場合は、呼気トリガーを使用しない。
● 低年齢なほど肺や胸郭のコンプライアンスは高い。 ● 肺の側副気道が未発達なため（特に右中葉と下葉）、虚脱しやすく、無気肺になりやすい。	● 十分な呼吸運動が観察される圧や量を設定する。
● 脳性麻痺などの重症心身障害児や進行した神経筋疾患では、肺や胸郭のコンプライアンスが低下する。	● 十分な圧や量を設定する。吸気時間を長くしたり、ライズタイムをゆっくりにして肺に空気が入りやすいようにする。
● 小児ではインターフェイスの種類が限られる。 ● フィッティングが不良なほど、インターフェイスの死腔の割合やエアリークが大きい。	● 死腔やエアリークの分を代償できるように十分な一回換気量になる条件を設定する。
● 気道の乾燥が起こりやすい。	● 加温加湿を十分に行う。人工鼻は使用できない。

3. 小児のインターフェイス

　小児の在宅 NPPV のインターフェイスは鼻マスクが主流です [5, 8]。小児では、成人に比べてインターフェイスの種類がまだ限られていますが、NPPV の増加に伴い、世界中で小児用インターフェイスも開発が進められています [5]。

4. 神経筋疾患の睡眠時 NPPV の注意点 [10]

　小児神経筋疾患において、NPPV は睡眠呼吸障害を引き起こすこともあります。それは、トリガー不良、自動トリガー、中枢性無呼吸、声帯閉鎖が起こることにより、中途覚醒の増加、アドヒアランス低下、睡眠深度の不良を引き起こすからです。特に、声帯閉鎖は、上気道から下気道へエアが急激に入り CO_2 が低下した際に、過換気の防止や

下気道の保護のために反射的に声帯が閉まるものです。神経筋疾患では、肺のガス交換機能は障害されていないため、肺実質疾患に比べて声帯閉鎖が起こりやすい傾向があります。そこで、CO_2 を低下させすぎないように睡眠モニターで確認します。そして、低換気のプロトコルと呼吸の問題の特定とトラブルシューティングに熟達した技術スタッフにより、NPPV 条件を調整します。

5. NPPV の長期管理

NPPV の経験があるセンターと近くの医療機関と連携してフォローします[2,3]。NPPV 導入後は、年に 1 回以上、または、新たな症状出現時、昼間や睡眠時の呼吸モニターを行います[2,3]。原疾患の進行、加齢により、$PtcCO_2$ を正常に維持し、呼吸筋疲労を起こさないために NPPV 使用時間を増やします[8]。

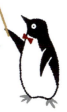

覚醒時の使用に際しては、褥瘡や顔面変形予防、食事や会話や電動車いす使用にも適したインターフェイスをできるだけ複数選定します[8]。

引用・参考文献
1) 日本呼吸器学会 NPPV ガイドライン作成委員会 編. "小児". NPPV（非侵襲的陽圧換気療法）ガイドライン. 改訂第 2 版. 東京, 南江堂, 2015, 143-7.
2) Windisch W. et al. German National Guideline for Treating Chronic Respiratory Failure with Invasive and Non-Invasive Ventilation : Reviced Edition 2017-Part 1. Respiration. 96（2）, 2018, 66-97.
3) 前掲書2). Reviced Edition 2017-Part 2. 171-203.
4) Amin R. et al. Pediatric home mechanical ventilation : A Canadian Thoracic Society clinical practice guideline executive summary. Canadian Journal of Respiratory, Critical Care, and Sleep Medicine. 1（1）, 2017, 7-36.
5) Amaddeo A. et al. Long-term non-invasive ventilation in children. Lancet Respir Med. 4（12）, 2016, 999-1008.
6) 日本リハビリテーション医学会 神経筋疾患・脊髄損傷の呼吸リハビリテーションガイドライン策定委員会. 神経筋疾患・脊髄損傷の呼吸リハビリテーションガイドライン. 東京, 金原出版, 2014, 29-42.
7) Chatwin M. et al. Airway clearance techniques in neuromuscular disorders : A state of the art review. Respir Med. 136, 2018, 98-110.
8) 日本呼吸療法医学会 小児在宅人工呼吸検討委員会 編. "NPPV". 小児在宅人工呼吸療法マニュアル. 2017, 16-38.
9) Hull J. et al. British Thoracic Society guideline for respiratory management of children with neuromuscular weakness. Thorax. 67（Suppl 1）, 2012, i1-i40.
10) Aboussouan LS. et al. Sleep-Disordered Breathing in Neuromuscular Disease : Diagnostic and Therapeutic Challenges. Chest. 152（4）, 2017, 880-92.

6章 疾患・病態別にNPPV管理をおさえよう！

10 神経筋疾患（ALS）

東京都立神経病院 脳神経内科 医長　**木田耕太**　Bokuda Kota
国際医療福祉大学医学部医学教育統括センター 教授　**荻野美恵子**　Ogino Mieko

NPPVの有用性（エビデンスレベルⅡ）

　筋萎縮性側索硬化症（amyotrophic lateral sclerosis；ALS）は主に運動をつかさどる神経の障害により全身の筋力が低下する神経変性疾患です。呼吸筋麻痺による換気不全や、痰の喀出力低下による気道クリアランスの低下、球麻痺による舌や咽頭筋力の低下により嚥下障害をきたし唾液や食物の誤嚥・気道閉塞のリスクが高まるなど呼吸・気道のトラブルが経過中に出現します。これらの障害はALS患者のQOLを低下させるのみならず、生命予後にも直結し、一般に人工呼吸療法を行わない場合、生命予後は平均3〜5年程度と考えられています。
　NPPVはALS患者の生命予後を13カ月改善させる[1]だけでなく、呼吸困難感、睡眠の質を改善し、QOLを向上させると報告され[2,3]、各種ガイドラインで推奨されています[4]。NPPVについては球麻痺があり嚥下障害や流涎が目立つ患者では唾液や食塊の押し込みによる気道閉塞を生じ得るため、四肢発症型の患者と比して有用性が低いと考えられていましたが、球麻痺型の方が予後が良いとの報告もあり[1]、病型にかかわらずすべての患者に試みるべき人工呼吸療法であると考えられます。

NPPVの適応基準
〜どのような状態になった場合に在宅NPPVを導入するのか〜

　一般に呼吸不全に対する補助呼吸の開始にあたっては、NAMDRC（National Association for Medical Direction of Respiratory Care）の呼吸補助の基準を参考にすることが多いですが（表1）[5]、ALS患者については、呼吸障害が疑われる徴候

表1 呼吸補助の基準（文献5より引用）

- $PaCO_2$ が45mmHg以上
- 睡眠中に $SpO_2 < 88\%$ の時間が5分以上持続
- %FVC < 50%、あるいはMIP < 60%

がある場合には本基準より早期の導入が必要であると考えられます。

米国神経学会のガイドラインでは、NPPV の開始基準として、起坐呼吸の出現、鼻腔吸気圧（SNIP）＜ 40cmH$_2$O、最高吸気圧（MIP）＜ －60cmH$_2$O、終夜 SpO$_2$ の異常、または FVC ＜ 50％と記されています[6]。特に、FVC など覚醒下で行われる呼吸機能検査で異常が目立たない場合でも、睡眠中に低換気や上気道閉塞の悪化などによる呼吸障害が顕在化する場合があり注意が必要です。終夜 SpO$_2$ モニターや呼気終末二酸化炭素分圧（EtCO$_2$）や経皮的二酸化炭素分圧（PtcCO$_2$）モニタリングによる評価も適応評価に有用で、PtcCO$_2$ ＞ 50mmHg が睡眠中に 10 分以上持続する場合に NPPV の適応とされています[7]。SpO$_2$ ＜ 88％が、全睡眠時間の 5％以上[4]、また睡眠ポリグラフ検査による睡眠時低換気も NPPV の適応となります[8]。呼吸機能検査（表2）[9,10]）所見のみならず呼吸障害を疑わせる臨床徴候（表3）[9]）としては、頻呼吸や、頻脈、補助呼吸筋の収縮などの身体所見や日中の眠気、夜間の中途覚醒、頭痛、倦怠感などの自覚症状などがあり、これらの徴候が見られたら努力肺活量（FVC）の低下や SpO$_2$ の低下が目立たなくとも NPPV の開始を検討します。横隔神経伝導検査では、活動電位の頂点間振

表2 ALS の病初期の呼吸機能障害を示唆する徴候（文献 9、10 より引用・改変）

- 声が小さい、途切れる
- 食事量が減る、食事に時間がかかる、食事で疲れる
- 咳が出る、痰が切れない
- 夜間の中途覚醒、断眠
- 頭痛
- 日中の眠気
- 日中の倦怠感
- 頻呼吸
- 頻脈

表3 ALS 患者の呼吸機能の評価指標（文献 9 より引用）

1. 症状
2. 身体所見
3. 努力肺活量（forced vital capacity；FVC）
4. フローボリューム曲線
5. 最大吸気圧・最大呼気圧
6. 最大咳嗽流速（peak cough flow；PCF）
7. 酸素飽和度（saturation of peripheral oxygen；SpO$_2$）
8. 動脈血ガス分析（arterial blood gas analysis；ABG）
9. 横隔膜内外圧差
10. 鼻腔吸気圧（sniff nasal inspiratory pressure；SNIP）
11. 終夜 SpO$_2$ モニター
12. 睡眠ポリグラフ
13. 終末呼気二酸化炭素濃度（end tidal CO$_2$：EtCO$_2$）、経皮的二酸化炭素分圧（PtcCO$_2$）
14. 横隔神経伝導検査

幅が 0.4mV を切るとその後の生命予後が悪いと報告されており、NPPV の導入を検討する一つの基準となると考えられています[11]。

最近のレビューに示された NPPV 導入にあたっての指標を表4にまとめたので参考にしてください[12]。

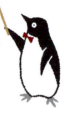

表4 ALS 患者の NPPV 導入にあたっての呼吸筋麻痺や低換気についての簡便な指標（文献 12 より改変・引用）

測定法	推奨閾値とコメント
VC（肺活量）	＜80〜＜50% 簡便で患者宅、クリニックのベッドサイドで日常的に施行可能 坐位から臥位で VC ＞20% の低下が見られる場合には横隔膜の筋力低下を反映
MIP（最高吸気圧）	40〜60cmH$_2$O MIP ＞ 80cmH$_2$O は、吸気筋力低下が除外される MIP ＜ 40cmH$_2$O は、低換気に瀕している人の指標 口腔顔面の筋力低下を有する患者では漏れの影響を受けるため実施困難である 患者の努力に依存する
SNIP（鼻腔吸気圧）	＜ 40cmH$_2$O 基準値＞ 70cmH$_2$O（男性）および＞ 60cmH$_2$O（女性） SNIP ＜ 40cmH$_2$O は低換気のリスクがある ALS 患者の識別感度が VC、MIP より高い MIP と SNIP の両者は横隔膜筋力より、むしろ全体的な吸息筋機能を評価
横隔膜超音波	測定方法や閾値の標準化にはいまだ至っていない
睡眠時 SpO$_2$	＜ 90%の時間が ＞ 5〜10% 肺疾患の合併や酸素投与下での測定は有用ではなく注意が必要

このように、長期的な予後を考えると早期導入が推奨されますが、そのような時期では患者自身は呼吸困難感を自覚していないため、入院による QOL の低下を嫌い、NPPV 導入のためだけに入院することを拒否する患者も多くみられます。NPPV 導入時点では生命の危険性は少なく、在宅でも導入が可能なため、前述の初期の呼吸不全の身体徴候もしくは検査異常が見られたら、まずは短時間から在宅で導入を試みることが早期導入には重要となります。どうしても導入がうまくいかないときや、さらに良い設定条件を模索するときなどには必要に応じて入院での検討を考えます。

HFT との使い分け
〜HFT が検討される場面もしくは検討されるべきでない場面〜

一般に ALS のようなⅡ型慢性呼吸不全には、換気補助が不十分とされるハイフローセラピー（HFT）は理論的に推奨されず、これまであまり試されてきませんでした。

しかし、急性呼吸不全を呈した神経筋疾患に対する HFT の有効性に関する症例報告[13]もあり、HFT でも死腔の減少などから換気効率が向上する可能性や、NPPV よりもアドヒアランスが良い点やコストの面でも、病態・状況により検討する価値があるかもしれません。ただし、しっかりとした換気補助を期待するときには NPPV を優先すべきと考えます。

NPPV 設定の考え方 〜圧、呼吸数の設定など〜

1. 在宅 NPPV 導入期

スムーズな導入を行う上でも、より早期での導入が望ましいです。患者の使用感に基づき、導入初期には低圧で、短時間（10〜30 分程度の場合も）から開始し数日〜1 週間程度をかけて徐々に慣らします。

> NPPV の効果を考えると早期から夜間睡眠時に使用することが推奨されますが、実際には日中短時間から導入し、徐々に使用時間を延ばして睡眠時の使用へと移行します。

NPPV の導入にあたっては、なるべく装着による圧迫感などの不快感の少ない EPAP 2〜4cmH$_2$O、IPAP 6〜8cmH$_2$O 程度の低圧で開始し、自発呼吸に同調し、バックアップも可能な S/T モードで行うことが多いです[14]。NPPV 導入初期から、終日 NPPV を必要とする人工呼吸への依存度が高い患者に至るまで、一貫してプレッシャーコントロールを継続することが多いですが、プレッシャーコントロールと、ボリュームコントロールのいずれが有用かなど、推奨される換気モードについてはまだ明確なコンセンサスは得られていません[15]。吸気時間については、特に導入時には 1 秒以内に設定すると陽圧換気による呼吸困難感を感じにくいようです。導入後、必要に応じて 1〜1.6 秒程度に吸気時間を調整します[12]。マスク・インターフェイスの選択およびフィッティングも導入にあたっては重要です。近年では、鼻マスクや鼻口マスクだけでなく、球麻痺や口輪筋麻痺が軽度の患者において、マウスピース型のインターフェイスを使用するケースもあります。

2. 維持期～合併症のコントロールなど～

　当初は夜間のみの装着で、日中は外して過ごすことができていた場合でも、食事や入浴、排泄などの労作時にも呼吸困難感を感じ、NPPVを使用する時間が増え、次第に使用時間が延長していきます。唾液が多い患者では低圧持続吸引の併用や、薬剤による唾液のコントロールを行うこともあります。また、cough peak flow（CPF）＜270L/minの患者については、機械的排痰補助（MI-E）の併用を考慮します[16]。さらに、早期から呼吸リハビリテーションを行うことも有用です。IPAPは呼吸状態により上げていくこととなりますが、終日使用になる前に、どこまでNPPVを継続するのか、TPPVへの移行や緩和ケアについての意思決定について、十分に確認しておくことが大切です[9,17]。NPPV導入期から維持期における推奨セッティング[12]については、表5に示します。

表5 ALS患者に推奨されるNPPVセッティング（文献12より引用）

セッティング	導入時	目標
モード	プレッシャーコントロール（S/T）	プレッシャーコントロール（A/C）
プレッシャーサポート（cmH₂O）	4～6	10～12
EPAP（球麻痺のない／軽い患者）	4	4
EPAP（球麻痺の強い患者）	4	6～14 もしくは自動EPAP
バックアップ換気（回/min）	14	16～20
ライズタイム（msec）	200	400以内
吸気トリガー	中等度	中等度
呼気トリガー	中等度（ピークフローの50%）	中等度（ピークフローの50%）
吸気時間（sec）	Ti min～Ti max：0.8～1.6	Ti min～Ti max：0.8～1.6

3. 進行期～緩和ケアについて～

　NPPVでの呼吸障害のコントロールが限界に達する時期がいずれ訪れます。段階的に予後を予測しながらスムーズに緩和ケアや、TPPVに移行できることが理想的ですが、唾液による窒息やマスク外れなど予期せぬ突然死なども起こることがあり、導入期、さらには導入前から十分に進行期の方針について意思決定支援を行う必要があります。また、TPPVへの移行を希望しない患者については、NPPVの圧設定をどこまでにするか、さらにNPPVによりCO_2ナルコーシスをきたしにくいため、苦痛の緩和、オピオイド系鎮痛薬の使用なども含め十分に検討した上で適切に導入する必要があります[9,10,17]。

引用・参考文献

1) Berlowiits DJ. et al. Identifying who will benefit from non-invasive ventilation in amyotrophic lateral sclerosis/motor neuron disease in a clinical cohort. J Neurol Neurosurg Psychiatry. 87 (3), 2016, 280-6.
2) Bourke SC. et al. Effects of non-invasive ventilation on survival and quality of life in patients with amyotrophic lateral sclerosis: a randomized controlled trial. Lancet Neurol. 5 (2), 2006, 140-7.
3) Heiman-Patterson TD. NIPPV: a treatment for ALS whose time has come. Neurology. 67 (5), 2006, 736-7.
4) 日本神経学会監修. 筋萎縮性側索硬化症診療ガイドライン 2013. 東京, 南江堂, 2013, 128-9.
5) Clinical indication for noninvasive positive pressure ventilation in chronic respiratory failure due to restrictive disease, COPD, and nocturnal hypoventilation: a consensus conference report. Chest. 116 (2), 1999, 521-34.
6) Miller RG. et al. Practice parameter update : the care of the patient with amyotrophic lateral sclerosis : drug, nutritional, and respiratory therapies (an evidence-based review) : report of the Quality Standards Subcommittee of the American Academy of Neurology. Neurology. 73 (15), 2009, 1218-26.
7) Piper AJ. et al. Sleep hypoventilation: diagnostic considerations and technological limitations. Sleep Med Clin. 9 (3), 2014, 301-13.
8) Prell T. et al. Assessment of pulmonary function in amyotrophic lateral sclerosis: when can polygraph help evaluate the need for non-invasive ventilation? J Neurol Neurosurg Psychiatry. 87 (9), 2016, 1022-26.
9) 清水俊夫. 筋萎縮性側索硬化症における呼吸療法：現状と課題. 神経治療. 34 (3), 2017, 205-8.
10) 近藤清彦. ALS の呼吸器療法. 脊髄外科. 27 (3), 2013, 221-9.
11) Pinto S. et al. Phrenic nerve studies predict survival in amyotrophic lateral sclerosis. Clin Neurophysiol. 123 (12), 2012, 2454-9.
12) Moralet-Panzini C. et al. NIV in amyotrophic lateral sclerosis: The 'when' and 'how' of the matter. Respirology. 2019, doi: 10.1111/resp.13525
13) Diaz-Lobato S. et al. Efficacy of high-flow oxygen by nasal cannula with active humidification in a patient with acute respiratory failure of neuromuscular origin. Respir Care. 58 (12), 2013, e164-7.
14) 荻野美恵子. "筋萎縮性側索硬化症における呼吸ケア". 標準的神経治療：重症神経難病の呼吸ケア. 神経治療. 30 (2), 2013, 203-6.
15) Sancho J. et al. Non-invasive ventilation effectiveness and the effect of ventilatory mode on survival in ALS patients. Amyotroh Lateral Scler Frontotemporal Degener. 15 (1-2), 2014, 55-61.
16) Chatwin M. et al. Airway clearance techniques in neuromuscular disorders: a state of the art review. Respir Med. 136, 2018, 98-110.
17) 荻野美恵子. 筋萎縮性側索硬化症の呼吸管理. リハビリテーション医学. 55 (7), 2018, 545-50.

索引

数字・欧文

- 95th Percentile … 183
- Ⅰ型呼吸不全 … 108
- Ⅱ型呼吸不全 … 109
- ADLトレーニング … 147
- AF541フルフェイスマスク® … 45
- AirCurve™10CS-A TJ … 87、103
- AirFit®F20 … 45
- AirFit®N20 … 42
- ARDS（急性呼吸窮迫症候群） … 110、265
- ARDS診療ガイドライン2016 … 266
- Astral 150 … 179、196
- ASVモード … 34、178
- Auto CPAP … 34
- Auto EPAP … 25、89
- Auto Flow®機能 … 60
- Auto PEEP … 117
- Auto PS … 89
- Auto-Trak＋機能 … 58
- AVAPS-AEモード … 83、84
- AVAPSモード … 245
- BCV … 246
- Bi-Flex … 25
- Bi-Flex機能 … 59、83、84、89
- bilevel PAP（二相性気道陽圧） … 11、299
- bi-level PAPモード … 276
- BiPAP A40 … 98、102、195
- BiPAP A40シルバーシリーズ … 83
- BiPAP AutoSV Advanced System One 60シリーズ … 89、178
- BTS／ICSガイドライン … 238
- CARINA® … 60
- C-Flex機能 … 25、58、84
- CO_2ナルコーシス … 238、245、263
- CO_2のリセッティング … 163
- COPD安定期 … 248
- COPD症例 … 166、186
- COPD増悪 … 236
- CPAP … 10
- CPAPモード … 27、28、162、177、262
- CPF … 298、306
- CPVモード … 61
- Digital Auto-Trak機能 … 59、83、84
- Duo-Levelsモード … 61
- EPAP … 10、20、125
- EPR … 25
- ERS／ATSガイドライン … 237
- FiO_2 … 21
- HAMILTON-G5 … 63
- HFTとの使い分け … 240、267、270、275、279、285、291、299、304
- HFT臨床研究 … 249
- High-intensity NPPV … 162
- IPAP … 19、125、292
- iVAPSモード … 81、85、180、184
- Monnal T60 … 61、75
- MPV（マウスピースベンチレーション） … 80
- NAVA … 62、64
- NGチューブパッド … 224
- NIPネーザル®V … 181、208
- NIPネーザル®VE … 81、94、193、219
- NPPV/IPPV汎用型人工呼吸器 … 59、60、61、80、85
- NPPV持ち込み入院 … 211
- Over-The-Noseタイプ … 45、46
- PCVモード … 28、31
- prismaCONNECT … 88
- PrismaCR … 88
- prismaPSG … 88
- $PtcCO_2$ … 212、297、303
- RASS … 144
- S/Tモード … 28、30、32、162、262
- SBT判定基準 … 285
- SERVO-U … 62
- SIMVモード … 32
- Sync Plus®機能 … 60
- Sモード … 28、29、162
- TRI Level … 88
- Tモード … 28、29、162、292
- Under-The-Noseタイプ … 45、47
- V60 … 58、65、113、129
- VAPSモード … 33、179、245、257
- ViVO50 … 80、90、165、175、187、219
- Vsync®機能 … 81、82

あ

- アクティブ回路 … 59
- アクティブPAP回路 … 71
- アクティブフロー回路 … 59、71
- 圧波形 … 114
- アドバンス・ケア・プランニング（ACP） … 139
- アドヒアランス … 206
- アラーム対応 … 129、193、201
- アラーム発生時のトラブルシューティング … 132
- アラーム表示画面 … 131
- アラームメッセージ … 131
- アラーム履歴 … 194、196、197
- アラームレベル … 131
- アンインテンショナルリーク … 69、118、218
- 安全弁 … 40
- アンダーシュート波形 … 119
- 異常波形 … 115
- イベントサマリー … 97
- 医療関連機器圧迫創傷（MDRPU） … 136、227
- インターフェイス … 11、37、300
- インテンショナルリーク … 69、218、233
- インナーフラップ … 49
- ウィスプ小児用ネーザルマスク® … 50
- エアークッション … 38
- エアトラッピング … 117、236、261
- エビデンスレベル … 13、17、111
- エルボー … 234
- 嘔気 … 233
- オーシャンウェーブフォーム … 87
- オートサイクリング … 127、234
- オートトリガー … 176
- オートトリガリング … 126、234、286
- オーバーシュート波形 … 115

オールインワンVOCSNベンチレータ ……… 86

か

開口によるリーク ……… 222
潰瘍 ……… 231
外来 ……… 206
回路抵抗測定 ……… 95
カウンターPEEP ……… 117、261
顔マスク（トータルフェイスマスク） ……… 48
加温加湿器搭載型フロージェネレータータイプ ……… 156
合併症 ……… 111、158、305
換気 ……… 125、158、161
換気回数 ……… 21、292
換気量波形 ……… 115
環境へのストレス ……… 135
看護専門外来 ……… 209
間質性肺炎急性増悪 ……… 277
カンファレンス ……… 204
緩和治療 ……… 279
キーパッドロック ……… 101
気管支喘息発作 ……… 260
気管支喘鳴 ……… 263
気管切開下陽圧換気療法（TPPV） ……… 14
気道クリアランス ……… 298
義歯 ……… 221
吸気感度 ……… 22
吸気時間 ……… 23、117
吸気トリガー ……… 22
吸気努力 ……… 119
急性期NPPV ……… 12
急性期用NPPV ……… 58
急性期用人工呼吸器 ……… 62
胸鎖乳突筋 ……… 122
強制換気 ……… 27
恐怖感 ……… 139
筋萎縮性側索硬化症（ALS） ……… 302
グラフィックモニタリング ……… 113、165、181
クリーンエアASTRAL® ……… 85
クリーンエアVELIA ……… 82、94
経皮CO₂モニター ……… 297
経鼻胃管 ……… 223
航空輸送規格 ……… 61
拘束性胸郭疾患（RTD） ……… 289
高二酸化炭素血症 ……… 161

高濃度酸素 ……… 22、125
呼気トリガー ……… 22
呼気ポート ……… 40
呼吸介助 ……… 151
呼吸器外科術後患者 ……… 286
呼吸補助筋群 ……… 122
呼吸リハビリテーション ……… 146
コンディショニング ……… 147

さ

災害時の対応 ……… 202
最小吸気時間 ……… 24
最大吸気時間 ……… 23
在宅HFT ……… 251
在宅NPPV ……… 160、305
在宅TPPV ……… 18
在宅呼吸ケア白書 ……… 16
在宅人工呼吸（HMV） ……… 16
在宅ハイフローセラピー ……… 251
サポート換気 ……… 26
酸素化 ……… 124、158
酸素濃度 ……… 21
酸素ブレンダータイプ ……… 155
酸素療法 ……… 290
酸素療法モード ……… 61
自己効力感 ……… 206
事故抜管 ……… 14
実測値 ……… 121
自発呼吸トライアル（SBT） ……… 285
終日NPPV ……… 239
周術期 ……… 282
重症肺炎 ……… 268
終末期 ……… 15
主観的情報 ……… 203、206
術後呼吸不全 ……… 283
小児 ……… 296
小児用マスク ……… 50、225
初回導入の手順 ……… 51
初期設定 ……… 108、243
シリコンジェルシート ……… 229
神経筋疾患 ……… 149、300、302
心原性肺水腫 ……… 110、149、273
人工呼吸器離脱困難 ……… 13
侵襲的陽圧換気療法（IPPV） ……… 10
心臓外科術後患者 ……… 285
診療報酬 ……… 212
推奨度 ……… 13、17、111
水滴・分泌物 ……… 118
睡眠呼吸モニター ……… 297
睡眠時呼吸障害 ……… 36

ストラップ ……… 38、53、232
ストレス ……… 134
ストレスコントロール ……… 140
スボレキサント ……… 141
咳介助 ……… 298
脊髄損傷 ……… 149
脊椎後側弯症 ……… 289
前傾側臥位 ……… 152
全身持久力筋力トレーニング ……… 147
せん妄 ……… 140
創傷被覆材 ……… 230
側臥位 ……… 151

た

ターゲットボリューム（TgV） ……… 165、169
体調管理 ……… 203
タイトレーション ……… 189
ダイナミックラング画面 ……… 63
ダブルクッションタイプ ……… 54
痰が多いケース ……… 246
端坐位トレーニング ……… 148
チェーン・ストークス呼吸（CSR） ……… 34、119、177
長期人工呼吸管理 ……… 15
鎮静 ……… 14
鎮静下NPPV ……… 143
低圧酸素入力 ……… 79
低コンプライアンス ……… 120
低酸素血症 ……… 108
ディレイタイム ……… 25
手入れ方法 ……… 202
デクスメデトミジン ……… 142
デュオアクティブ®ET ……… 230
デュオアクティブ®CGF ……… 230
同調性 ……… 128、136
導入基準 ……… 261
頭部挙上 ……… 152
トータルフェースマスク® ……… 48
トータルフェイスマスク ……… 48、224
特発性肺線維症（IPF） ……… 277
トリガーエラー ……… 126、286
トリガー感度 ……… 293、299
トリロジー100/200plus ……… 70、84
トリロジーO₂ plus ……… 59、70
トリロジーシリーズ ……… 102
トレンドデータ ……… 97、183、214

な

二段呼吸 ……… 127

ニュアンスプロ ジェルピローマスク® ················· 44
忍容性 ················ 124、128
ネーザルマスク ··············· 41

は

肺炎 ····················· 110
肺結核後遺症 ······ 182、209、289
排痰介助 ················· 150
ハイフローセラピー（HFT）···· 12、18、79、154、249
肺胞低換気 ················ 109
肺保護換気戦略 ············ 265
抜管後 ············· 149、282
バックアップ回数 ············· 21
バックアップ換気 ············ 170
バックアップ換気回数 ········ 244
パッシブ回路 ········· 59、71
発赤・圧痕 ················ 230
鼻口マスク（フルフェイスマスク） ················· 45
鼻づまり ················· 233
鼻マスク（ネーザルマスク） ···· 41
パフォーマックス ········· 48、225
パフォーマックスSPU® ········· 49
パフォーマックスSPU小児用トータルフェイスマスク® ········· 50
パラメーターの見方 ··· 68、74、77、92
ハロペリドール ··············· 142
非侵襲的陽圧換気療法（NPPV） ················· 10
額アーム ············· 39、53
非定型抗精神病薬 ··············· 142
非同調 ·················· 244
皮膚トラブル ·········· 136、227
表皮剥離 ················· 230
ピローマスク ··············· 43
頻呼吸 ············· 127、246
不安、いらいら感 ············· 138
ファイティング波形 ············· 117
フィリップス・ジャパン社製NPPV ·················· 214
不穏 ·················· 140
不快感 ·················· 245
腹臥位 ·················· 151
腹部術後患者 ··············· 286
フルフェイスマスク ··· 45、220、232
フローリミテーション ··········· 180
フローリミテーション波形 ······· 183
プロキシマル圧ライン ······ 65、71
プロキシマルポート ············· 65
閉塞性肺障害 ················· 140
ヘッドギア ··············· 38
ヘルメット型インターフェイス ··· 287
ベンチュリータイプ ············· 156
訪問時のアセスメント ············· 185

ま

マウスピース（MPV）················· 84
マスククッション部の汚れ・劣化 ·················· 224
マスククッション ·········· 232、234
マスクサイズ ·········· 52、228
マスクの圧迫感、陽圧の不快感 ·················· 134
マスクのずれ ············· 223
マスクの着脱練習 ············· 200
マスクフィッティング ········· 51、207、220
マスクフィッティングの手順 ······· 53
慢性期NPPV ················· 17
メニューアクセス権限 ········· 72、99、101
メピレックス®トランスファー ···· 230
モードローテーション ············· 255
目標設定 ············· 109、252
モニタリング ················· 120

や

夜間NPPV ················· 239
薬物療法 ··············· 141

ら

ノイズタイム ········ 24、115、293
ラメルテオン ··············· 141
ランプタイム ··············· 25
リーク ·········· 118、208、218
リーク対策 ················· 220
流量波形 ··············· 114
レスポンスシフト ··············· 291
レスメド社製NPPV ············· 213
連携NPPV手帳 ·········· 203、209
ログデータ ············· 168、173、184、190、208、213、256

メディカの書籍

呼吸器ケア 2018年夏季増刊

好評発売中

人工呼吸ケアの機器・物品 100
現場で頼れる 早引き事典　オールカラー

杏林大学医学部付属病院 集中ケア認定看護師教育課程 主任教員　**尾野 敏明** 監修

「何のためにあるの？」「どんな種類があるの？」「ナースは何に気をつけるの？」現場で使う機器・物品の重要ポイントを一発検索！ 名前がわからないときは写真つきインデックスから絞り込みもOK。ICU・病棟のさまざまなシーンで使える万能事典！

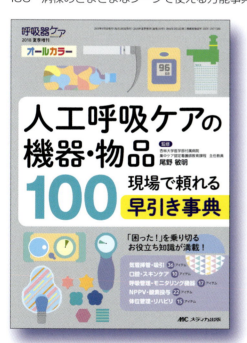

定価（本体4,000円＋税）
B5判／256頁　ISBN978-4-8404-6398-0
web 130171850（メディカ出版WEBサイト専用検索番号）

内容

Part 1	基本装備
Part 2	気管チューブ
Part 3	気管切開チューブ
Part 4	カフ圧管理に関する機器
Part 5	気管挿管・抜管に関する物品・器具・機器
Part 6	用手換気器具
Part 7	チューブ固定器具
Part 8	スキンケアに関する物品
Part 9	吸引に関する物品
Part 10	口腔ケアに関する物品
Part 11	呼吸に関するモニタリング機器
Part 12	胸腔ドレナージに関する物品
Part 13	加湿に関する物品
Part 14	NPPVマスク
Part 15	酸素療法・ハイフローセラピーに関する物品
Part 16	酸素投与デバイス
Part 17	体位管理に関する器具・設備
Part 18	離床に関する器具・設備
Part 19	排痰・呼吸練習に関する器具・装置
Part 20	コミュニケーションツール

MC メディカ出版

お客様センター ☎ 0120-276-591

www.medica.co.jp

本社 〒532-8588 大阪市淀川区宮原3-4-30 ニッセイ新大阪ビル16F

●読者の皆様へ●
　この度は本増刊をご購読いただき、誠にありがとうございました。みんなの呼吸器 Respica 編集室では、今後も皆様のお役に立つ増刊の刊行を目指してまいります。つきましては、本書に関する感想・ご提案等がございましたら当編集室までお寄せくださいますようお願い申し上げます。

みんなの呼吸器 Respica（レスピカ）2019年夏季増刊（通巻222号）

医師・ナースのための NPPV（エヌピーピーブイ）まるごと事典

どんなとき、どう使（つか）う？

非侵襲的呼吸管理（ひしんしゅうてきこきゅうかんり）のすべてがわかる

2019年 8月 5日発行　第1版第1刷
2021年 4月20日発行　第1版第2刷
定価　（本体 5,000 円＋税）
ISBN978-4-8404-6761-2
乱丁・落丁がありましたら、お取り替えいたします。
無断転載を禁ず。

Printed and bound in Japan

■編　　著　石原英樹　竹川幸恵
■発 行 人　長谷川 翔
■編集担当　末重美貴　奥野敬子　山川賢治
■編集協力　有限会社エイド出版
■装　　幀　株式会社創基　市川 竜
■イラスト　ニガキ恵子　吉泉ゆう子
■発 行 所　株式会社メディカ出版
　〒532-8588 大阪市淀川区宮原3-4-30 ニッセイ新大阪ビル16F
　【編　集】TEL 06-6398-5048
　【お客様センター】TEL 0120-276-591
　【広告窓口／総広告代理店】株式会社メディカ・アド TEL 03-5776-1853
　【E-mail】respcare@medica.co.jp
　【URL】https://www.medica.co.jp
■組　　版　株式会社 明昌堂
■印刷製本　株式会社 シナノ パブリッシング プレス

● 本誌に掲載する著作物の複製権・翻訳権・翻案権・上映権・譲渡権・公衆送信権（送信可能化権を含む）は株式会社メディカ出版が保有します。
● JCOPY ＜（社）出版者著作権管理機構 委託出版物＞
　本書の無断複写は著作権法上での例外を除き禁じられています。複写される場合は、そのつど事前に、（社）出版者著作権管理機構（電話 03-5244-5088、FAX03-5244-5089、E-mail：info@jcopy.or.jp）の許諾を得てください。